JN028587

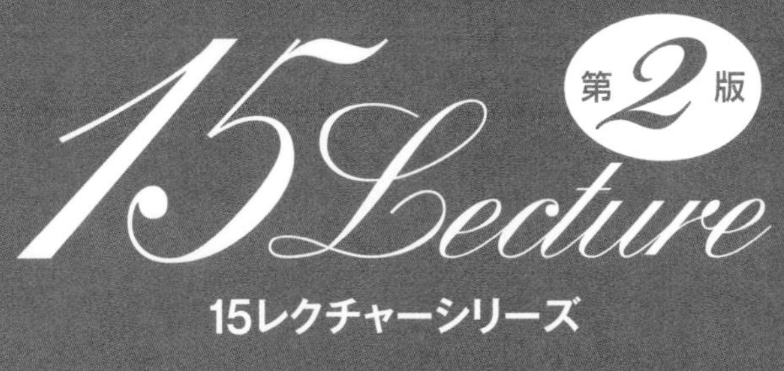

15レクチャーシリーズ

理学療法・作業療法テキスト

運動学

総編集
石川 朗
種村留美

責任編集
小島 悟

中山書店

総編集 ―――― 石川　朗　神戸大学生命・医学系保健学域
種村留美　関西医科大学リハビリテーション学部作業療法学科

編集委員（五十音順）―― 木村雅彦　杏林大学保健学部リハビリテーション学科理学療法学専攻
小林麻衣　晴陵リハビリテーション学院理学療法学科
仙石泰仁　札幌医科大学保健医療学部作業療法学科
玉木　彰　兵庫医科大学リハビリテーション学部理学療法学科

責任編集 ―――― 小島　悟　北海道医療大学リハビリテーション科学部理学療法学科

執筆（五十音順）―― 河治勇人　北海道医療大学リハビリテーション科学部理学療法学科
小島　悟　北海道医療大学リハビリテーション科学部理学療法学科
山中悠紀　姫路獨協大学医療保健学部理学療法学科

刊行のことば

本15レクチャーシリーズは，医療専門職を目指す学生と，その学生に教授する教員に向けて企画された教科書である．

理学療法士，作業療法士，言語聴覚士，看護師などの医療専門職となるための教育システムには，養成期間として4年制と3年制課程，養成形態として大学，短期大学，専門学校が存在しており，混合型となっている．どのような教育システムにおいても，卒業時に一定水準の知識と技術を修得していることは不可欠であるが，それを実現するための環境や条件は必ずしも十分に整備されているとはいえない．

これらの現状をふまえて15レクチャーシリーズでは，医療専門職を目指す学生が授業で使用する本を，医学書ではなく教科書として明確に位置づけた．

学生諸君に対しては，各教科の基礎的な知識が，後に教授される応用的な知識へどのように関わっているのか理解しやすいよう，また臨床実習や医療専門職に就いた暁には，それらの知識と技術を活用し，さらに発展させていくことができるよう内容・構成を吟味した．一方，教員に対しては，オムニバスによる講義でも重複と漏れがないよう，さらに専門外の講義を担当する場合においても，一定水準以上の内容を教授できるように工夫を重ねた．

具体的に本書の特徴として，以下の点をあげる．

- 各教科の冒頭に，「学習主題」「学習目標」「学習項目」を明記したシラバスを掲載する．
- 1科目を90分15コマと想定し，90分の授業で効率的に質の高い学習ができるよう1コマの情報量を吟味する．
- 各レクチャーの冒頭に，「到達目標」「講義を理解するためのチェック項目とポイント」「講義終了後の確認事項」を記載する．
- 各教科の最後には定期試験にも応用できる，模擬試験問題を掲載する．試験問題は国家試験に対応でき，さらに応用力も確認できる内容としている．

15レクチャーシリーズが，医療専門職を目指す学生とその学生たちに教授する教員に活用され，わが国における理学療法・作業療法の一層の発展にわずかながらでも寄与することができたら，このうえない喜びである．

2010年9月

総編集を代表して　石川　朗

序　文（第２版）

このたび，本書『運動学』は内容を一部改訂し，第2版を刊行する運びとなりました．初版が2012年に刊行されてから，10年以上の歳月が経過しました．この間，本書が理学療法士・作業療法士の養成教育において微力ながらも貢献できたことに対し，責任編集者として非常に嬉しく感じています．

運動学（kinesiology）は，身体運動の仕組みに関する諸問題を解剖学，生理学，力学，心理学などの諸原理を用いて探究し，体系化された学問です．その範囲は広く，筋骨格系の構造と機能，身体に加わる力との関係，身体運動の発現とその制御機序，運動技能の獲得過程など多岐にわたります．

このような身体運動の仕組みを理解することは，理学療法士や作業療法士にとってきわめて重要です．これは，理学療法士や作業療法士は，病気やケガなどの原因によって運動機能や日常生活における諸動作の遂行能力に低下をきたした人々に対して，専門技術を用いて改善を図る専門家であるからです．低下した運動機能や動作の遂行能力を評価し，その原因を特定し，適切な治療方法を選択するという臨床思考プロセスにおいて，身体運動の仕組みに関する知識は不可欠です．それゆえ，理学療法士・作業療法士養成教育では，運動学が必須の専門基礎科目として位置づけられています．

15レクチャーシリーズは，理学療法士や作業療法士を目指す学生とその学生に教授する教員に向けた教科書として企画され，本書『運動学』は，正常な身体運動の仕組みに関する基本的事項を内容の中心に据え，15回の講義回数に分けて構成されています．

今回の改訂では，理学療法士や作業療法士になるうえで修得すべき基礎知識とは何かという観点で各Lectureのテーマと内容を見直しました．とくに歩行動作に関しては，2つのLectureに分けて内容を充実させました．また，初学者が身体運動の仕組みを視覚的にイメージしやすいように，本書で用いているイラストをすべてカラーにし，見やすさに工夫を施しました．加えて，関節運動や姿勢制御，歩行動作に関する動画を作成しました．動画にリンクする二次元コードを関連するページに掲載していますので，二次元コードを読み取ってご視聴ください．本書で解説するすべての内容を動画で紹介することはできませんでしたが，授業や自己学習の教材としてお役立ていただければ幸いです．

本書を通して，理学療法士や作業療法士を目指す学生諸君が身体運動の仕組みについての理解を深め，運動機能や日常生活における諸動作の遂行能力の低下をきたす人々に対して，適切な理学療法や作業療法を実践できる専門家として成長していかれることを願っています．

2024年1月

責任編集　小島　悟

序　文（初版）

運動学（Kinesiology）という言葉を聞いて，学生諸君はまず，「どんな学問？」と思ったのではないでしょうか．運動学とは，ヒトの身体運動の仕組みに関する学問です．その領域はきわめて広く，筋骨格系の構造・機能との関係，身体に加わる力との関わり，身体運動の発現とその制御機序，運動技能の獲得過程など，身体運動に関する諸問題について，解剖学，生理学，力学，心理学的観点から究明していきます．

理学療法教育・作業療法教育の中で，運動学は必要不可欠な基礎科目として位置づけられます．なぜなら，理学療法士・作業療法士は，さまざまな病態を起因とする異常な運動を治療対象としているからです．日常の臨床場面において，理学療法士・作業療法士は，運動の異常を評価し，その原因を探り，治療方法を決定しています．この一連の臨床思考過程において，異常運動を見極める観察眼とその原因を分析する思考力が重要になります．そして，その基盤となるのがまさに運動学の知識なのです．運動学の知識なくして，適切な理学療法・作業療法は実施できないといっても過言ではないでしょう．このことから，本書『運動学』では，異常運動を見極め，その原因を分析できるようになるために，まず理解しておかなければならないヒトの正常な運動とその仕組みに関して学んでいきます．

運動学の学問領域は広いため，すべての内容を本書に網羅することはできませんでしたが，理学療法士・作業療法士にとって欠かすことのできないテーマを中心に，15回という講義回数で構成しました．各章のテーマは，Lecture 1で運動を記述・解釈するための力学的基礎を，Lecture 2から11までで頭部，四肢，脊柱，体幹における筋骨格系の構造・機能と関節運動を，Lecture 12と13で日常生活動作の基本となる姿勢保持や歩行を，Lecture 14で運動技能を獲得するうえでの運動学習の理論的枠組みを，Lecture 15で運動を継続するためのエネルギー供給機構を取り上げています．また，各章の内容は基本的事項を中心に紹介し，その代わりイラストをできる限り多用することで，初学者が運動を視覚的にイメージしやすいよう工夫をしました．

本書を通して，学生諸君がヒトの動きとその仕組みを理解することに興味をもち，未来の“動きを診て，改善させるスペシャリスト”としての第一歩を踏み出すことができれば幸いに思います．

2012年10月

責任編集　小島　悟

15レクチャーシリーズ
理学療法・作業療法テキスト／運動学　第2版

目次

LECTURE 7 膝関節の運動学

LECTURE 8 足関節・足部の運動学

LECTURE 11 顎関節と顔面の運動学

LECTURE 12 姿勢

動画閲覧について

本書内の動画は，パソコンもしくはモバイル端末にて，Web サイトでご覧いただけます．

本文に掲載されている二次元コードをモバイル端末で読み込んで直接その動画の Web サイトを表示するか，あるいは右の二次元コードを読み込むか，下記 URL の Web サイトにアクセスしてブラウザでご覧ください．

https://www.nakayamashoten.jp/rehabilitation/9784521749051/

上記 URL にアクセスすると，動画一覧が表示されます．動画マーク（■）をクリックすると，その動画が再生されます．

動画一覧

Lecture	動画番号	動画タイトル	本文頁
Lecture 2　運動器の構造と機能	1	矢状面・前額水平軸での運動	14
	2	前額面・矢状水平軸での運動	14
	3	水平面・垂直軸での運動	14
	4	関節包内運動	15
	5	凹凸の法則	15
	6	上腕二頭筋における 3 つの収縮様式	18
Lecture 3　肩関節複合体の運動学	7	肩甲胸郭関節の関節運動	24
	8	異なる肢位での肩甲上腕関節外旋/内旋	26
	9	肩甲上腕リズム	26
	10	肩甲上腕関節の外転運動に作用する筋群の協調的活動	28
Lecture 4　肘関節・前腕の運動学	11	肘関節の靱帯	32
	12	前腕回外/回内運動における近位橈尺関節と遠位橈尺関節の動き	36
Lecture 5　手関節・手指の運動学	13	手指の関節運動	45
	14	外在屈筋の腱固定作用（テノデーシスアクション）	48
Lecture 6　股関節の運動学	15	股関節の靱帯	55
	16	膝関節屈曲位/伸展位における股関節屈曲角度の違い	56
	17	膝関節屈曲位/伸展位における股関節伸展角度の違い	56
	18	トレンデレンブルグ徴候とデュシェンヌ徴候	59
Lecture 7　膝関節の運動学	19	膝関節の靱帯	66
	20	終末強制回旋運動	68
Lecture 8　足関節・足部の運動学	21	足関節の靱帯	76
	22	足関節・足部の関節運動	77
	23	足アーチのトラス構造	80
	24	足アーチのウィンドラス機構	80
Lecture 10　脊柱・体幹の運動学（2）	25	腰椎骨盤リズム	96
	26	立位における骨盤前傾/後傾位での腰椎前彎変化	97
Lecture 12　姿勢	27	立位姿勢制御における 3 つの運動戦略	113
Lecture 13　歩行（1）	28	歩行周期	120
	29	伝統的な定義による歩行周期の細分化	120
	30	Rancho Los Amigos 方式による歩行周期の細分化	120
	31	歩行時の身体重心移動	122
	32	歩行時の下肢関節運動（矢状面）	124
Lecture 14　歩行（2）	33	歩行時の床反力	131

- 動画の閲覧には標準的なインターネット環境が必要です．
- ご使用のブラウザによっては，まれに閲覧できないことがあります．その場合は，他のブラウザにてお試しください．
- 通信環境やご使用のパソコン，モバイル端末の環境によっては，動画が乱れることがあります．
- 掲載の動画の著作権は著者が保有しています．また複写・転載および送信・放送に関する許諾権は小社が保有しています．本動画の無断複製を禁じます．

15 レクチャーシリーズ　理学療法・作業療法テキスト

運動学　第２版

シラバス

一般目標	運動学は身体運動の仕組みに関する学問であり，運動障害を治療対象とする理学療法士や作業療法士にとって，その理論的基盤をなす重要な基礎科目である．このテキストでは，①筋骨格系の構造・機能と関節運動との関係，②力学原理に基づく運動の記述と解釈，③日常生活動作の基本となる姿勢保持と歩行の特徴，④運動技能を獲得するうえでの運動学習の理論的枠組みを学習し，正常な運動とその仕組みに関する基礎知識を身につけることを目標とする．

回数	学習主題	学習目標	学習項目
1	生体力学	身体運動の記述と解釈に必要な力学の基礎知識を理解する	並進運動と回転運動，力と力の合成・分解，力のモーメント，身体のてこ
2	運動器の構造と機能	可動関節の分類と関節運動の種類を理解する 筋の基本構造と機能を理解する	関節の基本構造，可動関節の分類，運動軸と運動面，骨運動と関節包内運動，骨格筋の構造，筋収縮機序，筋収縮様式と働き，筋張力と関節トルク
3	肩関節複合体の運動学	肩関節複合体の構造と関節運動を理解する 肩関節複合体の関節運動における靱帯および筋の作用を理解する	肩関節複合体の構造，肩関節複合体の運動，肩関節複合体の運動に関与する筋
4	肘関節・前腕の運動学	肘関節・前腕の構造と関節運動を理解する 肘関節・前腕の関節運動における靱帯および筋の作用を理解する	肘関節・前腕の構造，肘関節・前腕の運動，肘関節・前腕の運動に関与する筋
5	手関節・手指の運動学	手関節・手指の構造と関節運動を理解する 手関節・手指の関節運動における靱帯および筋の作用を理解する	手関節・手指の構造，手関節・手指の運動，手関節・手指の運動に関与する筋
6	股関節の運動学	股関節の構造と関節運動を理解する 股関節の関節運動における靱帯および筋の作用を理解する	股関節の構造，股関節の運動，骨盤・股関節の運動に関与する筋
7	膝関節の運動学	膝関節の構造と関節運動を理解する 膝関節の関節運動における靱帯および筋の作用を理解する	膝関節の構造，膝関節の運動，膝関節の運動に関与する筋
8	足関節・足部の運動学	足関節・足部の構造と関節運動を理解する 足関節・足部の関節運動における靱帯および筋の作用を理解する 足アーチとその役割を理解する	足関節・足部の構造，足関節・足部の運動，足関節・足部の運動に関与する筋，足アーチ
9	脊柱・体幹の運動学（1）	脊柱の構造と運動を理解する 胸郭の構造と運動，および胸郭の運動に関与する筋の作用を理解する	脊柱の構造，脊柱の運動，胸郭の構造，胸郭運動，胸郭運動に関与する筋
10	脊柱・体幹の運動学（2）	胸郭の構造と機能から胸部の役割を理解する 腰椎および骨盤の構造と機能から腰部の役割を理解する	胸部の構造と機能，胸郭を構成する骨と関節・運動（呼吸運動）と運動に関与する筋，腰部の構造と機能，腰部の骨・関節・運動と運動に関与する筋
11	顎関節と顔面の運動学	顎関節の構造と関節運動を理解する 顎関節における筋の作用を理解する 顔面の表情に関わる筋の作用を理解する	顎関節の構造，顎関節の運動，顎関節の運動に関与する筋，表情筋
12	姿勢	姿勢の捉え方を理解する 姿勢制御の基本的仕組みを立位姿勢を例にして理解する	姿勢とその制御，力学的安定性，安静立位姿勢とその制御，外乱動揺下での立位姿勢制御，姿勢制御における感覚機構，予測的姿勢制御
13	歩行（1）	歩行周期を理解する 歩行の距離・時間因子を理解する 正常歩行の関節運動を理解する 歩行時のエネルギー消費を理解する	歩行周期と各相の役割，歩行の距離・時間因子，歩行時の身体重心移動と関節運動，エネルギー消費
14	歩行（2）	歩行時の床反力特性を理解する 歩行時の関節モーメントおよび関節パワー特性を理解する 歩行時の下肢筋活動特性を理解する	床反力と足圧中心，歩行時の関節モーメントとパワー，筋活動
15	運動学習	運動学習の基本概念を理解する 運動学習の成果を左右する要因を理解する 運動学習の成果を測定する方法を理解する	運動学習，記憶，運動の学習段階，練習，動機づけ，フィードバック，学習の転移，パフォーマンスと運動技能

15 レクチャーシリーズ　理学療法・作業療法テキスト

運動学実習

シラバス

一般目標	『運動学』で修得した知識をもとに，体表からの視診・触診を通して，正常な関節構成体の構造と機能を確認する．また，さまざまな身体運動・動作を運動学的に分析することを通じて，身体運動・動作の特徴やその仕組み，さらには運動学的計測手法について理解することをねらいとする．なお，観察を中心とした動作分析ならびに病態に関する動作分析は『臨床運動学』でとりあげる．

回数	学習主題	学習目標	学習項目
1	下肢帯および下肢の機能解剖	下肢帯および下肢を構成する組織を体表からとらえる	骨・筋の触察
2	下肢帯および下肢の関節運動	講義 下肢における各関節運動の運動学的特徴を理解する 実習 下肢の関節運動における二関節筋の影響，股関節内旋可動域における大腿骨前捻角の影響，膝関節における終末強制回旋運動を確認する．足アーチを観察する	関節運動の観察，関節可動域に影響を及ぼす要因，足アーチの観察
3	上肢帯および上肢の機能解剖	上肢帯および上肢を構成する組織を体表からとらえる	骨・筋の触察
4	上肢帯および上肢の関節運動 (1) ――肩甲帯・肩関節	講義 肩甲帯における各関節運動の運動学的特徴を理解する 実習 肩甲上腕リズムを計測する．肩関節内外旋角度を計測し，肩関節ポジションによる変化を確認する	関節運動の観察，関節可動域に影響を及ぼす要因，種々の日常生活動作に必要な上肢関節の可動域
5	上肢帯および上肢の関節運動 (2) ――肘関節・前腕・手関節・手指	講義 肘関節・前腕・手関節・手指の運動における運動学的特徴を理解する．手の把持機能を理解する．手のアーチを理解する 実習 カパンジーの手の模型を作製する．手関節肢位の変化による握力発揮の違い，テノデーシスアクション（腱固定作用）による手関節角度の変化を確認する．対象物の形状に応じた把握時の手のかたちを分析する	手のアーチの観察，関節運動とその可動域に影響を及ぼす要因，種々の把持の観察
6	頭頸部・体幹の機能解剖	頭頸部ならびに体幹を構成する組織を体表からとらえる	骨・筋の触察
7	脊柱・体幹の関節運動	講義 脊柱・体幹における運動学的特徴を理解する 実習 座位における骨盤前後傾に伴う脊柱の動き，安静立位における骨盤の傾き，体幹前屈時および前屈位から安静立位までの体幹後屈時の骨盤の動き，立位での股関節屈曲時の骨盤の動きを確認する	脊柱の運動と可動域計測，脊柱の彎曲の観察
8	筋力	講義 関節トルクの概念を理解する．関節トルクに影響を及ぼす要因を理解する 実習 膝関節トルクを計測し，運動方向による違い，レバーアームによる違いを確認する．肘関節屈曲角度と肘関節屈曲トルクの関係を確認する．遠心性・等尺性・求心性収縮時の膝関節伸展トルクを計測し，筋の収縮特性を理解する．関節運動速度の違いが膝関節伸展トルクに及ぼす影響を確認する	関節トルクの概念と計測方法，関節トルクと関節角度・筋収縮様式・関節運動速度との関係
9	筋活動	講義 筋電図の概念を理解する．筋活動と発揮筋力の関係を理解する．筋電図の解析内容を理解する 実習 筋活動量と発揮筋力の関係，肢位の違いによる筋活動の変化（上肢・下肢）を確認する．立ち上がり動作における筋活動のタイミングを理解する	筋電図，基本的な筋電図の計測方法，筋活動と筋収縮の関係，身体動作時の筋活動計測
10	姿勢 (1) ――静止姿勢	講義 人体の重心位置の算出方法を理解する．立位姿勢のアライメント評価方法を理解する．支持基底面と重心の関係からみた姿勢の安定性を理解する 実習 直接法と間接法を用いて身体重心を計測する．安静立位姿勢のアライメントを評価する．身体重心位置と支持基底面の関係（直立位からの体幹前傾姿勢）を確認する	身体重心の測定（直接法と間接法），安静立位姿勢のアライメント評価，立位姿勢の身体重心位置と支持基底面との関係

回数	学習主題	学習目標	学習項目
11	姿勢 (2) ——姿勢制御	講義 重心動揺計の概念と検査項目を理解する．安静立位時の重心動揺と影響を及ぼす要因を理解する．種々の立ち直り・バランス反応を理解する 実習 感覚入力の違いによる立位時重心動揺の影響を確認する．立位で外乱を加えた際の立ち直り・バランス反応を観察する	重心動揺計，重心動揺計の計測方法，感覚入力と立位時重心動揺，立位姿勢における立ち直り・バランス反応の観察
12	生体力学	講義 動作時の重心の求め方とその速度，加速度を理解する 実習 立ち上がり動作における重心線と支持基底面の関係，スクワット動作の加速度と床反力の関係を確認する	身体動作時の重心および重心の加速度算出，身体動作時の床反力計測
13	動作分析	講義 動画を用いた動作分析方法を理解する．動画を用いた歩幅や速度，関節角度の求め方を理解する 実習 歩行速度が歩幅や下肢関節角度に及ぼす影響を確認する	ビデオカメラを用いた身体動作の分析
14	歩行	講義 機器を用いた歩行分析方法を理解する．正常歩行の運動学的特徴を理解する 実習 歩行の距離・時間因子を計測する．三次元動作解析装置，床反力計を用いて歩行分析を行う	歩行の時間・距離因子，下肢関節運動，床反力計測，下肢関節モーメント
15	呼吸と循環	講義 運動時の呼吸・循環応答を理解する．運動負荷試験の手法と運動耐容能の指標を理解する 実習 6分間歩行テスト，漸増シャトルウォーキングテスト，心肺運動負荷試験を実施する	エネルギー基質と供給機構，運動時の呼吸・循環応答，運動負荷試験

15 レクチャーシリーズ　理学療法・作業療法テキスト

臨床運動学

シラバス

一般目標	臨床運動学は臨床における運動学に関する学問であり，動作能力回復を図っていく理学療法士や作業療法士においては，日常生活活動におけるさまざまな動作が遂行可能となるメカニズムや，その条件などを力学的観点から学ぶ専門科目である．このテキストでは動作のメカニズムを理解するための①運動力学・生体力学の基礎知識と動作への解釈，②正常動作の生体力学的メカニズムとその解釈，③疾患特有の姿勢・動作と病態・障害像との関係，④疾患・障害別歩行分析のチェックポイントについて学習する．これらの学習を通して主な疾患・障害の姿勢動作分析とその記述が行えることを学習目標としている．

回数	学習主題	学習目標	学習項目
1	姿勢・動作を理解するための運動力学	理学療法・作業療法における動作分析の位置づけを学ぶ．動作・運動を分析する目的を理解する．力学的知識と神経系のしくみを学ぶ	動作分析の位置づけ，重力，自由落下，運動の法則，随意運動や姿勢・動作を制御する神経系システム
2	運動力学の基礎（1）——姿勢の生体力学	力学的視点で姿勢・動作をとらえることができるよう，その礎となる生体力学について理解する	重心，重心線，支持基底面，重力，床反力作用点，張力，重心と支持基底面の関係，重心加速度と力の関係，歩行速度と床反力の関係
3	運動力学の基礎（2）——動作の生体力学		てこ，モーメント，力積，運動量，力学的エネルギー，回転
4	姿勢と保持	姿勢の名称，重心と支持基底面の関係を学ぶ．異常姿勢についても学ぶ	各姿勢の名称．姿勢ごとの重心と支持基底面の関係．異常姿勢とその特徴（異常姿勢による影響）
5	正常動作（1）——起き上がり動作，寝返り動作と床からの立ち上がり動作	各動作について，重心と支持基底面，重力などのデータを参考に理解する．さらに歩行について，下肢関節角度，床反力，床反力と関節中心の位置，関節モーメントなどを理解し，それぞれの動作が行える条件を理解する	起き上がり動作，寝返り動作，床からの立ち上がり動作
6	正常動作（2）——椅子からの立ち上がり動作，歩行		椅子からの立ち上がり動作，歩行，歩行周期，距離・時間因子，歩行時関節角度，関節モーメント，床反力，ロッカー機能，歩行速度，歩幅，歩行率
7	高齢者の姿勢・動作の特徴と分析	加齢による身体の変化を理解し，高齢者の姿勢・動作の特徴を理解し，動作分析と記述ができる	老化，廃用症候群，老年症候群，高齢者の運動機能，立位姿勢，起き上がり動作，立ち上がり動作，歩行
8	脳血管障害後片麻痺の姿勢・動作の特徴と分析	片麻痺の病態と障害像を理解し，片麻痺患者の姿勢・動作の特徴を理解し，動作分析と記述ができる	片麻痺の病態，障害像，寝返り動作〜歩行，階段昇降，車椅子移乗，補装具の使用
9	半側無視を有する脳血管障害後片麻痺の姿勢・動作の特徴と分析	半側無視の病態とその症状を理解する．半側無視を有する片麻痺患者の姿勢・動作の特徴を理解し，動作分析と記述ができる	半側無視の病態・症状，座位姿勢，立位姿勢，日常生活活動，補装具の使用
10	対麻痺・四肢麻痺の姿勢・動作の特徴と分析	対麻痺・四肢麻痺の損傷レベル別障害像を理解する．対麻痺者の姿勢・動作の特徴を理解し，動作分析と記述ができる	対麻痺・四肢麻痺の病態と障害像，寝返り動作・起き上がり動作，座位姿勢，床上移動，車椅子への移乗動作，車椅子操作，不全麻痺の動作
11	パーキンソニズムの姿勢・動作の特徴と分析	パーキンソン病の病態と障害像を理解する．パーキンソニズムの姿勢・動作の特徴を理解し，動作分析と記述ができる．病期の進行による動作の特徴を理解する	寝返り動作，起き上がり動作，立ち上がり動作，立位姿勢，方向転換，狭路歩行，歩行時の特徴（すくみ足，小刻み歩行，突進現象），階段昇降
12	運動失調の姿勢・動作の特徴と分析	小脳性運動失調の病態と障害像を理解する．運動失調の姿勢・動作の特徴を理解し，動作分析と記述ができる	寝返り動作，起き上がり動作，座位姿勢，立ち上がり動作，四つ這い移動，立位姿勢，歩行（ワイドベース，酩酊歩行，反張膝），方向転換，階段昇降
13	脳性麻痺の姿勢・動作の特徴と分析	脳性麻痺の病態と障害像を理解する．痙直型，アテトーゼ型脳性麻痺の姿勢・動作の特徴を理解し，動作分析と記述ができる	背臥位，寝返り動作，起き上がり動作，立ち上がり動作，四つ這い移動，歩行
14	変形性股関節症・膝関節症の術前・術後の姿勢・動作の特徴と分析	変形性股関節症・膝関節症の病態と障害像を理解する．術前および術後の姿勢・動作の特徴を理解し，動作分析と記述ができる	術前・術後での特徴や違い，寝返り動作〜歩行，階段昇降
15	下肢切断・義足使用の姿勢・動作の特徴と分析	下肢切断・義足使用の病態と障害像を理解する．姿勢・動作の特徴を理解し，動作分析と記述ができる	義足使用者の立ち上がり動作・応用的動作，歩行

LECTURE 1 生体力学

到達目標

- 生体力学における運動学（キネマティクス）と運動力学（キネティクス）の分析対象について理解する．
- 身体運動における運動学的分析を理解する．
- 身体運動における運動力学的分析を理解する．

この講義を理解するために

この講義では，力学の諸原理を応用して，身体運動を記述，解釈していくうえで必要な基本概念について学びます．一般に，物体の運動を力学の視点からとらえる場合には，運動学（キネマティクス）と運動力学（キネティクス）という2つのアプローチがあります．これら2つのアプローチは相互補完的な関係にあり，どちらも身体運動を包括的に理解するためには必要不可欠なものです．この講義では，身体運動を並進運動と回転運動に分類し，並進運動と回転運動の記述と解釈に必要な運動学（キネマティクス）と運動力学（キネティクス）の基本概念について，それぞれ学習します．

生体力学を学ぶにあたり，以下の項目について確認しておきましょう．

☐ 物体が直線運動をしているときの移動距離，速さ，加速度の求め方について復習しておく．
☐ ベクトルの合成と分解について復習しておく．
☐ ニュートンの運動法則について復習しておく．
☐ てこにおける支点，力点，荷重点を復習しておく．

講義を終えて確認すること

☐ 生体力学における運動学（キネマティクス）と運動力学（キネティクス）の違いを理解できた．
☐ 並進運動と回転運動の特徴を理解できた．
☐ 並進運動における変位，速度，加速度の関係を理解できた．
☐ 回転運動における角変位，角速度，角加速度の関係を理解できた．
☐ 力と力のモーメントの概念を理解できた．
☐ 身体における3つのてこの特性を理解できた．

講義

1．生体力学とは

力学（mechanics
運動学（kinematics）
運動力学（kinetics）

身体の運動を力学の概念を用いて解明する学問を生体力学という．生体力学には，運動学（キネマティクス）と運動力学（キネティクス）の2つの領域がある．

運動学（キネマティクス）とは，物体の運動を引き起こす力を考慮せずに，運動の時空間的特徴を記述・分析する領域である．10 m の直線歩行路をどれくらいの速度で歩くかといったことや，ジャンプの着地時に膝関節をどの程度曲げるのかといったことなどが分析対象となる．したがって，運動学（キネマティクス）では空間（相対位置や変位），速度，加速度などの概念が基本になる．

加速度（acceleration）

運動力学（キネティクス）とは，物体の運動が生じた原因となる力の影響を記述・分析する領域である．歩行のときに踵が地面に接地する際，どれくらいの力が地面から踵に加わるかといったことなどが分析対象となる．運動力学では，質量，力，モーメント，力積，仕事，仕事率，エネルギーなどの概念が基本になる．

モーメント（moment）

運動学（キネマティクス）と運動力学（キネティクス）は相互補完的な関係にあるため，身体運動を包括的に理解するためには，運動学（キネマティクス）ならびに運動力学（キネティクス）という2つの側面から分析することが重要である．

2．物体の運動

物体の運動は，並進運動と回転運動に分けられる．並進運動とは，物体のすべての部分が同じ速さで同じ方向に運動することをいう（**図1**）．並進運動には，運動の軌跡が直線を描く線形運動と曲線を描く曲線運動がある．一方，回転運動は，物体がある軸を中心に回転する運動をいい，物体のすべての部分が同じ時間に同じ角度で同じ方向に回転することをいう（**図2**）．

ヒトが歩行運動をしている際には，身体全体からみれば空間を並進運動しているが，下肢の関節からみれば，各体節は，股関節，膝関節，足関節を回転軸とした回転運動をそれぞれ行っている（**図3**）．

3．運動学

位置（position）
変位（displacement）

1）並進運動における位置，変位，速度，加速度

（1）位置，変位

位置とは，空間内の物体がある場所をいう．変位とは，物体がある位置から他の位

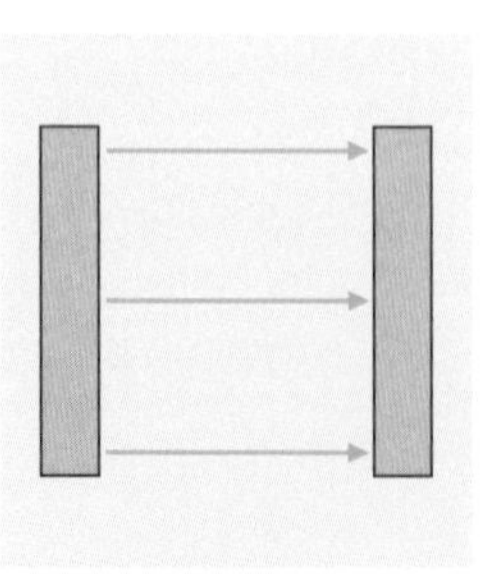

図1　並進運動

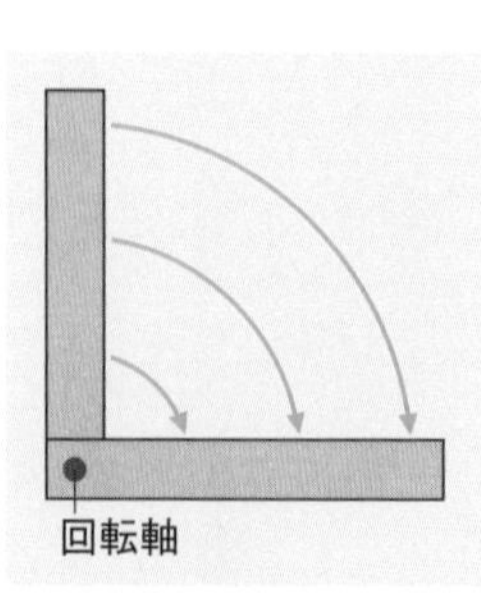

図2　回転運動

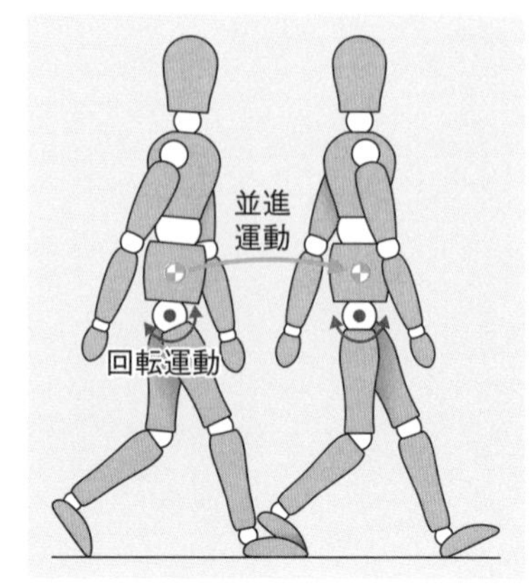

図3　一般運動

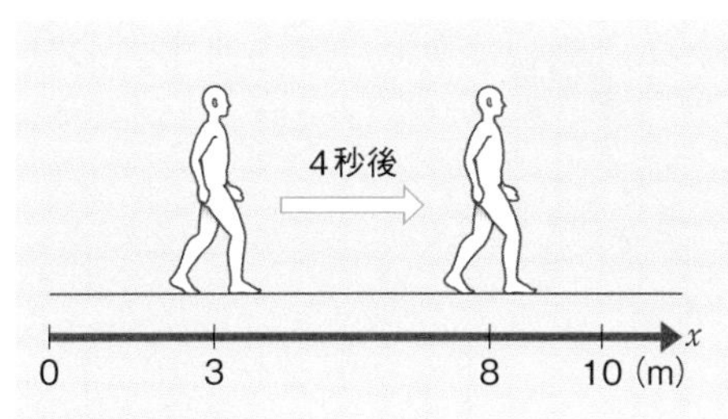

図４　変位

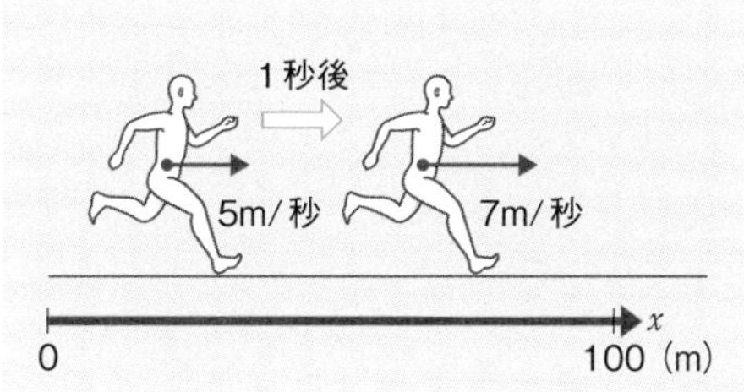

図５　加速度

置まで移動したときの２点間の直線距離をさす．物体が x 軸上を運動しているとき，物体が初期位置 x_1 から最終位置 x_2 に移動したとすると，変位 Δx は，

$$\Delta x = x_2 - x_1$$

という式で表される．

ヒトが 10 m の直線歩行路を歩いている場合，直線歩行路の 3 m 地点の位置にいるヒトが 8 m 地点の位置まで移動したとすると（**図４**），その変位は，

$$\Delta x = 8 - 3$$

$$\Delta x = 5\ \mathrm{m}$$

になる．

(2) 速度

速度とは，単位時間あたりの変位をいう．物体が x 軸上を運動しているとき，ある時刻 t_1 秒に位置 x_1 にあった物体が，時刻 t_2 秒に位置 x_2 に移動したとすると，平均速度 $\bar{v}$ は，

$$\bar{v} = \frac{x_2 - x_1}{t_2 - t_1}$$

$$= \frac{\Delta x}{\Delta t}$$

という式で表される．Δt を限りなく小さくした場合の速度を瞬間速度という．

上記の歩行の例において（**図４**），3 m 地点の位置から 8 m 地点の位置までの移動に 4 秒かかったとすると，この間の平均速度 $\bar{v}$ は，

$$\bar{v} = \frac{8-3}{4}$$

$$\bar{v} = 1.25\ \mathrm{m}/秒$$

になる．

(3) 加速度

加速度とは，単位時間あたりの速度変化をいう．物体が x 軸上を運動しているとき，ある時刻 t_1 秒から時刻 t_2 秒までの間に速度が v_1 m/秒から v_2 m/秒になったとすると，平均加速度 $\bar{a}$ は，

$$\bar{a} = \frac{v_2 - v_1}{t_2 - t_1}$$

$$= \frac{\Delta v}{\Delta t}$$

という式で表される．Δt を限りなく小さくした場合の加速度を瞬間加速度という．

陸上競技の直線 100 m 走において，疾走している選手が 1 秒間で速度を 5 m/秒から 7 m/秒に上げたとすると（**図５**），この間の平均加速度 $\bar{a}$ は，

距離（distance）

MEMO

距離と変位

距離とは，ある位置から他の位置まで移動したときの移動経路の長さをさす．一方，変位は２点間の直線距離をさす．距離は大きさを表すスカラー量であり，変位は大きさと向きを表すベクトル量である．

試してみよう

変位，速度に関する例題

直線 100 m 走で，スタートから 4.66 秒後に 40 m 地点にいた選手が，5.50 秒後には 50 m 地点に移動した．このときの変位を求めよ．また，この間の平均速度を求めよ．

（答え）

変位 $\Delta x = 50 - 40 = 10$ m

平均速度 $\bar{v} = \dfrac{50-40}{5.50-4.66}$

$\fallingdotseq 11.90$ m/秒

MEMO

速さ（speed）と速度（velocity）

速さとは，物体がどれだけ速く移動するかを表すスカラー量である．速度は大きさと向きを表すベクトル量である．速さは速度の大きさにあたる．

MEMO

加速度（acceleration）

加速度も大きさと向きを表すベクトル量である．

試してみよう

加速度に関する例題

直線 100 m 走において，スタートから 1.89 秒後の速度が 9.35 m/秒であったときの平均加速度を求めよ．

（答え）

平均加速度 $\bar{a} = \dfrac{9.35-0}{1.89-0}$

$\fallingdotseq 4.95$ m/秒^2

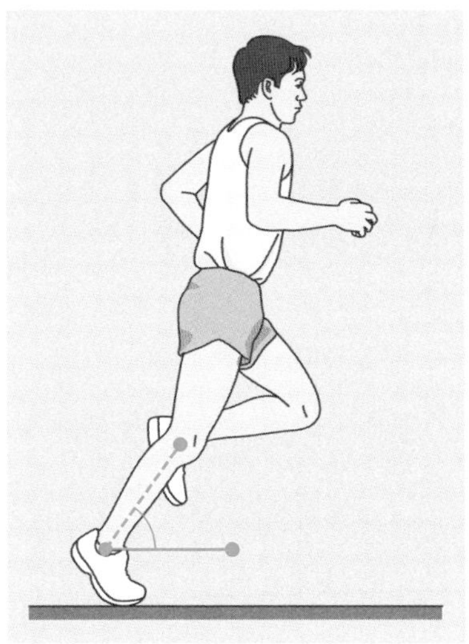

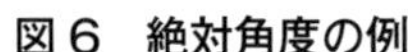

図６　絶対角度の例

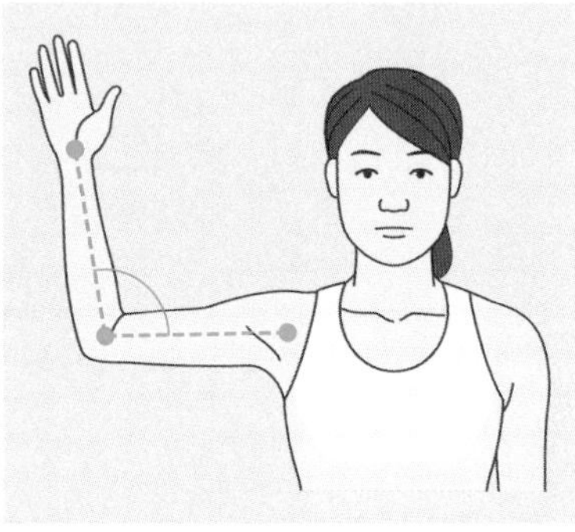

図７　相対角度の例

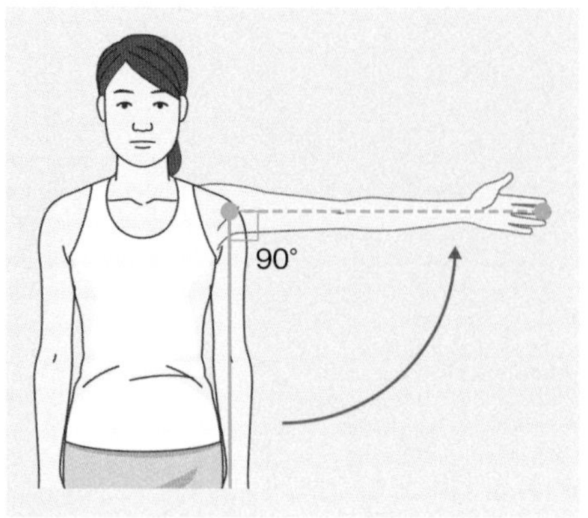

図８　腕の側方挙上

$$\bar{a}=\frac{7-5}{1}$$

$$\bar{a}=2\ \mathrm{m}/秒^2$$

になる．

2）回転運動における角度，角変位，角速度，角加速度

（1）角度

角度とは，２つの線や面が交わったときになす角の度合いをいう．身体運動を分析する場合，絶対角度や相対角度で表現される．絶対角度とは，一方が固定された線または面と交わったときになす角度をいい，相対角度とは，互いに移動する線や面が交わったときになす角度をいう．絶対角度の例としては，水平面に対する下腿の角度（**図6**），相対角度の例としては上腕に対する前腕の角度（**図7**）がそれぞれあげられる．

（2）角変位

角変位とは，物体がどれくらい回転したか，その角度変化を示したものである．角変位を$\Delta\theta$，初期の角度位置をθ_1，最終の角度位置をθ_2とすると，

$$\Delta\theta=\theta_2-\theta_1$$

という式で表される．

腕を側方に挙上する場合，肩関節外転0°の位置から外転90°まで変化したとすると（**図8**），その角変位$\Delta\theta$は，

$$\Delta\theta=90-0$$

$$\Delta\theta=90°$$

になる．

（3）角速度

角速度とは，単位時間あたりの角変位をいう．物体が回転運動をしているとき，ある時刻t_1から時刻t_2までの間に角度θ_1からθ_2に回転したとすると，平均角速度$\bar{\omega}$は，

$$\bar{\omega}=\frac{\theta_2-\theta_1}{t_2-t_1}$$

$$=\frac{\Delta\theta}{\Delta t}$$

という式で表される．Δtを限りなく小さくした場合の角速度を瞬間角速度という．

角度（angle）

絶対角度（absolute angle）

相対角度（relative angle）

MEMO

度数とラジアンの関係

角度の単位系には，度数法と弧度法がある．度数法とは，円周を360等分したとき，その１つの弧の中心に対する角度を１度（°）として基本単位にもつ単位系である．弧度法とは，弧の半径の長さに対する比によって角度の大きさを表す単位系である．すなわち，円の半径をr，弧の長さをsとすると，角度θは，$\theta=\frac{s}{r}$で表される．単位はラジアン（rad）である．360°の円周の長さは$2\pi r$なので，$\theta=\frac{2\pi r}{r}=2\pi$ radから360°$=2\pi$ radとなる．$\pi=3.14$とすると，１ラジアンは$\frac{360}{2\pi}\fallingdotseq$57.3°になる．角度をラジアンに変換するには，$\theta$ (rad) $=\frac{\pi}{180}\theta$ (°) の式を用いる．

角変位（angular displacement）

試してみよう

角変位，角速度に関する例題

重錘をつけて，座位で膝関節伸展エクササイズをしている．運動開始から0.5秒のときに90°の角度であった膝関節は，0.7秒後に150°になった．角変位と，この間の平均角速度を求めよ．

（答え）

角変位$\Delta\theta=150-90=60°$

平均角速度$\bar{\omega}=\frac{150-90}{0.7-0.5}$
$=300°/秒$

角速度（angular velocity）

図8において，動作開始から肩関節を90°外転するまでに0.5秒かかったとすると，この間の平均角速度$\bar{\omega}$は，

$$\bar{\omega} = \frac{90-0}{0.5}$$

$$\bar{\omega} = 180° /秒$$

になる．

(4) 角加速度

角加速度 (angular acceleration)

角加速度とは，単位時間あたりの角速度変化をいう．物体が回転運動をしているとき，ある時刻t_1から時刻t_2までの間に角速度がω_1からω_2になったとすると，平均角加速度$\bar{\alpha}$は，

$$\bar{\alpha} = \frac{\omega_2 - \omega_1}{t_2 - t_1}$$

$$= \frac{\Delta \omega}{\Delta t}$$

という式で表される．Δtを限りなく小さくした場合の角加速度を瞬間角加速度という．

ゴルフのスイングの場合，スイング開始時のゴルフクラブの角速度は0°/秒，0.8秒後の角速度は68.8°/秒になったとすると（**図9**），この間の平均角加速度$\bar{\alpha}$は，

$$\bar{\alpha} = \frac{68.8-0}{0.8}$$

$$\bar{\alpha} = 86° /秒^2$$

になる．

試してみよう

角加速度に関する例題

動作開始から0.33秒のときの角速度は1.5 rad/秒で，0.36秒のときの角速度は2.1 rad/秒であったとする．この間の平均角加速度を求めよ．

（答え）

$$平均角加速度\bar{\alpha} = \frac{2.1-1.5}{0.36-0.33} = 20.0\ rad/秒^2$$

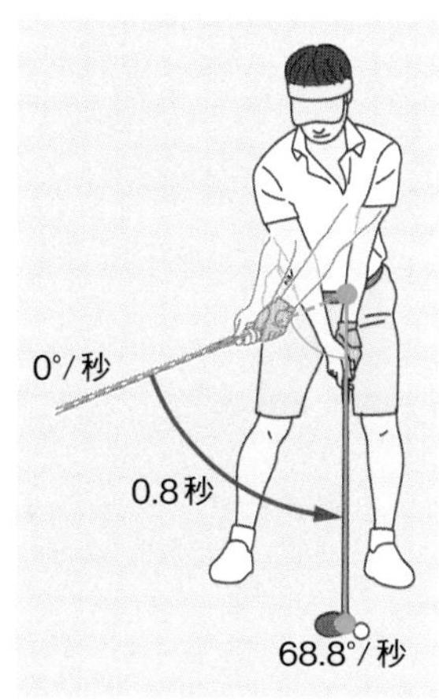

図9 ゴルフのスイング

4. 運動力学

1) 力

力 (force)

日常生活において，止まっていたものが動き出したり，動いていたものが止まったりする光景をよく目にする．このように，物体に加速度を生じさせる原因となるのが力である．言い換えれば，力とは，物体を押したり引っぱったりして，物体の運動に変化を引き起こすものをいう．

ニュートンの運動の第二法則に従うと，「物体の加速度はその物体にはたらいている力に比例し，物体の質量に反比例する」ので，力をF，質量をm，加速度をaとすると，

$$F = ma$$

という関係が成り立つ．

力は大きさと向きをもつベクトル量である．力をベクトルで表現するときには，**図10**のように，矢の長さは力の大きさを，矢じりは力の向きを，矢の起点は力の作用点を，矢の方向は力の作用線をそれぞれ示している．

図10 ベクトルの表現

MEMO

力の単位

質量1 kgの物体に1 m/秒^{2}の加速度を生じさせるような力の大きさを単位とし，これを1 Nとする．

MEMO

ニュートンの運動の法則

① 運動の第一法則

どんな物体も力が作用しない限り，その物体は静止状態か，または等速度運動を続ける．この法則を“慣性の法則”という．

② 運動の第二法則

物体の加速度はその物体にはたらいている力に比例し，物体の質量に反比例する．

③ 運動の第三法則

ある物体Aがほかの物体Bに力を加えているときはいつでも，ほかの物体Bも同一作用線上で大きさが等しく向きが反対の力をある物体Aに加えている．この法則を“作用反作用の法則”という．

2) 力の合成と分解

力はベクトル量なので，ベクトルとしての合成と分解ができる．

(1) 力の合成

力の合成とは，2つあるいはそれ以上の力を合成して1つの力で示すことであり，合成された力を合力という．2つ以上の力が同一線上にある場合，同じ方向に力がはたらいているのであれば足し算し，反対方向に力がはたらいているのであれば引き算

試してみよう

力の合成の例題

大胸筋には鎖骨部線維と胸肋部線維があり，これらの筋線維が単独に収縮すると下図のような力（$\vec{C}$，$\vec{S}$）がそれぞれ発生する．両方の筋線維が同時に働くとどのような力が発生するか．

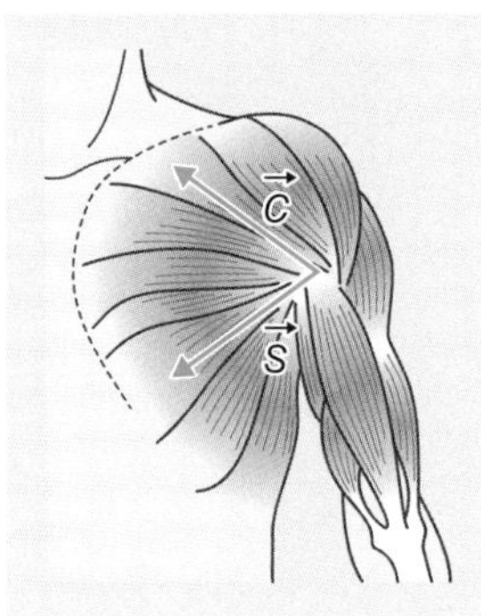

$\vec{C}$：大胸筋鎖骨部線維の収縮力
$\vec{S}$：大胸筋胸肋部線維の収縮力

（答え）

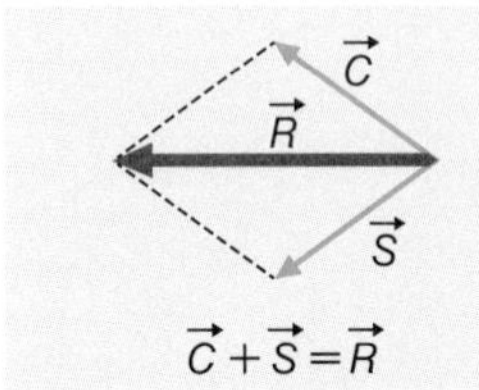

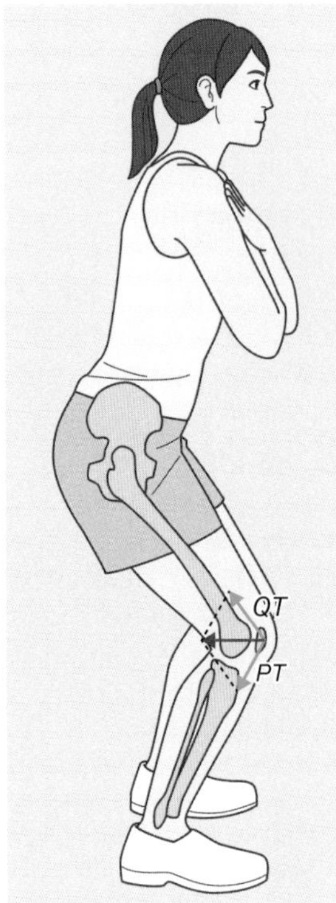

図 12　スクワット動作時の膝蓋骨にかかる力の合成例

QT：大腿四頭筋の筋張力
PT：膝蓋腱の張力
（Houglum PA, et al.：ブルンストローム臨床運動学．原著第 6 版．武田功統括監訳．医歯薬出版；2013．p.416[5] をもとに作成）

をしたものが合力となる．力が同一線上にない場合は，合力を求めるのに平行四辺形法や多角形法を用いる．**図 11** のように，1 点 O で交わる 2 つの力 $\vec{P}$ と $\vec{Q}$ がある場合には，この 2 つの力の合力は，$\vec{P}$ と $\vec{Q}$ を 2 辺とする平行四辺形の対角線 $\vec{R}$ となる．

スクワット動作では，膝蓋骨に大腿四頭筋と膝蓋腱による 2 つの力が働いており，その合力は膝蓋骨を大腿骨に押しつける（**図 12**）[5]．

(2) 力の分解

力の分解とは，1 つの力を全体として同じはたらきをする 2 つ以上の力に分けることであり，分けられた力のことを分力という．**図 13** のように，1 つの力 $\vec{W}$ を OA 方向と OB 方向に分解するには，$\vec{W}$ の先端を通るように OA と OB に平行な線を引き，$\vec{W}$ を対角線とする平行四辺形をつくることにより分力 $\vec{U}$ と $\vec{V}$ が求まる．

肘関節を伸展位から 45° 曲げた位置で収縮をしている上腕二頭筋の場合，上腕二頭筋の収縮により発生する力は，前腕に対して直角に作用する力と前腕を上腕骨に押しつける力に分解される（**図 14**）．

3) 力のモーメント

力は，物体の回転中心である軸から離れて作用すれば，物体を回転させる．このように，物体の回転運動を生み出す力の能力のことを力のモーメントという．力のモーメントの大きさは，作用する力の大きさと回転軸から力の作用線までの垂直距離の積によって決まる（**図 15**）．回転軸から力の作用線までの垂直距離をモーメントアームと呼ぶ．力のモーメントを M，力を F，モーメントアームを d とすると，力のモーメントは，

$$M=F\times d$$

という式で表される．力のモーメントはベクトル量であり，大きさと向きをもつ．

上腕二頭筋が肘関節を 90° 曲げた位置で前腕を支えている場合，肘関節軸から上腕二頭筋の付着までの距離を 0.05 m，上腕二頭筋が発生している筋張力を 70 N とすると（**図 16**），肘関節軸まわりの上腕二頭筋の筋張力により発生するモーメントの大きさは，

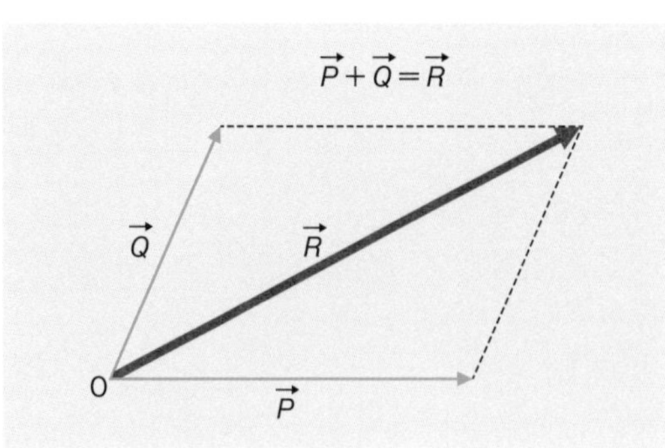

図 11　力の合成

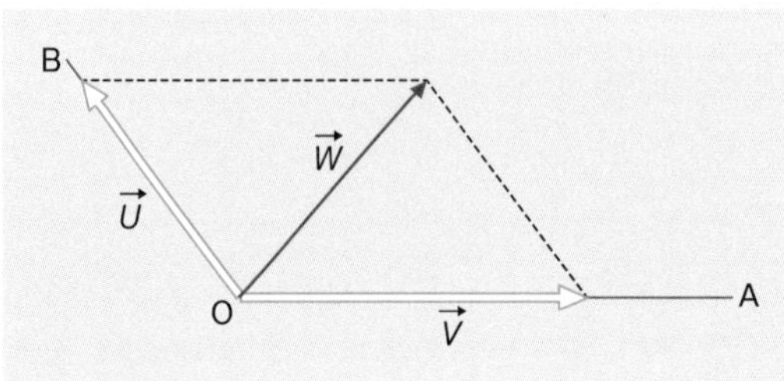

図 13　力の分解

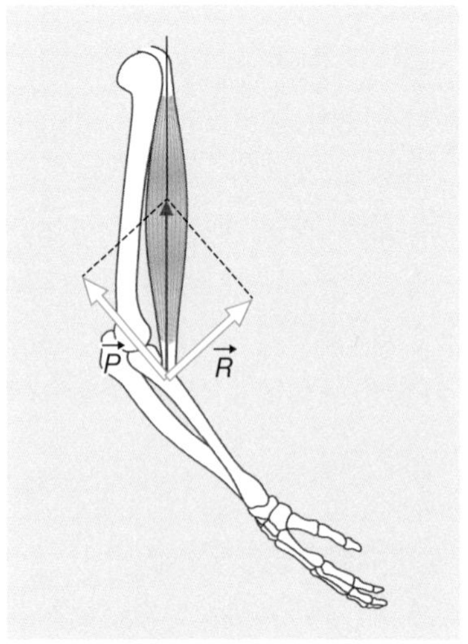

図 14　上腕二頭筋における力の分解例

$\vec{P}$：前腕を上腕骨に押しつける力
$\vec{R}$：前腕に対して直角に作用する力

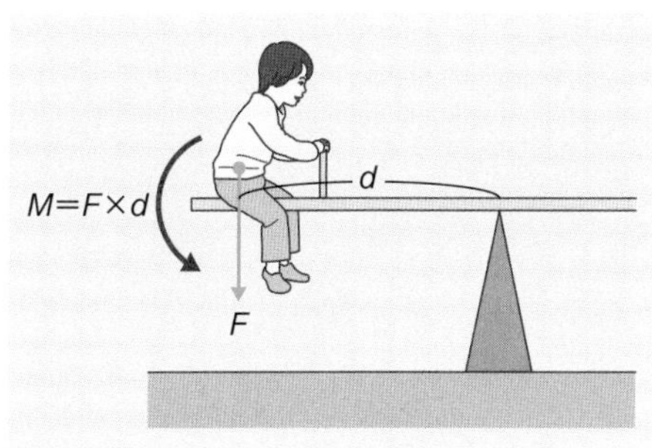

図 15 力のモーメントの概念

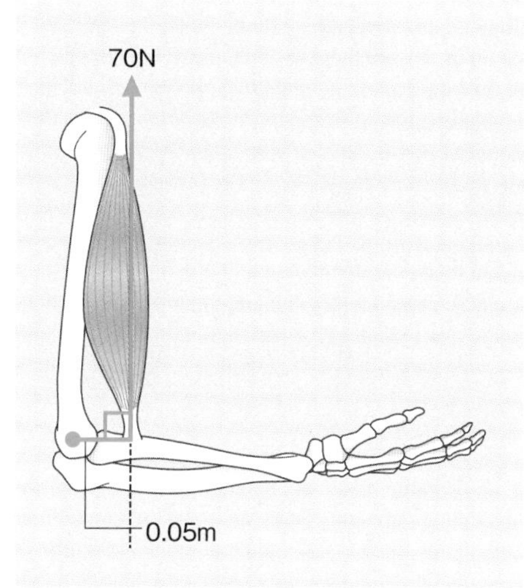

図 16 上腕二頭筋の筋張力によるモーメント

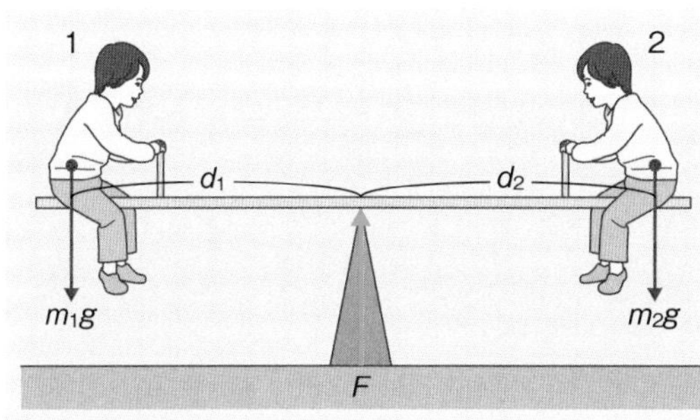

図 17 シーソーにおけるつりあいの例

m_1：子供 1 の質量，m_2：子供 2 の質量，g：重力加速度，F：支点が支える力，d_1：子供 1 から支点までの距離，d_2：子供 2 から支点までの距離．

$$M = 70 \times 0.05$$
$$= 3.5\ \mathrm{Nm}$$

になる．

4) つりあい

物体のすべての部分が静止している場合，この物体はつりあいの状態（あるいは平衡状態）にあるという．つりあいの状態にある物体には，次の2つの条件が成り立つ．

①すべての方向における力の合力は0となる．

②ある軸回りの力のモーメントの和は0となる．

この①と②は，

$$\Sigma F = 0 \quad \cdots\cdots ①$$
$$\Sigma M = 0 \quad \cdots\cdots ②$$

という式で表される．

2人の子供がシーソーに乗っていて静止している場合（**図 17**），そのシーソーはつりあいの状態にあるため，力のつりあい $\Sigma F=0$ より，

$$F - m_1 g - m_2 g = 0$$

が成り立つ（上向きの力を正とする）．

また，力のモーメントのつりあい $\Sigma M=0$ より，

$$m_1 g \times d_1 - m_2 g \times d_2 = 0$$

が成り立つ（反時計回りの力のモーメントを正とする）．

5. 身体のてこ

てこは支点，力点，荷重点の位置関係から，3種類に分けられる（**図 18**）．

試してみよう

力の分解の例題

下図のように，重りを足につけて，膝関節伸展エクササイズをしている．下図のように下腿が垂直面に対して45°の位置にあるときの重りにかかる重力に関して，下腿長軸に対して垂直に作用する分力（膝関節伸展に抵抗する成分）と，下腿長軸方向と一致して作用する分力に分解せよ．

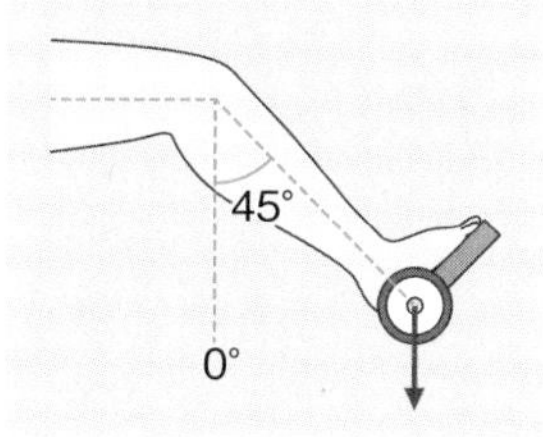

（答え）

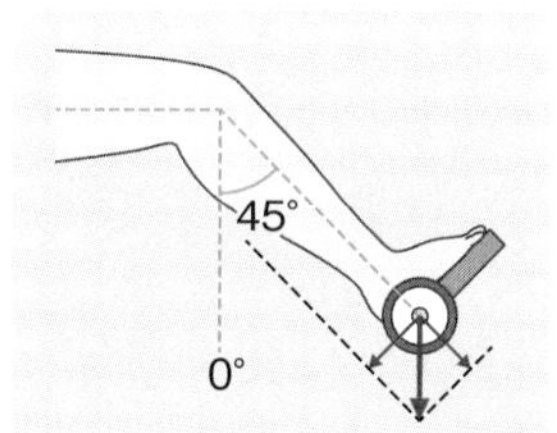

MEMO

力のモーメントの単位

力の単位をN，距離をmとすると，力のモーメントの単位はNmとなる．

試してみよう

力のモーメントの例題

下図は右側片脚立位時の股関節の状態を表している．右下肢を除いた身体重量を630 N，股関節軸から右下肢を除いた身体重量の作用線までの垂直距離を0.10 mとしたとき，右下肢を除いた身体重量によって生じる時計回りの力のモーメントを求めよ．

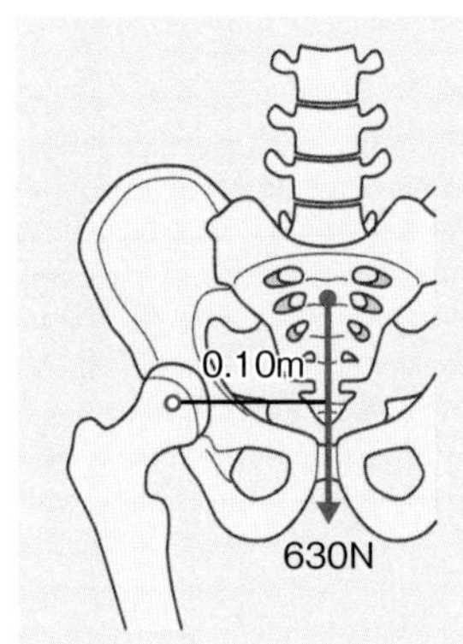

（答え）
$M=630\times0.10=63$ Nm

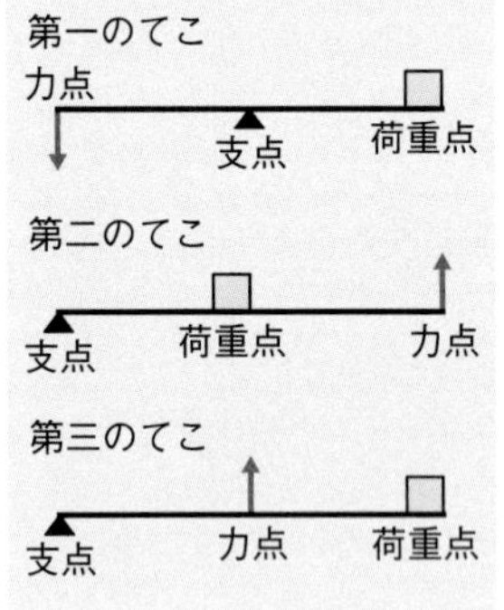

図 18　てこの種類

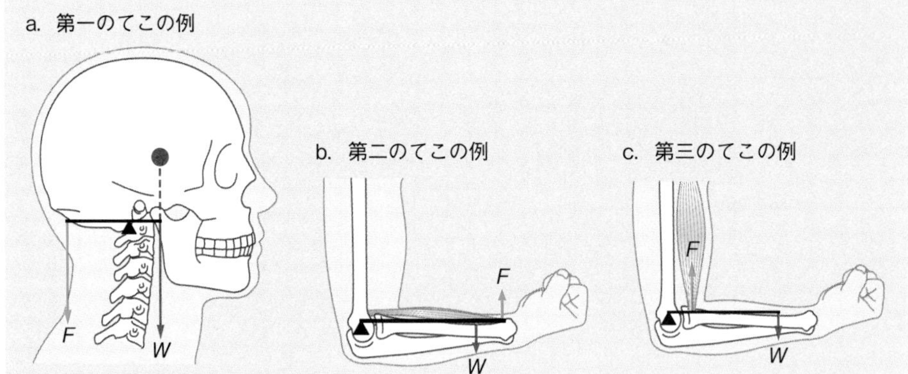

図 19　身体におけるてこの例

F は力点に作用する力，*W* は荷重点に作用する力を示す．

a：矢状面における頭部の定位．支点は環椎後頭関節（▲），力点は後頭骨における頭頸部の伸筋付着部，荷重点は頭部の重心位置（●）である．

b：肘関節における腕橈骨筋の関係．支点は肘関節（▲），力点は腕橈骨筋の筋付着部，荷重点は前腕と手を合わせた重心位置になる．

c：肘関節における上腕二頭筋の関係．支点は肘関節（▲），力点は上腕二頭筋の筋付着部，荷重点は前腕と手を合わせた重心位置になる．

1）第一のてこ

支点が力点と荷重点のあいだにあるてこをいう．身体における第一のてこの例としては，矢状面における頭部の定位があげられ，支点は環椎後頭関節，力点は後頭骨における頭頸部の伸筋付着部，荷重点は頭部の重心位置になる（**図 19a**）．第一のてこの特徴は，安定性にある．

2）第二のてこ

荷重点が支点と力点のあいだにあるてこをいう．身体における第二のてこの例としては，肘関節における腕橈骨筋の関係がこれにあたる．支点は肘関節，力点は腕橈骨筋の筋付着部，荷重点は前腕と手を合わせた重心位置になる（**図 19b**）．第二のてこの特徴は，力の有利性にある．すなわち，荷重点より力点のモーメントアームが長いため，必要な力を軽減させることができる．

3）第三のてこ

力点が支点と荷重点のあいだにあるてこをいう．身体で最も一般的にみられるてこである．肘関節における上腕二頭筋の関係がこれにあたる．支点は肘関節，力点は上腕二頭筋の筋付着部，荷重点は前腕と手を合わせた重心位置になる（**図 19c**）．第三のてこは，荷重点より力点のモーメントアームが短いため，力に対しては不利であるが，運動の速さの有利性がある．

■文献

1）中村隆一ほか：基礎運動学 第 6 版補訂．医歯薬出版；2003．p.17-42.
2）Griffiths IW：バイオメカニクスと動作分析の原理．石毛勇介監訳．ナップ；2008．p.23-207
3）Greene DP：日常生活活動のキネシオロジー　第 2 版．嶋田智明監訳．医歯薬出版；2008．p.51-82.
4）Hamill J, et al.：Biomechanical basis of human movement. Lippincott Williams & Wilkins；1995．p.325-488.
5）Houglum PA, et al.：ブルンストローム臨床運動学　原著第 6 版．武田功統括監訳．医歯薬出版；2013．p.416.
6）Williams M, et al.：バイオメカニクス—生体力学とその応用．青池勇雄ほか監訳．医歯薬出版；1974.

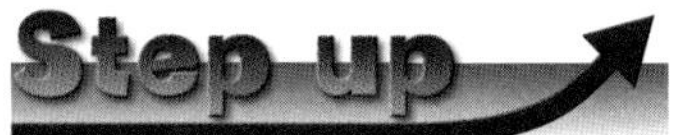

1．生体におけるつりあいの例題

図 1 は，手にバーベルを持ち，肘関節を 90° 曲げて保持している状態である．バーベルの重量は 50 N，前腕と手を合わせた重量は 15 N である．また，前腕と手を合わせた重心位置は肘関節軸から 0.24 m，バーベルの重心位置は肘関節軸から 0.40 m の位置にある．上腕二頭筋の筋付着部は肘関節軸から 0.05 m の位置にある．上腕二頭筋の筋張力を F，前腕骨にかかる関節反力を R とする．

今，上腕二頭筋のみで前腕を支えている場合，力のモーメントのつりあい $\Sigma M=0$ が成り立つことから，

$$\Sigma M = F \times 0.05 - 15 \times 0.24 - 50 \times 0.40 = 0$$

よって，上腕二頭筋の筋張力の大きさは 472 N になる．

また，力のつりあい　$\Sigma F=0$ が成り立つことから，

$$\Sigma F = 472 - R - 15 - 50 = 0$$

よって，前腕骨にかかる関節反力の大きさは 407 N になる．

なお，この場合の前腕骨にかかる関節反力とは，筋張力や重力などが前腕に加わったときに，肘関節面で発生する上腕骨が前腕骨を押し下げる力である．

図 2 は，右側下肢で片脚立位姿勢を保持している状態である．右側下肢を除いた身体重量は 630 N である．また，股関節軸から右側下肢を除いた身体重量および股関節外転筋の筋張力の作用線までのモーメントアーム長はそれぞれ 0.10 m，0.05 m である．股関節外転筋の筋張力を F，寛骨臼にかかる関節反力を R とする．

今，片脚立位をとって骨盤が水平位に保持されている場合（計算を単純化するために，すべての力が垂直に働いていると仮定し計算する），力のモーメントのつりあい $\Sigma M=0$ が成り立つことから，

$$\Sigma M = F \times 0.05 - 630 \times 0.10 = 0$$

となり，股関節外転筋で 1,260 N の筋張力が発生していることがわかる．

また，力のつりあい　$\Sigma F=0$ が成り立つことから，

$$\Sigma F = R - 630 - 1{,}260 = 0$$

となり，寛骨臼にかかる関節反力，すなわち大腿骨頭が寛骨臼を押し上げる力 1,890 N が生じていることがわかる．

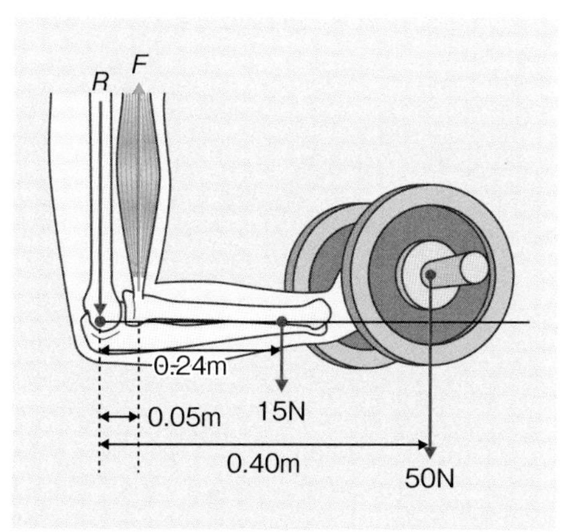

図 1　手にバーベルを持って肘関節 90° 屈曲位で保持している例

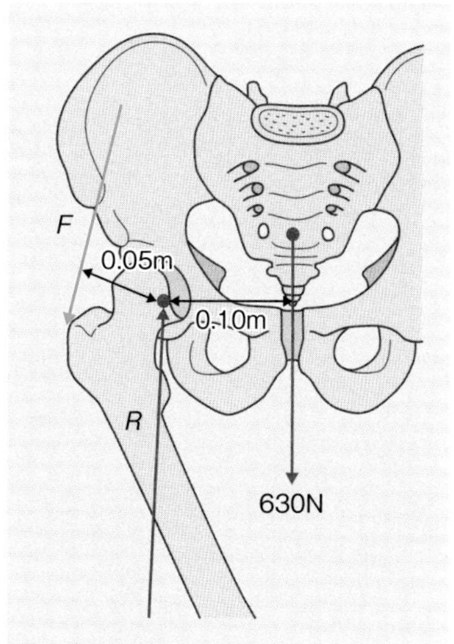

図 2　右片脚立位姿勢を保持している例

2. 関節モーメントとパワー

1) 関節モーメント

関節の回転軸に力が離れて作用すれば，関節の回転軸まわりに回転が生じる．これを関節モーメントという．その大きさは，力に関節の回転軸から力の作用線までの垂直距離，すなわち，モーメントアームを乗じた値となる．

関節まわりに発生するモーメントは関節に作用する力によって外部モーメントと内部モーメントに分けられる（図 3）[1]．外部モーメントとは，重力や床反力といった関節に働く外力によるモーメントである．一方，内部モーメントとは外部モーメントに対抗して働く身体内部の力，すなわち筋張力や靱帯・関節包などの受動要素による力のモーメントである．一般的には，関節モーメントというと内部モーメントのことをさす．

2) 関節モーメントのパワー

関節モーメントのパワーは，関節モーメントと関節の角速度の積で求められる．関節モーメントのパワーから筋の収縮様式が推定できる．すなわち，関節モーメントの向きと角速度の向きが同じ場合は正のパワーとなり求心性収縮を，関節モーメントの向きと角速度の向きが反対の場合は負のパワーとなり遠心性収縮をそれぞれ示している（図 4）．

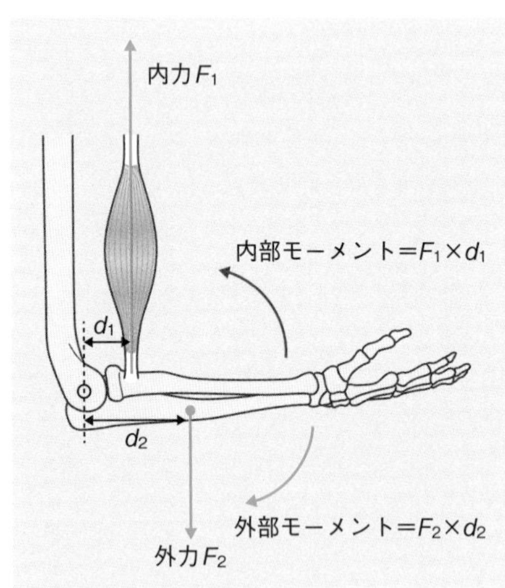

図 3　関節モーメント

図 4　関節モーメントのパワー
（江原義弘ほか編：臨床歩行計測入門，第 1 版．医歯薬出版；2008．p.141[1] を参考に作成）

■文献

1) 江原義弘ほか編：臨床歩行計測入門，第 1 版．医歯薬出版；2008．p.140-1.
2) Neumann DA：筋骨格系のキネシオロジー，原著第 3 版．Andrew PD ほか監訳．医歯薬出版；2018．p.558-9.

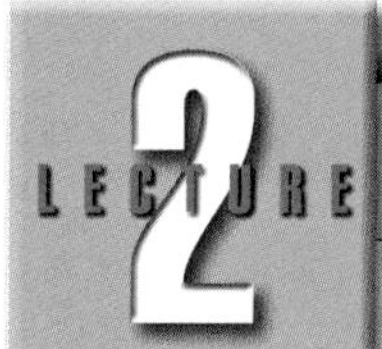

運動器の構造と機能

LECTURE 2

到達目標

- 可動関節の分類について理解する.
- 骨運動学および関節運動学に基づく関節運動を理解する.
- 骨格筋による張力発揮と筋張力による関節トルク発揮の特性を理解する.

この講義を理解するために

この講義では，運動器のなかでも関節と筋に焦点を当て，その基本的な構造と機能を学びます．関節については，関節運動を理解するうえで基礎となる可動関節の分類から，関節運動の記述に必要な基礎知識を身につけます．また，筋については，生体内において関節運動にかかわる筋の能力を理解するうえで必要な特性を学習します．

運動器の構造と機能を学ぶにあたり，以下の項目について確認しておきましょう．

□ 全身の骨および関節名を復習しておく．

□ 滑膜性関節の基本構造（関節頭，関節窩，関節腔，関節軟骨，滑膜と滑液，関節包，靱帯，関節円板または半月板，関節唇）を復習しておく．

□ 骨格筋の基本構造（筋線維，筋原線維，筋フィラメント）を復習しておく．

□ 筋収縮の機序を復習しておく．

講義を終えて確認すること

□ 関節を構成する運動軸の数，関節面の形状による可動関節の分類を理解できた．

□ 骨運動と関節包内運動の種類と，その特徴を理解できた．

□ 筋張力ならびに筋張力による関節トルクに影響を及ぼす要因を理解できた．

講義

LECTURE 2

1. 関節の構造と機能

関節とは，2つまたはそれ以上の数の骨の連結部をいう．関節には骨同士が連続して結合しほとんど動かない不動関節と，骨同士のあいだに一定の間隙があり動きが可能な可動関節がある．本講義では，可動関節を取り上げる．

1）関節の分類

関節は，関節面の形状によって運動が起こる軸の数や運動方向が異なる．身体の各関節は，運動軸の数，関節面の形状からいくつかのタイプに分類される．

(1) 運動軸の数による分類（図1）

a. 1軸性（単軸性）関節

運動軸は1つで，1つの運動面しかない．運動の自由度は1である．

b. 2軸性関節

運動軸は2つで，2つの運動面をもつ．運動の自由度は2である．

c. 多軸性関節

3つ以上の運動軸と運動面をもつ．運動の自由度は3である．

(2) 関節面の形状による分類（図2）

a. 蝶番関節

ドアの蝶番に似た形状である．関節頭は円柱状で溝があり，滑車のような形態をしている．関節窩はその溝に一致した隆起をもつ．運動は骨の長軸に直角な運動軸に対して起こる．指節間関節が該当する．また，蝶番関節のうち，運動軸が骨長軸に対して直角でなく鋭角なため，らせん様の運動をする関節をらせん関節という．腕尺関節や距腿関節が該当する．1軸性関節である．

b. 車軸関節

ドアノブに似た形状をもつ．円柱状の関節頭と軸受けの関節窩を有する．運動は骨の長軸と平行な運動軸まわりに起こる．正中環軸関節や橈尺関節が該当する．1軸性関節である．

c. 鞍関節

馬の鞍とその上に乗る騎手のような形状である．どちらの関節面にも凹面と凸面があり，互いに直交している．運動は直交する2軸に対して起こる．胸鎖関節や母指の手根中手関節が該当する．2軸性関節である．

MEMO

運動の自由度

自由度とは，その関節で起こる関節運動の運動面の数をいう．1つの運動面で運動が起こる関節の自由度は1，2つの運動面をもつ関節の自由度は2，3つの運動面をもつ関節は自由度3となる．

試してみよう

身体にある各関節を関節面形状，運動軸の観点から分類して整理してみよう（巻末表参照）．

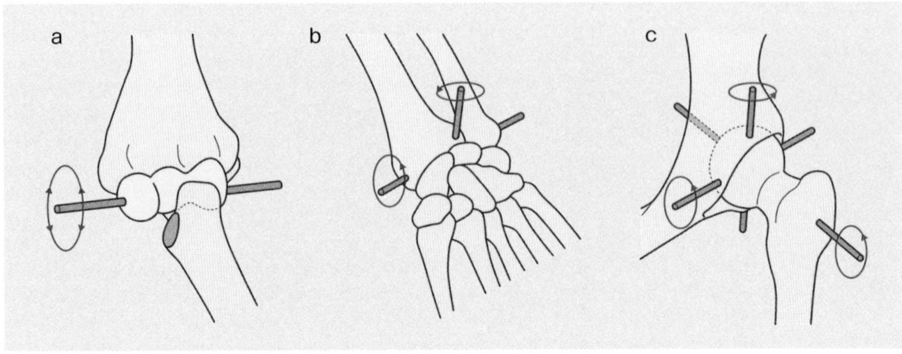

図1　運動軸の数による関節分類

a：1軸性関節　b：2軸性関節　c：多軸性関節

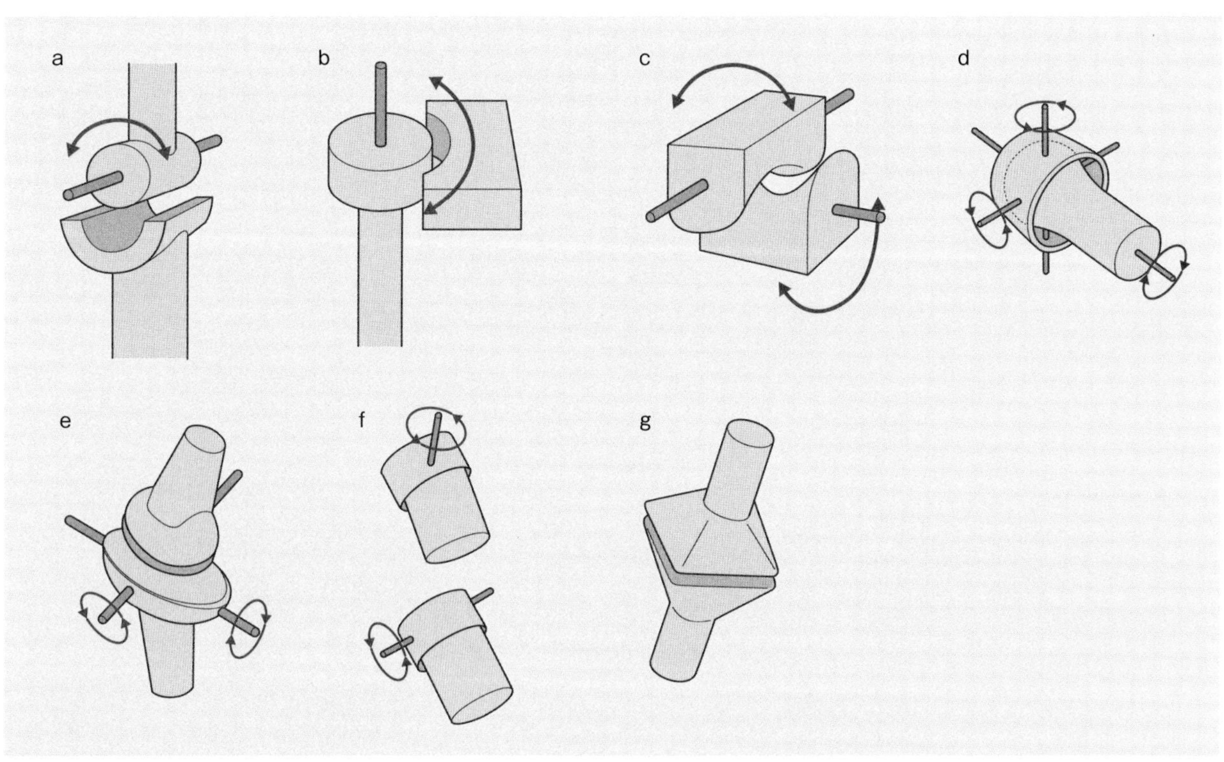

図２　関節面の形状による関節分類
a：蝶番関節　b：車軸関節　c：鞍関節　d：球関節　e：顆状関節　f：楕円関節　g：平面関節

d. 球関節

半球状の関節頭とソケット状の関節窩を有する．肩甲上腕関節や股関節が該当する．股関節は，肩甲上腕関節に比べて関節窩の凹みが深いことから，臼状関節ともよばれる．多軸性関節である．

e. 顆状関節

形状は球関節に似ているが，関節窩の凹みがとても浅い．中手指節関節や顎関節が該当する．２軸性関節である．

f. 楕円関節

互いに楕円の関節面形状を有する．楕円の長軸と短軸方向にそれぞれ運動が起こる．橈骨手根関節が該当する．２軸性関節である．

g. 平面関節

互いの関節面はほぼ平面である．骨同士がずれるような滑走運動をする．肩鎖関節や椎間関節が該当する．多軸性関節に分類されるが，平面関節には運動軸がないことから非軸性関節とも表現される．

2）関節運動

関節運動は，骨運動学と関節運動学という２つの観点からとらえられる．

（1）骨運動学に基づく関節運動

関節に１本の運動軸を想定し，その運動軸を中心に回転する骨運動を，互いに直交する３つの運動面を基準に表したものである．

a. 運動の開始肢位

骨運動学に基づく関節運動を表現する際には，解剖学的立位肢位を開始肢位として用いる．解剖学的立位肢位とは，顔面は正面を向き，両上肢は下垂し手掌を前方へ向け，両下肢は平行にして，足趾を前方へ向けた立位姿勢をいう．

MEMO
関節運動
関節運動は，回転軸まわりに骨が回転する運動ととらえることができる．この場合，回転軸のことを運動軸，回転運動が起こっている平面のことを運動面という．

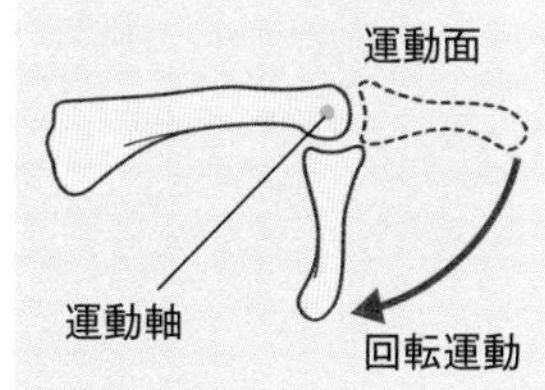

MEMO
基本的立位肢位
解剖学的立位肢位で手掌面を体側に向けた立位姿勢をいう．

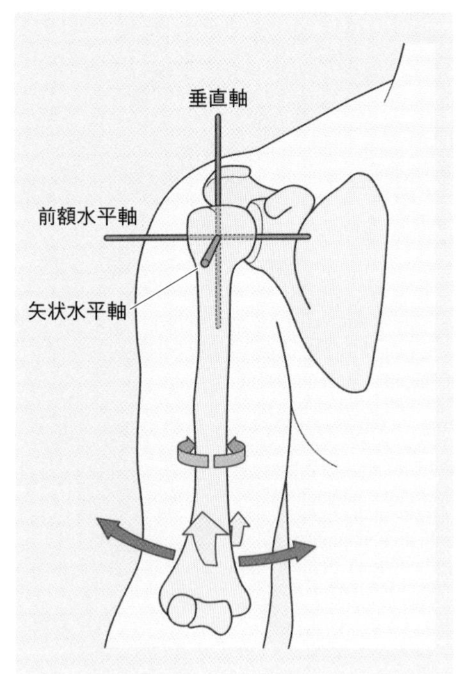

図３　運動軸

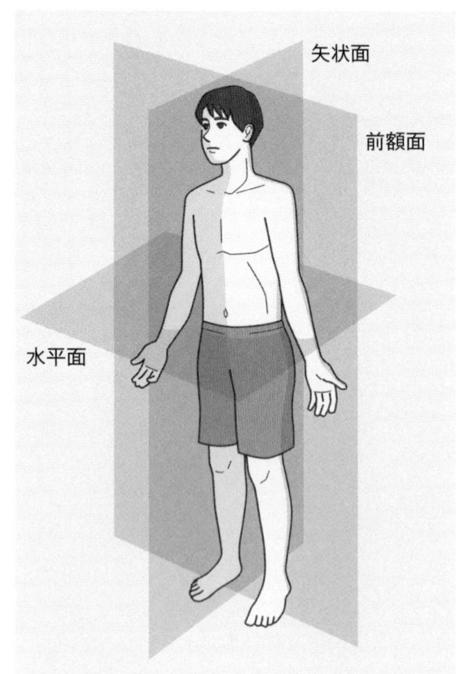

図４　運動面

b. 運動軸（図 3）

運動軸には前額水平軸，矢状水平軸，垂直軸の３つがある．前額水平軸は左右方向の軸，矢状水平軸は前後方向の軸，垂直軸は垂直方向の軸である．

c. 運動面（図 4）

矢状面，前額面，水平面の３つがある．矢状面は身体を左右に二分する面，前額面は身体を前後に二分する面，水平面は身体を上下に二分する面をいう．前額水平軸での骨運動は矢状面，矢状水平軸での骨運動は前額面，垂直軸での骨運動は水平面でそれぞれ起こる．

矢状面（sagittal plane）
前額面（frontal plane）
水平面（horizontal plane）

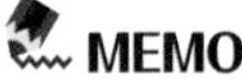

MEMO
前額面は冠状面（coronal plane）とよばれることもある．

d. 骨運動を表す用語

・矢状面，前額水平軸での運動

矢状面，前額水平軸での骨運動を屈曲・伸展という．屈曲とは体節同士が近づく運動をいい，伸展とは体節同士が遠ざかる運動をいう．前方への動きを屈曲，後方への動きを伸展（膝関節では逆）と定義することもある．たとえば，肩関節では前方への挙上を屈曲，後方への挙上を伸展という．屈曲・伸展を表す特殊な用語として，手関節では手背方向への動き，すなわち伸展運動を背屈といい，手掌方向への動き，すなわち屈曲運動を掌屈という．足関節では，足背方向への動きを背屈，足底方向への動きを底屈という．また，頭頸部や体幹では前方に曲げる屈曲運動を前屈，後方に反る伸展運動を後屈ともいう．

▶1
矢状面・前額水平軸での運動

▶2
前額面・矢状水平軸での運動

・前額面，矢状水平軸での運動

前額面，矢状水平軸での骨運動を外転・内転という．外転は体軸から遠ざかる運動をいい，内転は体軸に近づく運動をいう．外転・内転を表す特殊な用語としては，手関節では橈骨方向への外転にあたる運動を橈屈，尺骨方向への内転にあたる運動を尺屈という．また，頭頸部や体幹では側屈といい，右方向への側屈運動を右側屈，左方向への側屈運動を左側屈という．

▶3
水平面・垂直軸での運動

試してみよう
グループ内で出題者と回答者を決めて，出題者はある関節を動かし，回答者は運動が起こった関節名，運動面，運動軸，運動方向を答えてみよう．

・水平面，垂直軸での運動

水平面，垂直軸での骨運動を外旋・内旋という．外旋とは骨の長軸を中心に外側へ回旋する運動をいい，内旋とは内側へ回旋する運動をいう．外旋・内旋を表す特殊な

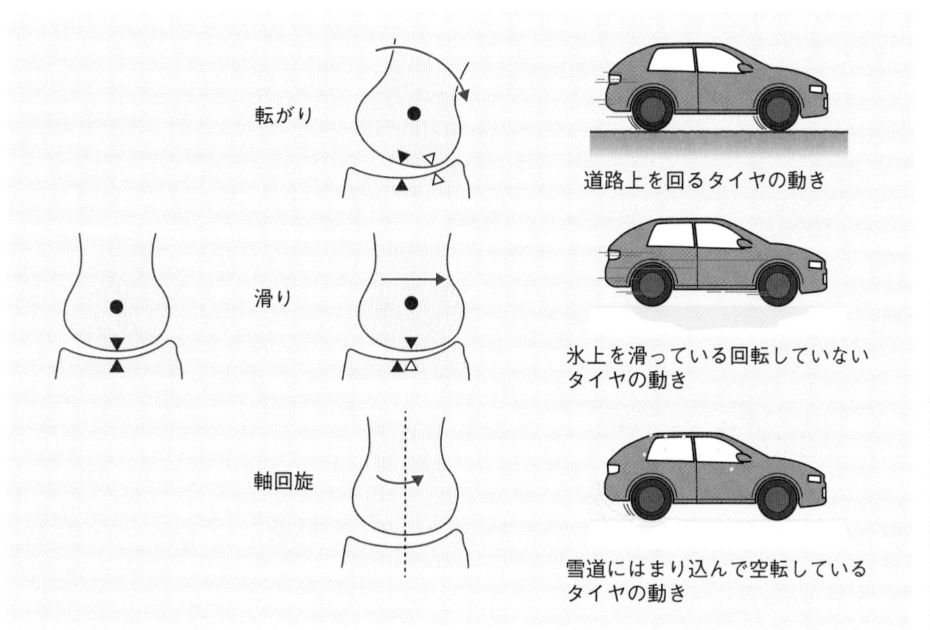

図5　関節包内運動

▶4
関節包内運動

用語としては，前腕の動きで手掌を上方に向ける外旋運動を回外，手掌を下方に向ける内旋運動を回内という．また，頭頸部や体幹では回旋といい，右方向への回旋運動を右回旋，左方向への回旋運動を左回旋という．

(2) 関節運動学に基づく関節運動

骨運動が起こっているときには，2つの関節面間でも同時に運動が生じている．これを関節包内運動という．関節包内運動は，転がり，滑り，軸回旋という3種類の基本的な運動で構成される（**図5**）．関節運動は，転がり，滑り，軸回旋のうち1つ，もしくはその組み合わせで起こる．また，これらの関節包内運動が正常に起こらなければ，骨運動の運動範囲は制限される．

MEMO
関節面は，表面を関節軟骨に覆われ，きわめて平滑で弾性を有し，2～4％程度の軟骨細胞，それ以外は細胞外基質からなる．細胞外基質は20％がコラーゲン，10％がプロテオグリカンで，残りは水分である．

a．転がり運動

運動する関節面と相対する関節面の接触部位が，互いに順次変化する運動をいう．道路の上を回るタイヤの動きに例えられる．

b．滑り運動

運動する関節面のある一点が，相対する関節面の多数の点と接触していく運動をいう．氷上を滑っている回転していないタイヤの動きに似ている．

c．軸回旋運動

運動する関節面が，相対する関節面上の固定した軸まわりに回旋する運動をいう．雪道やぬかるみにタイヤがはまり込んで，空転しているときの動きに似ている．

d．凹凸の法則（図6）

ある関節で転がりと滑りの関節包内運動が起こるとき，滑り運動の方向は運動する骨の関節面の形状（凹凸）によって異なる．凸面の骨が凹面状で運動する場合，凸面の骨は転がり運動と反対方向に滑る．凹面の骨が凸面状を運動する場合，凹面の骨は転がり運動と同じ方向に滑る．しかし，すべての関節でこの凹凸の法則があてはまるとは限らない．

▶5
凹凸の法則

MEMO
関節包は，可動性の関節を覆っている膜で，外側は線維性膜，内側は滑膜細胞と疎水性結合組織で形成された滑膜からなる．関節包内は滑膜で産生された関節液で満たされ，潤滑液のはたらきをしている．正常な関節液の固形成分のほとんどは血球成分で，細胞数は平均60個/μLほどである．

3) 関節の可動性と安定性

関節の可動性や安定性には，関節の形態ばかりでなく，関節包，靱帯，筋などの関節周囲組織が関与している．関節包は，関節全体を包む結合組織であり，関節の安定性に役立っている．靱帯も伸張性に乏しい結合組織でできており，関節包を補強し関

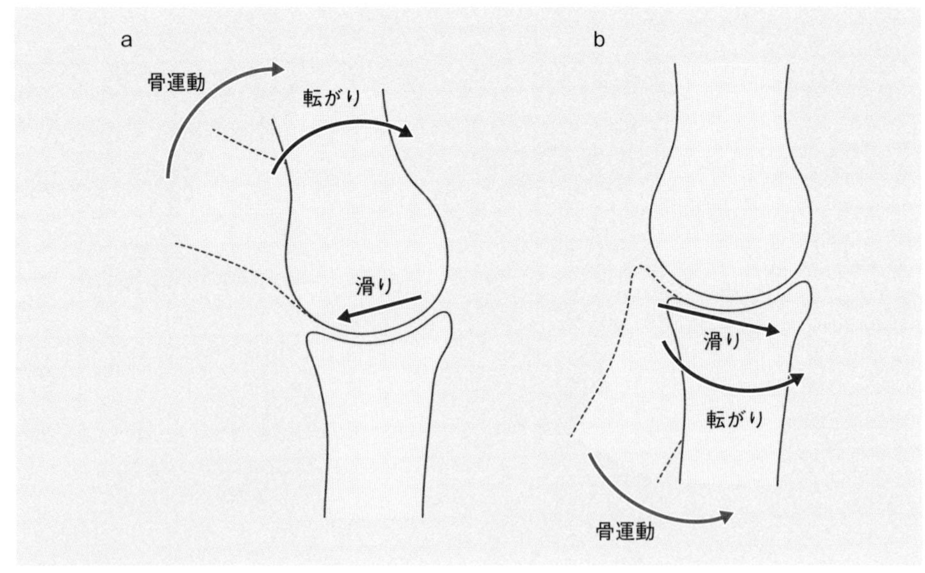

図6　凹凸の法則
a：凸面の運動　b：凹面の運動

節の安定性を高めるとともに，過度な運動を制限したり，運動方向を誘導したりする役割を果たしている．これらの関節周囲組織に器質的変化が生じると，関節の可動性や安定性に異常をきたす．

覚えよう！

筋の横断面積
筋の横断面積には，解剖学的横断面積と生理学的横断面積がある．解剖学的横断面積とは，筋の長軸に対して垂直に横断したときの断面積をいう．生理学的横断面積とは，筋線維に対して垂直に横断したときの断面積をいう．

MEMO

筋の走行角度
筋の走行角度とは，腱に対する筋線維の走行角度である．紡錘状筋は筋線維が腱に平行に付着しているので，走行角度は0°になる．一方，羽状筋は筋線維が腱に対して斜めに配列しているので，走行角度は0°より大きくなる．走行角度が0°より大きい場合，筋が発生した張力の一部のみが腱に伝達することになる．

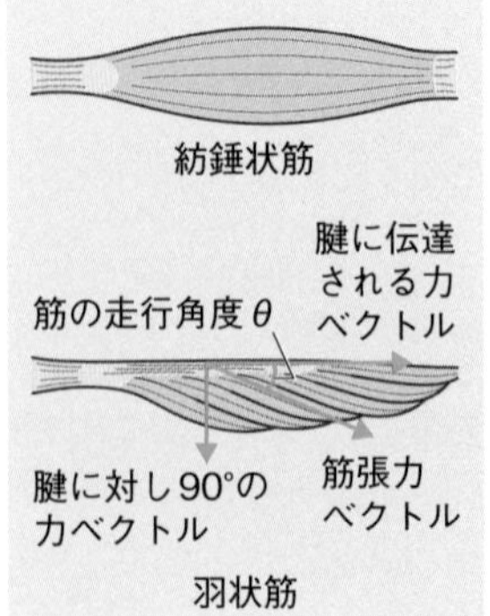

2. 骨格筋の構造と機能

関節において，筋は関節運動の力源であるとともに，関節を安定させる役割を担っている．筋は伸張されたり，神経系によって刺激され収縮したりすると，張力を発生する．この筋張力の大きさは，筋の構造，長さ，収縮様式・速度，神経調節といった要因により影響を受ける．また，身体において，筋張力は関節を介して発揮される．すなわち，関節軸まわりの骨の回転運動を生じさせる関節トルクとして表出する．その大きさは，筋の発揮する張力特性のほかに，関節角度に伴う関節軸と筋張力作用線との位置関係によっても影響を受ける．

1）骨格筋の基本構造（図7）[1)]

骨格筋は多数の筋線維からなる．筋線維の内部には多数の筋原線維があり，筋原線維は筋フィラメントの束からなっている．筋フィラメントには，太いフィラメント（ミオシン）と細いフィラメント（アクチン）の2種類がある．

また，筋は結合組織の被膜によって覆われている．個々の筋線維の周囲は筋内膜に包まれており，集合して筋線維束を形成している．筋線維束は筋周膜によって分割され，筋線維束が集合して一つの筋になっている．筋全体は筋外膜で包まれている．

2）筋の構造的特徴による張力特性

筋が発生する張力の大きさは，筋の横断面積や筋線維の走行角度が関係する．筋張力は，筋線維の横断面積の総和を表す生理学的横断面積に比例する．また，筋線維の走行角度が0°より大きくなるにつれて，筋の発生した張力が腱に伝達される力は減少する．

筋の基本的な形状の一つである羽状筋は，同じ解剖学的横断面積をもつ紡錘状筋に比べて，筋線維の走行角度を0°より大きくすることで一定の空間に多くの筋線維を配置できるため，生理学的横断面積を増加させることができる．しかし，腱への力の伝達効率を考えると，筋の走行角度の増加は伝達効率を減少させる．実際の羽状筋の走行角度は5～25°の範囲にあり，腱への力の伝達効率の減少はそれほど大きくない．

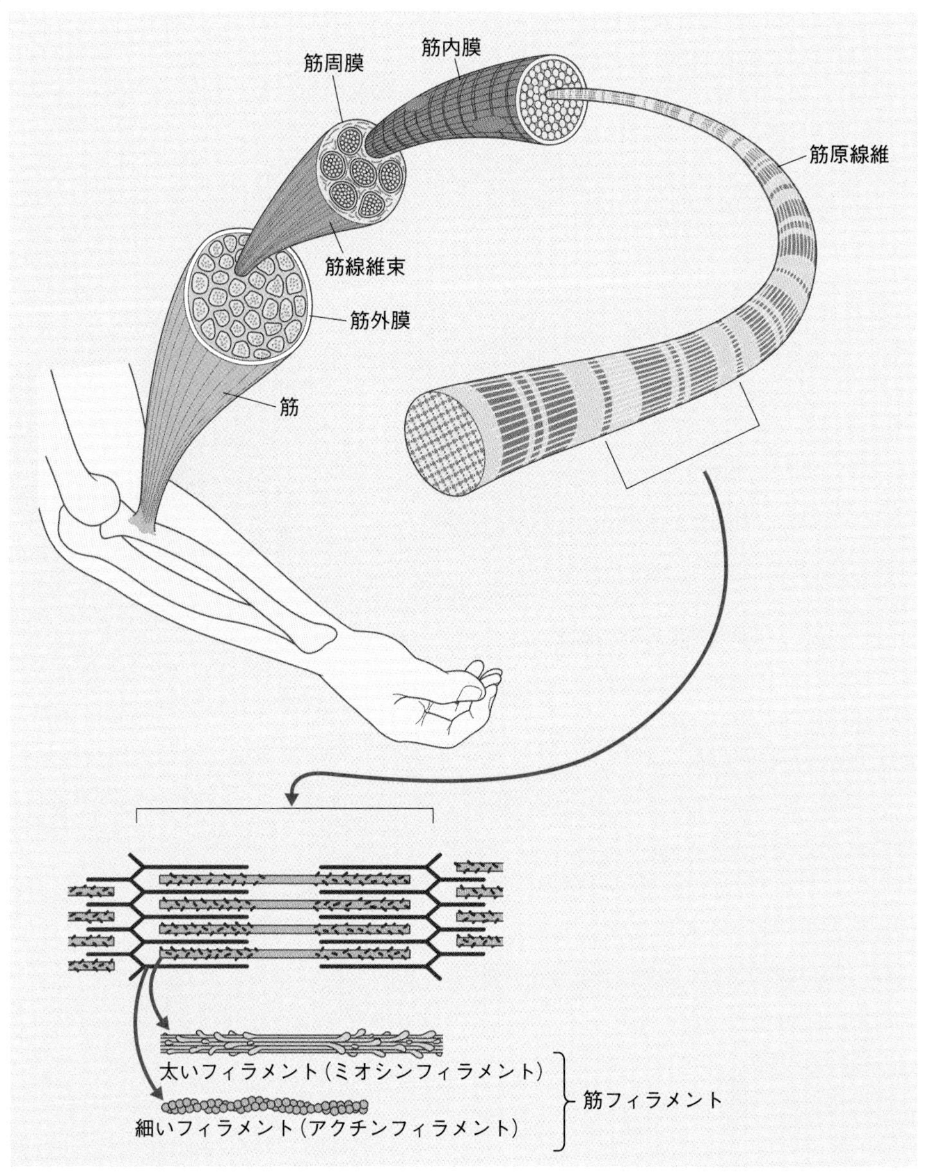

図 7　骨格筋の構造

（Hamill J, et al.：Biomechanical basis of human movement. Lippincott Williams & Wilkins；2003. p.73[1] をもとに作成）

したがって，生理学的横断面積増加の効果が上回るとされている．力の発揮は，筋線維の走行角度が 45° までであれば，走行角度が大きいほど有利と試算されている．

3) 筋の長さによる張力特性 （図 8）

(1) 長さ-静止張力曲線

収縮していない筋を他動的に伸張すると，ある一定以上の長さ（静止長）から伸張に対して抵抗する力が発生する．これを受動的な張力（静止張力）という．この張力は，筋の非収縮性組織（結合組織）によるものである．張力は静止長に達したあと，筋長が長くなるにつれて増加する．この関係を示したのが長さ-静止張力曲線である．

(2) 長さ-活動張力曲線

筋の収縮は，収縮性組織である太いフィラメント（ミオシンフィラメント）と細いフィラメント（アクチンフィラメント）が結合し，滑走することで張力を発生する．これを活動張力という．活動張力の大きさは，両フィラメントの結合（連結橋）の数に比例する．連結橋の数が最も多くなるのは筋の静止長付近であるため，活動張力は静止長付近で最大となる．静止長より長くても短くても連結橋の数は少なくなるので，活動張力は減少する．この関係を示したのが長さ-活動張力曲線である．

MEMO

太いフィラメントはミオシンとよばれる収縮蛋白質から構成される．ミオシンはアミノ酸約 4,000 個の分子で，それが約 200～400 個集まって 1 本のミオシンフィラメントを形成する．細いフィラメントは主として G アクチン（globular actin）とよばれる球状蛋白質で，375 個のアミノ酸からなる．二重らせん状に重合した線維状アクチンを形成し，アクチンフィラメントともよばれる．

覚えよう！

骨格筋はアクチンフィラメントをミオシンフィラメントのあいだに滑り込ませることで収縮するが，このとき，ミオシンフィラメントの頭部にある ATP（アデノシン三リン酸）分解酵素（ATPase）により ATP が ADP（アデノシン二リン酸）に分解されるときに放出されるエネルギーが用いられる．

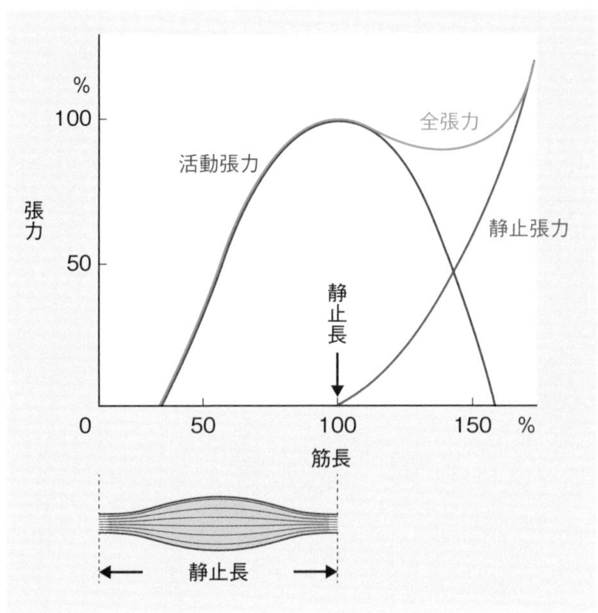

図８　長さ-張力曲線

試してみよう

日常生活動作の中で等尺性収縮，求心性収縮，遠心性収縮を用いた関節運動例をそれぞれあげてみよう．

MEMO

等張性収縮

動的収縮様式の一つである．筋張力が変化せずに筋が収縮する状態をいう．しかし，生体内において，筋の長さ-張力特性や関節角度による外部トルク変化などから関節運動の際に筋張力を一定に保つことは難しいといわれている．

▶6

上腕二頭筋における３つの収縮様式

(3) 長さ-全張力曲線

長さ-活動張力曲線に長さ-静止張力曲線を合わせたのが，長さ-全張力曲線である．静止長より短い筋の場合，張力のすべては活動張力によって生み出される．筋の長さが静止長を超えると活動張力は次第に減少していくが，静止張力は増加するため，筋の全張力は大きくなる．

4）筋の収縮様式・速度による張力特性

(1) 筋の収縮様式（図９）

a．等尺性収縮

関節の動きを伴わず筋を収縮させ，張力を発生している状態をいう．筋長は変化しない．重りを持ち上げるときの上腕二頭筋を考えてみると，重りを持って肘関節を90°で保持しているときの上腕二頭筋の収縮様式が該当する．

b．求心性（短縮性）収縮

筋長を短縮させながら筋が収縮し，張力を発生している状態をいう．重りを下垂位

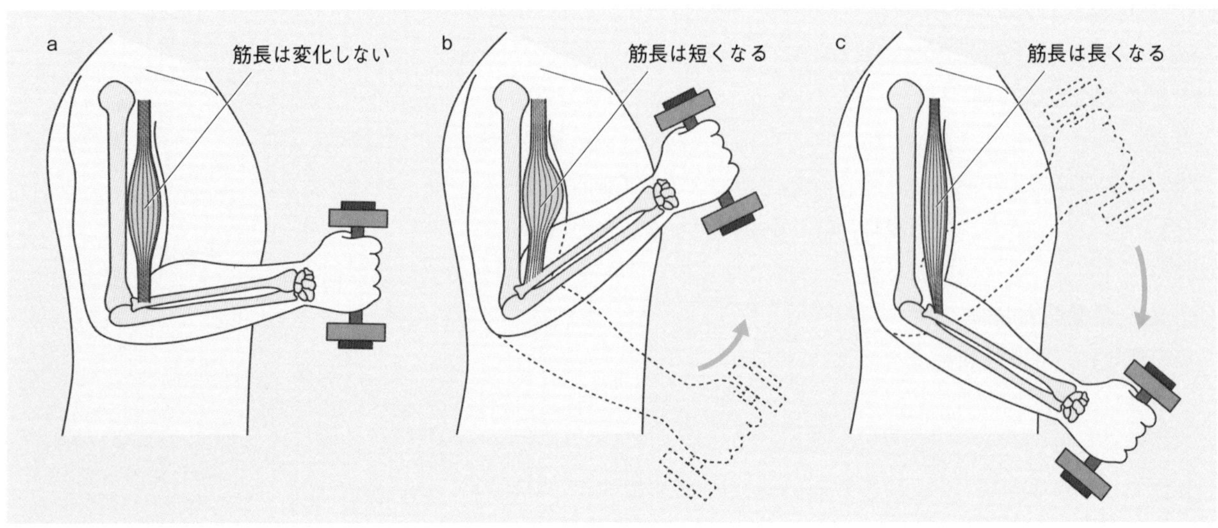

図９　筋の収縮様式

a：等尺性収縮　b：求心性（短縮性）収縮　c：遠心性（伸張性）収縮

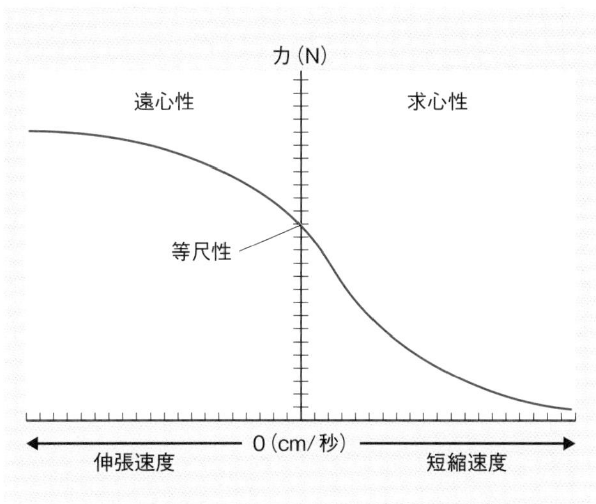

図10 力-速度曲線

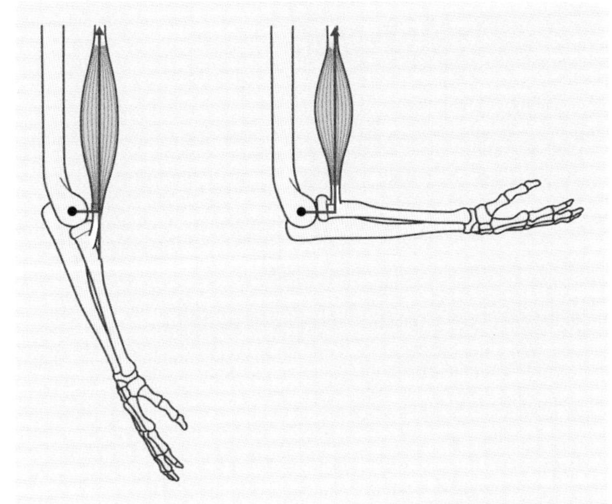

図11 関節角度による筋のモーメントアーム長の変化

から肘関節を屈曲して持ち上げていくときの上腕二頭筋の収縮様式が該当する.

c. 遠心性(伸張性)収縮

筋を伸張させながら収縮し,張力を発生している状態をいう.肘関節90°で重りを持った状態からゆっくりと下垂位まで下ろしていくときの上腕二頭筋の収縮様式が該当する.

(2) 力-速度曲線(図10)

求心性収縮では,筋張力は筋の収縮速度が減少するにつれて増加する.収縮速度が0のとき,すなわち等尺性収縮のときに筋張力は最も大きくなる.一方,遠心性収縮は,求心性収縮,等尺性収縮に比べてより大きな筋張力を発揮できる.遠心性収縮では,筋張力は筋の伸張速度が増加するにつれて増加する.

5) 筋張力と神経調節

筋収縮は運動単位の動員様式と発火頻度によって調節される.筋収縮の際に動員される運動単位には順序がある.最初に,発生する張力が小さい段階では細胞体の小さい運動単位から動員され,張力が大きくなるにしたがって細胞体の大きな運動単位が動員されていく.このように,細胞体の大きさと動員される順序に関連があることから,この現象をサイズの原理という.また,神経インパルスの発火頻度を増加させると,筋張力は大きくなる.

6) 筋張力による関節トルク

筋張力による関節トルクの大きさは,筋張力と関節の運動軸から筋張力の作用線までの垂直距離(筋のモーメントアーム長)を乗じることにより求められる.関節角度の変化に伴い,筋のモーメントアーム長は変化する(**図11**).したがって,発揮される関節トルクは関節角度により影響を受ける.

■文献

1) Hamill J, et al.: Biomechanical basis of human movement. Lippincott Williams & Wilkins; 1995. p.73.
2) Houglum PA, et al.: ブルンストローム臨床運動学,原著第6版.武田功統括監訳.医歯薬出版; 2013. p.2-27.
3) Neumann DA: 筋骨格系のキネシオロジー,原著第3版.Andrew PDほか監訳.医歯薬出版; 2018. p.33-88.
4) Samuels V: 運動学とバイオメカニクスの基礎.黒澤和生ほか監訳.南江堂; 2019. p.31-73.

覚えよう!

筋はその作用により次のように分類される.
①**動筋**:ある筋の収縮によって関節運動が起こるとき,その筋を動筋という.動筋には,その関節運動に主たる働きをする主動筋と,補助的な働きをする補助動筋がある.
②**拮抗筋**:動筋と反対の作用をする筋をいう.
③**共同筋**:動筋と同時に収縮する筋をいう.これには動筋の不要な働きを中和する中和筋や,運動が起こっている関節以外の関節を固定し支持性を与える固定筋などがある.

覚えよう!

運動単位
1個のα運動ニューロンとそれに支配される筋線維群を運動単位という.運動単位には,遅筋を支配し細胞体の小さなS型,速筋を支配し細胞体の大きなF型がある.F型はさらに疲労のしやすさからFF, FI, FR型に分けられる.S型の運動単位は,発生張力は小さいが疲労しにくい.一方,F型の運動単位は,発生張力は大きいが疲労しやすい.1個のα運動ニューロンが何本の筋線維を支配しているかは神経支配比で表される.微細な調節を必要とする筋(眼筋,手指筋など)では神経支配比は小さく,大まかな運動をする筋で神経支配比は大きい.

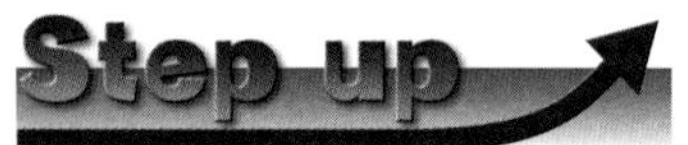

LECTURE 2

運動連鎖

身体は各体節が関節で連結したものとすると，身体運動は体節が連結した複数の関節の動きととらえることができる．このような運動における複数の関節の連結性を運動連鎖という．この運動連鎖は，開放性運動連鎖と閉鎖性運動連鎖の2つのタイプに分類される．

1）開放性運動連鎖と閉鎖性運動連鎖

（1）開放性運動連鎖

四肢の最遠位の体節が固定されておらず自由に動かせる状態をいう．開放性運動連鎖の運動では，近位の体節が固定されて遠位の体節が動く．歩行における遊脚相の下肢の運動や座位での膝関節伸展運動がこれにあたる．

（2）閉鎖性運動連鎖

四肢の最遠位の体節が外力によって自由な動きを制限された状態をいう．閉鎖性運動連鎖の運動では，遠位の体節が固定されて近位の体節が動く．歩行における立脚相の下肢運動や立位でのスクワット運動がこれにあたる．開放性運動連鎖においては，ある一つの体節を動かすときに，他の体節に関係なく単独で動かすことができる．一方，閉鎖性運動連鎖においては，ある一つの体節を動かすと，隣接した体節もそれに合わせて連鎖的に動くことになる．

2）立位における下肢の運動連鎖

立位における下肢の運動連鎖で起こる体節間の影響には，足部から近位へと波及する上行性運動連鎖と（図1），骨盤から遠位へと波及していく下行性運動連鎖（図2）がある．

（1）上行性運動連鎖

荷重位で足部を回内すると，下腿は前方・内側・内旋方向に動く．そして，大腿も同様に前方・内側・内旋方向に動き，骨盤は前方回旋する．膝関節は屈曲・外反・内旋位，股関節は屈曲・内転・内旋位となる．

（2）下行性運動連鎖

荷重位で骨盤を前方回旋すると，大腿は前方・内側・内旋方向に動く．そして，下腿も同様に前方・内側・内旋方向に動き，足部は回内する．このように体節の動きは上行性運動連鎖と同じ動きになる．しかし，関節の肢位は体節間の相対的位置関係から，股関節は伸展・外転・外旋位，膝関節は屈曲・外反・外旋位と上行性運動連鎖とは異なる肢位になる．

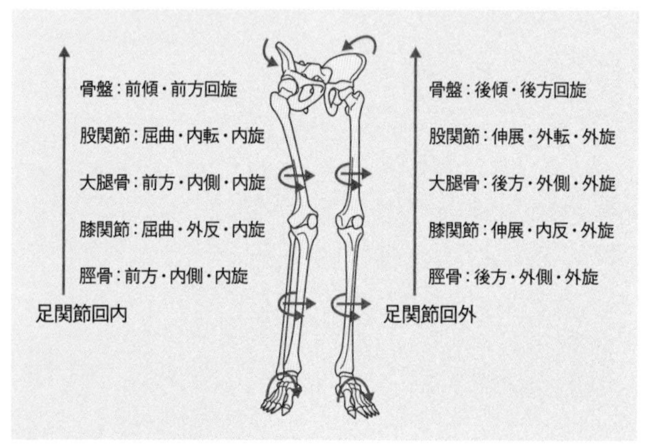

図1　上行性運動連鎖
（市橋則明：身体運動学—関節の制御機構と筋機能．メジカルビュー社；2017. p.14[1]）

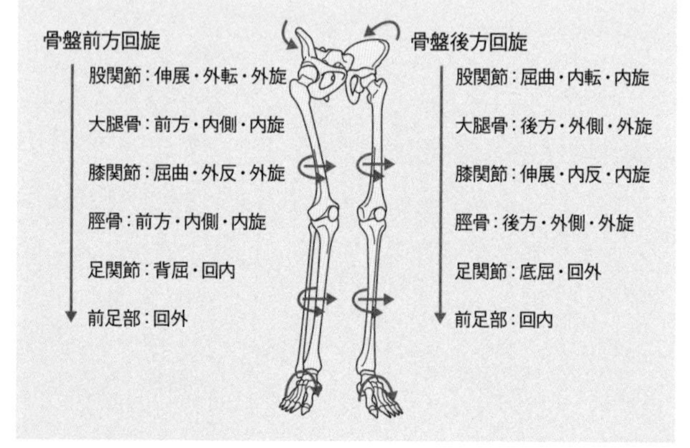

図2　下行性運動連鎖
（市橋則明：身体運動学—関節の制御機構と筋機能．メジカルビュー社；2017. p.13[1]）

■文献

1）市橋則明：身体運動学—関節の制御機構と筋機能．メジカルビュー社；2017．p.12-4.
2）樋口貴広，建内宏重：姿勢と歩行—協調からひも解く．三輪書店；2016．p.59-86.
3）宮本省三ほか：人間の運動学—ヒューマン・キネシオロジー．協同医書出版社；2016．p.101-4.
4）Ellenbecker TS, et al.：CKCエクササイズ—傷害予防とリコンディショニングのための多関節運動の理論と応用．山本利春ほか監訳．ナップ；2003．p.1-7.

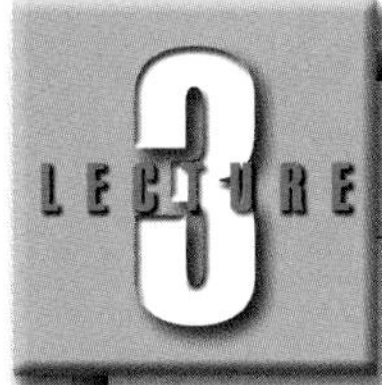

肩関節複合体の運動学

LECTURE 3

到達目標

- 肩関節複合体の関節運動を理解する.
- 肩関節複合体における靱帯と筋の機能を理解する.

この講義を理解するために

この講義では，肩関節複合体における関節構造と機能について学びます．適切な理学療法・作業療法を展開するためには，その基礎となる運動学に関する知識の十分な理解が欠かせません．肩関節複合体の運動を単に覚えるのではなく，なぜそのような運動が可能なのかを関節構造と機能からとらえて理解することが大切です．そのためには，肩関節複合体がどのような関節構造になっているのか，肩関節複合体を構成する各関節でどのような関節運動が可能なのか，肩関節複合体の関節運動を靱帯や筋がどのように制御しているのかなどを正しく理解する必要があります.

肩関節複合体の運動学を学ぶにあたり，以下の項目をあらかじめ確認・整理しておきましょう.

□ 肩関節複合体の構造を復習しておく.

□ 肩関節複合体の解剖学的名称を復習しておく.

講義を終えて確認すること

□ 肩関節複合体の骨運動と関節包内運動を理解できた.

□ 肩関節複合体における靱帯と筋の機能を理解できた.

講義

LECTURE 3

1．肩関節複合体（図 1）

肩関節複合体 (shoulder complex)

上腕骨 (humerus)

肩甲骨 (scapula)

鎖骨 (clavicle)

胸骨 (sternum)

肋骨 (ribs)

胸鎖関節 (sternoclavicular joint)

肩鎖関節 (acromioclavicular joint)

肩甲上腕関節 (glenohumeral joint)

肩甲胸郭関節 (scapulothoracic joint)

関節円板 (articular disk)

前胸鎖靱帯 (anterior sternoclavicular ligament)

後胸鎖靱帯 (posterior sternoclavicular ligament)

肋鎖靱帯 (costoclavicular ligament)

鎖骨間靱帯 (interclavicular ligament)

肩関節複合体とは，上腕骨，肩甲骨，鎖骨，胸骨，肋骨から構成される．肩関節複合体を構成している関節は，胸鎖関節，肩鎖関節，肩甲上腕関節，肩甲胸郭関節である．このうち，肩甲胸郭関節は解剖学的な関節ではなく，機能的な関節である．

2．肩関節複合体の関節構造と関節運動

1）胸鎖関節

(1) 胸鎖関節の関節構造

胸鎖関節は上肢骨格と体軸骨格を連結する唯一の関節であり，胸骨柄上外側部の鎖骨端と鎖骨近位端，および第 1 肋骨軟骨上縁とのあいだで構成される．関節面の形状からみると鞍関節に分類されるが，関節円板の介在によって機能的には球関節になる．

胸鎖関節は，関節包と前・後胸鎖靱帯によって補強されている．また，肋鎖靱帯は鎖骨下面と第 1 肋軟骨を，鎖骨間靱帯は左右の鎖骨近位端をつないでいる．

(2) 胸鎖関節の関節運動

胸鎖関節の骨運動は，挙上と下制，前方突出と後退，軸回旋である（**図 2**）．

a．挙上と下制

挙上と下制は前額面上で起こる運動である．挙上とは鎖骨外側端が挙上する動きを，下制はその反対方向の動きをいう．挙上は肋鎖靱帯によって制限される．下制は鎖骨間靱帯，上方関節包，第 1 肋骨によって制限される．関節包内運動は，鎖骨外側端が挙上すると，鎖骨の関節面である凸面が上方に転がりながら下方に滑る．一方，鎖骨外側端が下制すると，鎖骨の関節面は下方に転がりながら上方に滑る．

b．前方突出と後退

前方突出と後退は水平面上で起こる運動である．前方突出とは鎖骨外側端の前方への動きを，後退はその反対方向の動きをいう．前方突出は後胸鎖靱帯や肋鎖靱帯によって制限される．後退は前胸鎖靱帯と肋鎖靱帯によって制限される．関節包内運動は，鎖骨外側端が前方移動すると，鎖骨の関節面である凹面が前方に転がりながら滑る．一方，鎖骨外側端が後方移動すると，鎖骨の関節面は後方に転がりながら滑る．

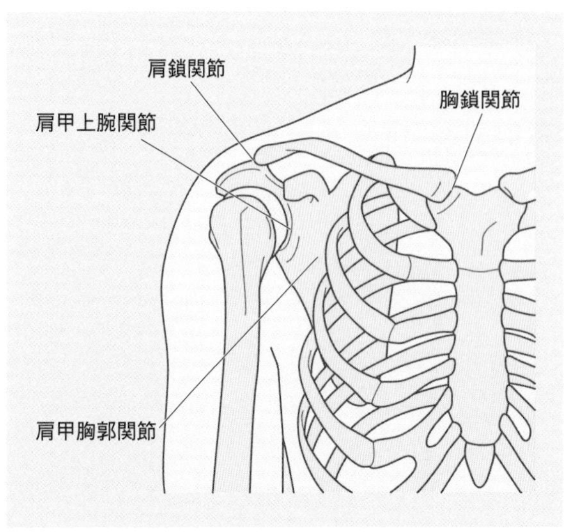

図 1　肩関節複合体の構造

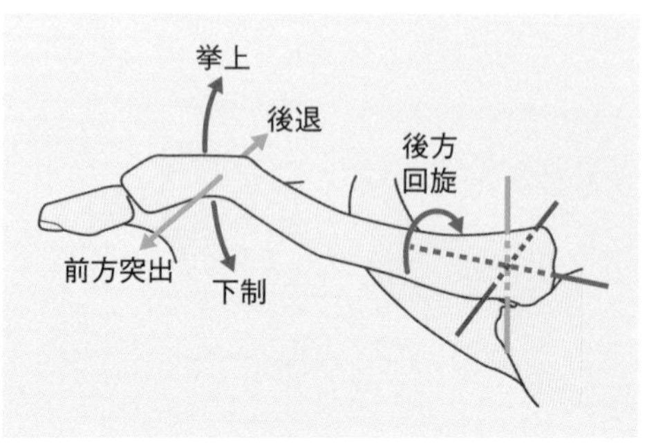

図 2　胸鎖関節の骨運動

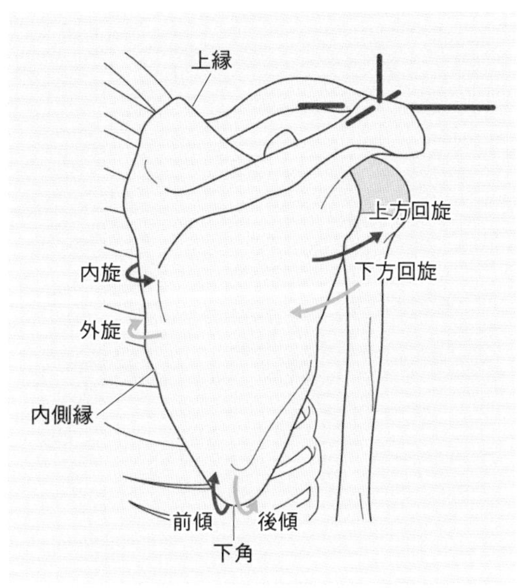

図３　肩鎖関節の骨運動

c. 軸回旋

鎖骨は長軸まわりに軸回旋する．上肢を挙上する際に，鎖骨は後方に回旋する．前方への回旋は，挙上した上肢を下ろす際に安静肢位に戻るために起こる．関節包内運動は鎖骨の運動方向への軸回旋である．

2) 肩鎖関節

(1) 肩鎖関節の関節構造

肩鎖関節は肩甲骨と鎖骨からなる関節で，関節面の形状からみると平面関節に分類される．肩鎖関節は，脆弱な関節包を上方および下方の肩鎖靱帯で補強されている．また，菱形靱帯と円錐靱帯からなる烏口鎖骨靱帯は鎖骨と肩甲骨を連結し，垂直方向の安定性を高めている．

菱形靱帯（trapezoid ligament）

円錐靱帯（conoid ligament）

烏口鎖骨靱帯（coracoclavicular ligament）

(2) 肩鎖関節の関節運動

肩鎖関節の骨運動は，上方回旋と下方回旋，前傾と後傾，内旋と外旋である（**図3**）．肩鎖関節単独の可動域を測ることは困難である．関節包内運動は，鎖骨の関節面に対して肩甲骨の関節面が肩甲骨の運動方向と同じ方向に滑る．

a. 上方回旋と下方回旋

上方回旋と下方回旋は前額面上で起こる運動である．上方回旋とは肩甲骨下角が外上方に回旋する動きを，下方回旋はその反対方向の動きをいう．

b. 前傾と後傾

前傾と後傾は矢状面上で起こる運動である．前傾とは肩甲骨上縁が前方に傾斜する動きを，後傾はその反対方向の動きをいう．

c. 内旋と外旋

内旋と外旋は水平面上で起こる運動である．内旋とは肩甲骨内側縁が胸郭から離れていく動きを，外旋はその反対方向の動きをいう．

3) 肩甲胸郭関節

(1) 機能的関節としての肩甲胸郭関節

肩甲胸郭関節とは肩甲骨前面とそれに接する胸郭後外側面からなる関節で，関節包などは存在せず，解剖学的な真の関節ではない．しかし，肩関節複合体の大きな可動性を確保するうえで重要な役割を果たしている．

MEMO

第２肩関節

肩峰，烏口肩峰靱帯，烏口突起から成る烏口肩峰アーチと上腕骨頭とのあいだの部位を第２肩関節という．第２肩関節は機能的関節にあたる．

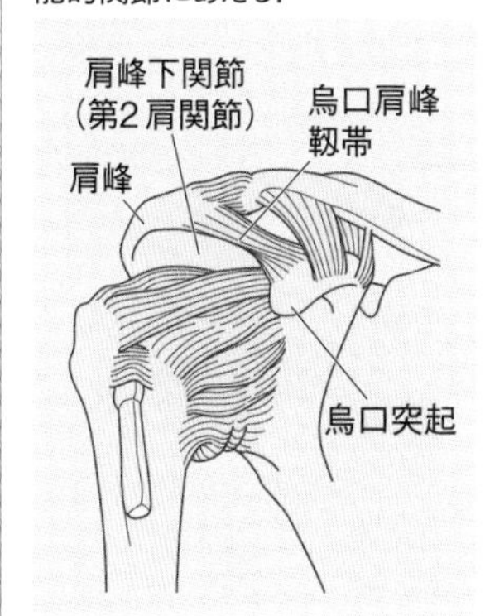

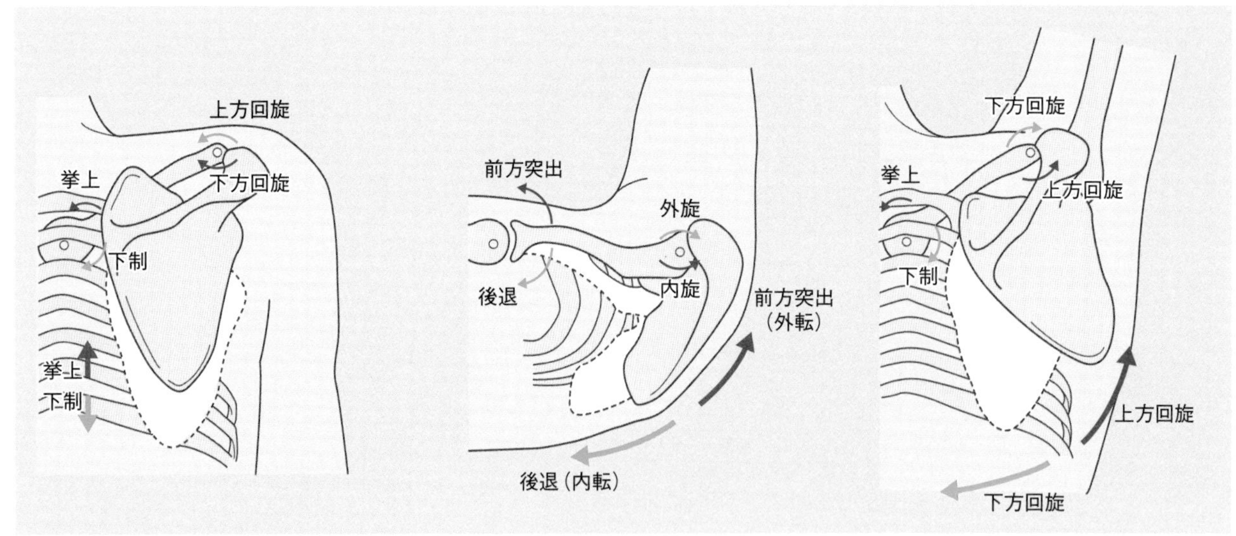

図 4　肩甲胸郭関節の関節運動

▶7
肩甲胸郭関節の関節運動

関節上腕靱帯 (glenohumeral ligament)

烏口上腕靱帯 (coracohumeral ligament)

覚えよう！

肩甲骨面挙上

肩甲骨は前額面に対し 30～45°前方を向いている. これを肩甲骨面 (scapular plane) という. この肩甲骨面上を上腕骨が挙上する運動を肩甲骨面での外転 (肩甲骨面挙上) という.

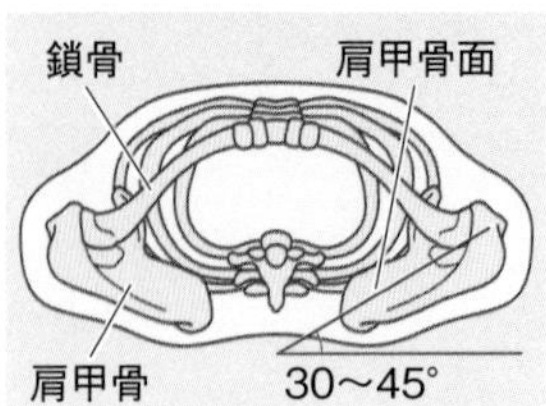

(2) 肩甲胸郭関節の関節運動

肩甲胸郭関節の運動は, 胸鎖関節と肩鎖関節の協調した動きによって起こる. 胸郭に対する肩甲骨の動きとしては, 挙上と下制, 前方突出と後退 (外転と内転), 上方回旋と下方回旋である (**図 4**).

a. 挙上と下制

挙上とは肩甲骨が胸郭上を上方移動する動きを, 下制はその反対方向の動きをいう. 肩甲骨の挙上は, 胸鎖関節の挙上と肩甲骨を垂直位に保つための肩鎖関節の下方回旋により起こる. 肩甲骨の下制は, 胸鎖関節の下制と肩鎖関節の上方回旋により起こる.

b. 前方突出と後退 (外転と内転)

前方突出 (外転) とは肩甲骨内側縁が脊柱から離れていくように, 肩甲骨が胸郭上を前方および外方移動する動きをいう. 後退 (内転) とはその反対方向の動きをいう. 肩甲骨の前方突出 (外転) は, 胸鎖関節の前方突出と肩鎖関節の内旋により起こる. 肩甲骨の後退 (内転) は, 胸鎖関節の後退と肩鎖関節の外旋により起こる.

c. 上方回旋と下方回旋

上方回旋とは肩甲骨下角が外上方に回旋する動きを, 下方回旋はその反対方向の動きをいう. 肩甲骨の上方回旋は, 胸鎖関節の挙上と肩鎖関節の上方回旋により起こる. 肩甲骨の下方回旋は, 胸鎖関節の下制と肩鎖関節の下方回旋により起こる.

4) 肩甲上腕関節

(1) 肩甲上腕関節の関節構造 (図 5)

肩甲上腕関節は上腕骨頭と肩甲骨関節窩からなる関節で, 関節面の形状では球関節に分類される.

上腕骨頭と肩甲骨関節窩には大きさに差があり, 上腕骨頭の 1/3 程度しか関節窩と接していない. したがって, 骨性構造による安定性は低く, 関節周囲組織が関節の安定性に大きな役割を果たしている.

肩甲骨関節窩の縁は線維軟骨性の関節唇で囲まれており, 関節窩のくぼみを深くして上腕骨頭との適合性を高めている. 肩甲上腕関節の関節包は全体的に薄く緩い. そのため, 関節包外の靱帯で補強されている. 靱帯には, 関節上腕靱帯, 烏口上腕靱帯がある.

関節上腕靱帯は関節包の前および下壁が肥厚したもので, 上関節上腕靱帯, 中関節

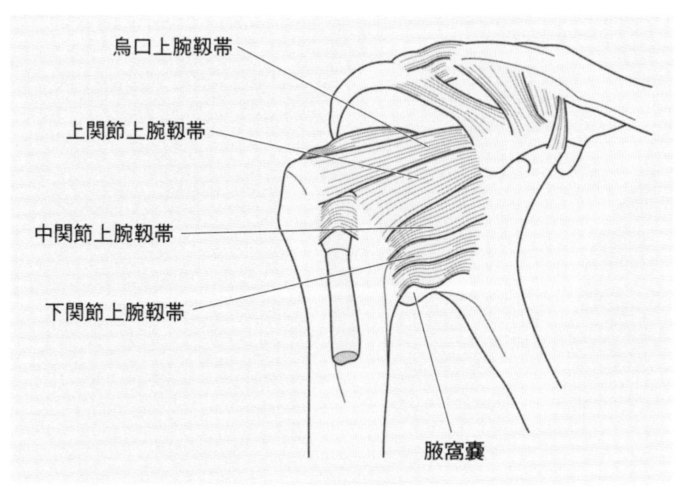

図５　肩甲上腕関節前面（右）の主な靱帯

上腕靱帯，下関節上腕靱帯の３つの線維束からなる．下関節上腕靱帯はさらに，前束，後束，腋窩嚢に分けられる．関節上腕靱帯は，肩甲上腕関節の各肢位で上腕骨頭の過度な変位を制動する役割をもつ．上関節上腕靱帯は上肢下垂位における前方・下方変位の制動と外旋位での前方変位の制動，中関節上腕靱帯は軽度外転および外旋位における前方変位の制動，下関節上腕靱帯の前束は外転および外旋位における前方変位の制動，後束は外転および内旋位における後方変位の制動，腋窩嚢は外転位における下方および前後方向への変位をそれぞれ制動する．

烏口上腕靱帯は上肢下垂位における上腕骨頭の下方変位を制動する．

(2) 肩甲上腕関節の関節運動

肩甲上腕関節の骨運動は，屈曲と伸展，外転と内転，外旋と内旋である．また，これらの基本的な骨運動に加えて，水平面上，すなわち肩関節 90° 外転位から上肢が前後方向に身体を横断する動きである水平外転と水平内転（水平伸展と水平屈曲）や，複合運動としての上肢を振り回す動きである分回し運動がある．

分回し運動（circumduction）

a．屈曲と伸展

屈曲と伸展は矢状面，前額水平軸で起こる．屈曲の可動域は 120° である．肩甲上腕関節の屈曲に肩甲胸郭関節の動きが伴えば，肩関節複合体としておよそ 180° まで屈曲させることができる．伸展の可動域は 20° である．これに肩甲骨の前傾が伴えば，肩関節複合体としての伸展は 50° になる．屈曲の関節包内運動は，肩甲骨関節窩での上腕骨頭の後方への軸回旋運動である（**図６**）．伸展の関節包内運動は，肩甲骨関節窩での上腕骨頭の前方への軸回旋運動である．

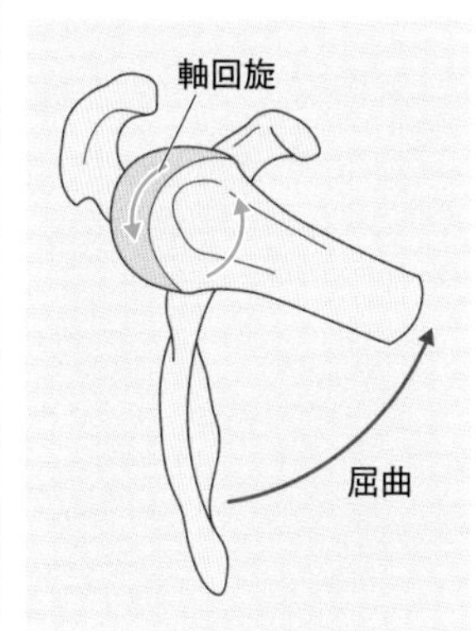

図６　肩甲上腕関節（右）の屈曲の際に起こる関節包内運動

b．外転と内転

外転と内転は前額面，矢状水平軸で起こる．外転の可動域は 120° である．屈曲と同様に，肩甲上腕関節の外転に肩甲胸郭関節の動きが伴えば，肩関節複合体としておよそ 180° まで外転させることができる．外転の関節包内運動は，上腕骨頭の凸面が肩甲骨関節窩に対して上方に転がりながら下方に滑る（**図７**）．内転の関節包内運動は，上腕骨頭の凸面が肩甲骨関節窩に対して下方に転がりながら上方に滑る．

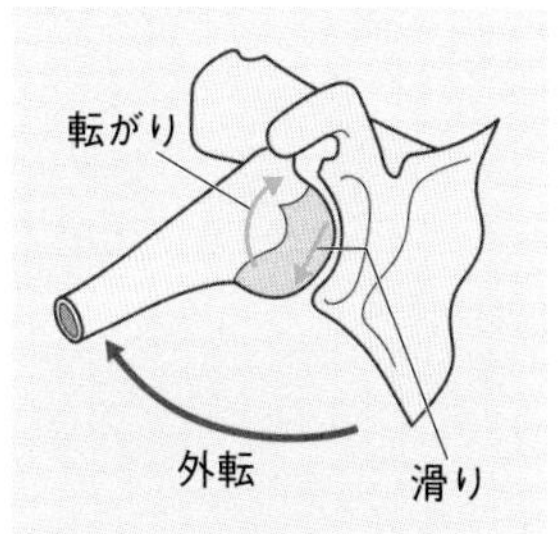

図７　肩甲上腕関節（右）の外転運動の際に起こる関節包内運動

c．外旋と内旋

外旋と内旋は水平面，垂直軸で起こる．外旋と内旋の可動域は肩甲上腕関節の肢位によって異なる．上肢を下垂した肢位（第１肢位）では外旋 60°，内旋 80° の可動域がある．肩関節を 90° 外転した肢位（第２肢位）では，外旋 90°，内旋 70° の可動域になる．第１肢位での外旋の関節包内運動は，上腕骨頭の凸面が肩甲骨関節窩に対して後

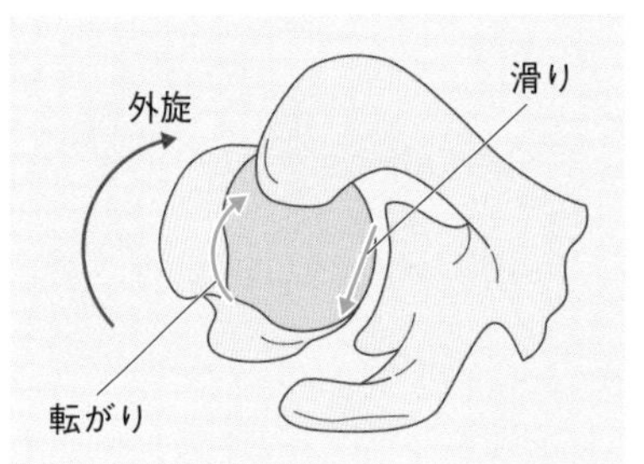

図８　肩甲上腕関節（右）の外旋運動の際に起こる関節包内運動

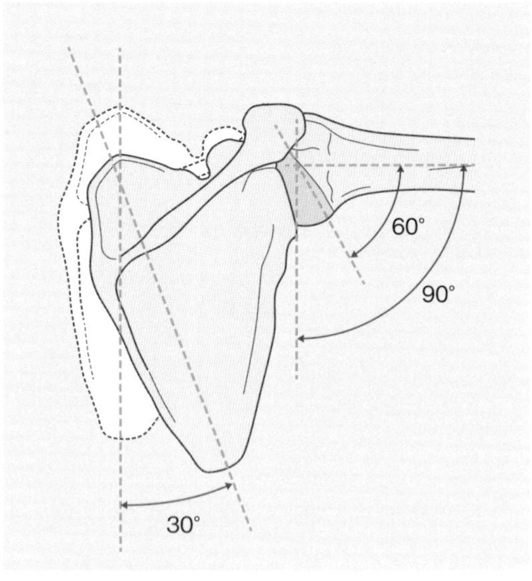

図９　肩甲上腕リズム

図は上肢 90° 外転したときの肩甲上腕関節の外転角度 60° と肩甲胸郭関節の上方回旋角度 30° を示している．

▶8

異なる肢位での肩甲上腕関節外旋/内旋

方に転がりながら前方に滑る（**図 8**）．第 1 肢位での内旋の関節包内運動は，上腕骨頭の凸面が肩甲骨関節窩に対して前方に転がりながら後方に滑る．一方，第 2 肢位での外・内旋の関節包内運動は，主に軸回旋運動になる．

5）上肢を挙上する際の肩関節複合体の協調運動

上肢を挙上していく際，肩甲上腕関節の屈曲あるいは外転とともに，肩甲胸郭関節の上方回旋が伴う．正常な肩では，この両者の角度変化に一定の運動学的リズムが存在する．これを肩甲上腕リズムという．一般的に両者の角度変化は 2：1 の比率で起こるとされている（**図 9**）．すなわち上腕骨が鉛直線に対して 3° 外転するごとに肩甲上腕関節は 2° 外転，肩甲胸郭関節は 1° 上方回旋するといわれている．しかし，比率については意見の分かれるところであり，一基準として参考にされることが多い．

上肢挙上における肩甲胸郭関節の上方回旋は，胸鎖関節の挙上と肩鎖関節の上方回旋により起こる（**図 10**）[5]．これに加えて，胸鎖関節は上肢の挙上に伴い後退と後方回旋し，肩鎖関節は後傾と外旋する．

また，肩甲上腕関節は上肢挙上の際に上腕骨大結節と烏口肩峰アーチとのあいだで肩峰下空間にある組織を挟み込まないように外旋する．この外旋は上腕骨が鉛直線に対して 70～80° 挙上した範囲でその大部分が起こる．

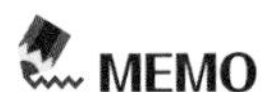

MEMO

静止期（setting phase）

外転 30°あるいは屈曲 60°までは上腕骨の動きに肩甲骨の動きが連動しない静止期があり，静止期における肩甲骨運動には個人差があることや，静止期以降に上腕骨と肩甲骨が一定の割合で動くといった報告がある．

肩甲上腕リズム（scapulohumeral rhythm）

▶9

肩甲上腕リズム

3．肩関節複合体の運動に関与する筋

肩関節複合体の筋群は，肩甲胸郭関節の運動に関与する筋群と，肩甲上腕関節の安定化と運動に関与する筋群に大別される．

1）肩甲胸郭関節の運動に関与する筋群

肩甲胸郭関節の運動に関与する主な筋群を**表 1** に示した．

2）肩甲上腕関節の安定化と運動に関与する筋群

(1) 肩甲上腕関節の安定化にかかわる筋群

肩甲上腕関節ではその不安定な骨性構造を補強するために，関節周囲組織とともに筋が関節の動的安定化に重要な役割を果たしている．肩甲上腕関節の動的安定化にかかわる筋としては，棘上筋，棘下筋，小円筋，肩甲下筋といった回旋筋腱板を構成する筋群があげられる．これらの筋群は協調して働くことによって，上腕骨頭を関節窩

覚えよう！

回旋筋腱板（rotator cuff）

棘上筋，棘下筋，小円筋，肩甲下筋の 4 筋は板状の腱になって上腕骨に付着している．この板状の腱のことを回旋筋腱板という．

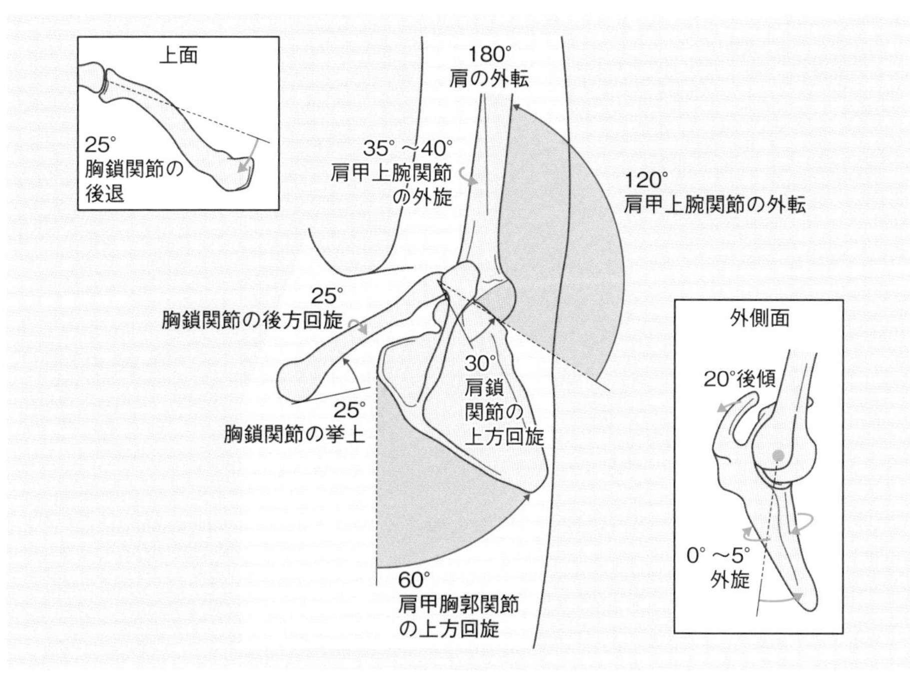

図 10　上肢を挙上する際の肩関節複合体の協調運動
（Neumann DA：筋骨格系のキネシオロジー，原著第 3 版．Andrew PD ほか監訳．医歯薬出版：2018. p.163[5)]）

表 1　肩甲胸郭関節の運動に関与する主な筋群

関節運動	動作筋
挙上	僧帽筋上部線維，肩甲挙筋，大・小菱形筋
下制	僧帽筋下部線維，小胸筋，鎖骨下筋
外転	前鋸筋
内転	僧帽筋中部線維と下部線維，大・小菱形筋
上方回旋	前鋸筋，僧帽筋上部線維と下部線維
下方回旋	大・小菱形筋，小胸筋

表 2　肩甲上腕関節の運動に関与する主な筋群

関節運動	動作筋
屈曲	三角筋前部線維，烏口腕筋，上腕二頭筋
伸展	三角筋後部線維，広背筋，大円筋，上腕三頭筋長頭
外転	三角筋中部線維，棘上筋
内転	大胸筋，広背筋，大円筋，上腕三頭筋長頭，烏口腕筋
外旋	棘下筋，小円筋，三角筋後部線維
内旋	肩甲下筋，大円筋，大胸筋，広背筋，三角筋前部線維
水平外転	三角筋後部線維，棘下筋
水平内転	大胸筋，三角筋前部線維

に押しつけて関節の安定性を高めている．また，上腕二頭筋長頭は外旋位で上腕骨頭の上方を走行し腱の緊張が増加することから，上腕骨頭を下方に抑え込む力が働き，骨頭が上方に偏位するのを防ぐ働きがある．上腕三頭筋長頭も関節の安定化に貢献している．

(2) 肩甲上腕関節の運動に関与する筋群

肩甲上腕関節の運動に関与する主な筋群を**表 2** に示した．

3) 上肢を挙上する際に働く筋群

上肢の挙上には，肩甲胸郭関節の上方回旋を制御する筋群，肩甲上腕関節の屈曲または外転に作用する筋群，肩甲上腕関節の動的安定性と関節包内運動に関与する筋群が協調的に働いている．

(1) 肩甲胸郭関節の上方回旋を制御する筋群

肩甲胸郭関節は，前鋸筋，僧帽筋上部・下部線維により上方回旋する．このうち，前鋸筋には肩甲胸郭関節の外転作用を有するため，菱形筋や僧帽筋中部線維がともに

僧帽筋（trapezius muscle）
肩甲挙筋（levator scapulae muscle）
菱形筋（rhomboid muscle）
小胸筋（pectoralis minor muscle）
鎖骨下筋（subclavius muscle）
前鋸筋（serratus anterior muscle）
三角筋（deltoid muscle）
烏口腕筋（coracobrachialis muscle）
上腕二頭筋（biceps brachii muscle）
広背筋（latissimus dorsi muscle）
大円筋（teres major muscle）
上腕三頭筋（triceps brachii muscle）
棘上筋（supraspinatus muscle）
大胸筋（pectoralis major muscle）
棘下筋（infraspinatus muscle）
小円筋（teres minor muscle）
肩甲下筋（subscapularis muscle）

LECTURE 3

覚えよう！

翼状肩甲
前鋸筋に麻痺や筋力低下があると，上肢を挙上する際に肩甲骨が固定されないため，肩甲骨は三角筋や棘上筋の作用によって下方回旋し，加えて前傾，内旋位をとる．このような肩甲骨の状態を翼状肩甲（肩甲骨の下角と内側縁が突出．下図では右側の肩甲骨〈矢印〉）という．

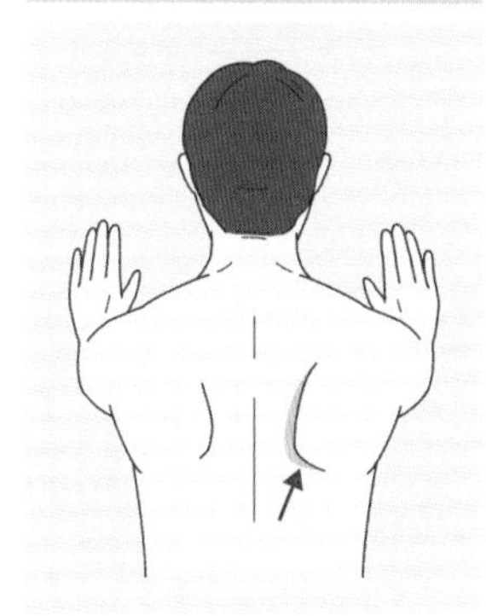

MEMO

上肢挙上時には，僧帽筋と前鋸筋は肩甲骨の上方回旋運動に加え，矢状面および水平面における調整運動においても共同して作用している．具体的には，僧帽筋中部線維は前鋸筋とともに肩甲骨を外旋させ，僧帽筋下部線維は前鋸筋とともに肩甲骨を後傾させている．

LECTURE 3

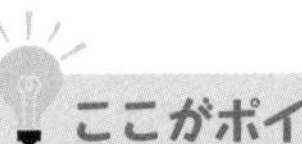

ここがポイント！

肩甲上腕関節の外転初期において，三角筋の力ベクトルの大部分は上腕骨頭を上方に引き上げる方向に作用する．そのため，上腕骨頭は上方へ移動し，烏口肩峰アーチに衝突してしまう．円滑な外転運動を行うには，三角筋と回旋筋腱板構成筋との共同作用が重要となる．

▶10 肩甲上腕関節の外転運動に作用する筋群の協調的活動

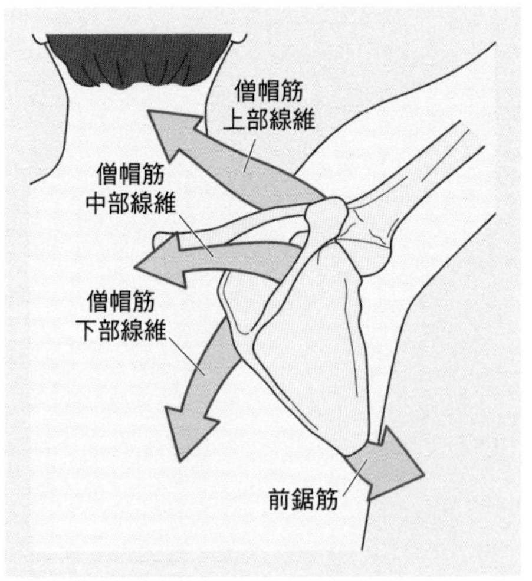

図 11　肩甲胸郭関節の上方回旋を制御する筋群

（Neumann DA：筋骨格系のキネシオロジー，原著第3版．Andrew PD ほか監訳．医歯薬出版：2018．p.163[5] をもとに作成）

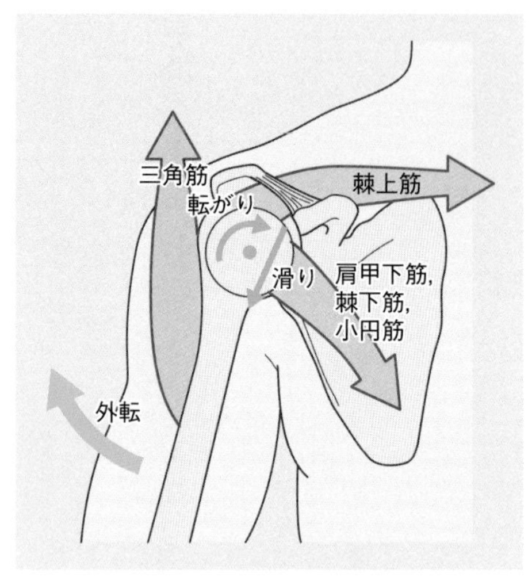

図 12　肩甲上腕関節の外転運動における回旋筋腱板構成筋群の役割

（Neumann DA：筋骨格系のキネシオロジー，原著第3版．Andrew PD ほか監訳．医歯薬出版：2018．p.163[5] をもとに作成）

働いて内転作用を生み出し，前鋸筋による外転作用を中和する（**図 11**）[5]．

(2) 肩甲上腕関節の屈曲または外転に作用する筋群

肩甲上腕関節の屈曲には，三角筋前部線維，烏口腕筋，上腕二頭筋が関与する．また，外転には三角筋中部線維，棘上筋が関与する．

(3) 肩甲上腕関節の動的安定性と関節包内運動に関与する筋群

回旋筋腱板を構成する棘上筋，棘下筋，小円筋，肩甲下筋は，上肢挙上時に上腕骨頭を関節窩に押しつけて動的安定性を高める．さらに，棘上筋は上腕骨頭の上方への滑りを防ぎながら骨頭を上方に転がし，棘下筋，小円筋，肩甲下筋は骨頭を下方に滑らせる力を発生し適切な関節包内運動を誘導する（**図 12**）[5]．

■文献

1）中村隆一ほか：基礎運動学，第 6 版補訂．医歯薬出版；2003．p.219-24.
2）信原克哉：肩―その機能と臨床．医学書院；2012．p.61-3.
3）Houglum PA, et al.：ブルンストローム臨床運動学，原著第 6 版．武田功統括監訳．医歯薬出版；2013．p.156-203.
4）Kapandji IA：カラー版 カパンディ関節の生理学 I，上肢，原著第 6 版．塩田悦仁訳．医歯薬出版；2006．p.36-7.
5）Neumann DA：筋骨格系のキネシオロジー，原著第 3 版．Andrew PD ほか監訳．医歯薬出版；2018．p.137-97.
6）Oatis CA：Kinesiology. The mechanics & pathomechanics of human movement. Lippincott Williams & Wilkins：；2004. p.109-85.
7）Samuels V：運動学とバイオメカニクスの基礎．黒澤和生ほか監訳．南江堂；2019．p.153-76.

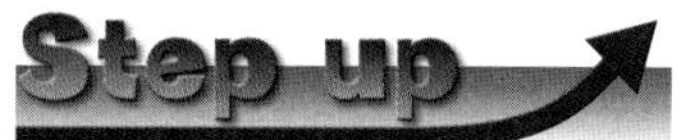

1. 肩甲上腕関節の可動域制限とその制限因子

肩甲上腕関節の関節運動は，関節周囲の軟部組織によってその最終可動域が制限される．軟部組織に由来する可動域制限がある場合，可動域制限の制限因子を絞り込むには，関節窩を中心に上下前後の4つに分割して軟部組織の位置関係を整理すると考えやすくなる（図1）[2]．上肢下垂位（第1肢位）においては，上方に位置する軟部組織が伸張されるため，前上方の軟部組織の伸張性低下によって外旋が制限され，後上方の軟部組織の伸張性低下によって内旋が制限される．一方，肩関節を90°外転した肢位（第2肢位）においては，下方に位置する軟部組織が伸張されるため，前下方の軟部組織の伸張性低下によって外旋が制限され，後下方の軟部組織の伸張性低下によって内旋が制限される．第2肢位から90°水平屈曲した肢位（第3肢位）においては，第2肢位に比べて後下方の軟部組織が内旋でより伸張される．

2. 上肢挙上における大結節の位置関係と通路（図2）[1]

肩甲上腕関節を内旋位で屈曲する場合，大結節は烏口肩峰アーチのほぼ中央部を通過する．これを前方路（anterior path）という．一方，外旋位で外転する場合には，大結節は肩峰下を通過する後側方路（postero-lateral path）をたどる．肩甲骨面で挙上する場合には，大結節は中間路（neutral path）を通過する．さらに，大結節と肩峰との位置関係から，大結節が肩峰下に入り込む前（挙上0〜80°まで）をpre-rotational glide，肩峰下にあるとき（挙上80〜120°まで）をrotational glide，肩峰を通過した後（挙上120°以上）をpost-rotational glideとしている．これにより，上肢挙上時に大結節がどこを通過しどの位置にあるかを把握できる．

3. 肩峰下インピンジメント

烏口肩峰アーチと上腕骨頭とのあいだの領域には，棘上筋とその腱，肩峰下滑液包，上腕二頭筋長頭腱，関節包が存在する．肩関節に異常があると，上肢挙上時にこれらの組織が上腕骨と烏口肩峰アーチのあいだで挟み込みや摩擦が生じる（図3）．これを肩峰下インピンジメントという．

肩峰下インピンジメントの原因には，構造的原因と機能的原因に分けられる．構造的原因としては，肩峰の形成

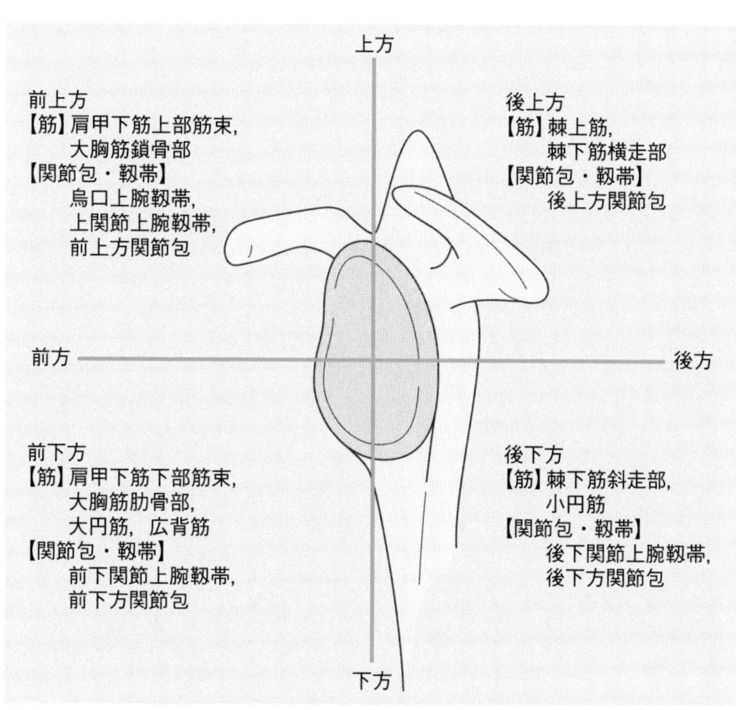

図1 肩甲上腕関節の可動域制限の制限因子（軟部組織）
（工藤慎太郎編：運動器疾患の「なぜ？」がわかる臨床解剖学．医学書院：2012．p.33[2]）

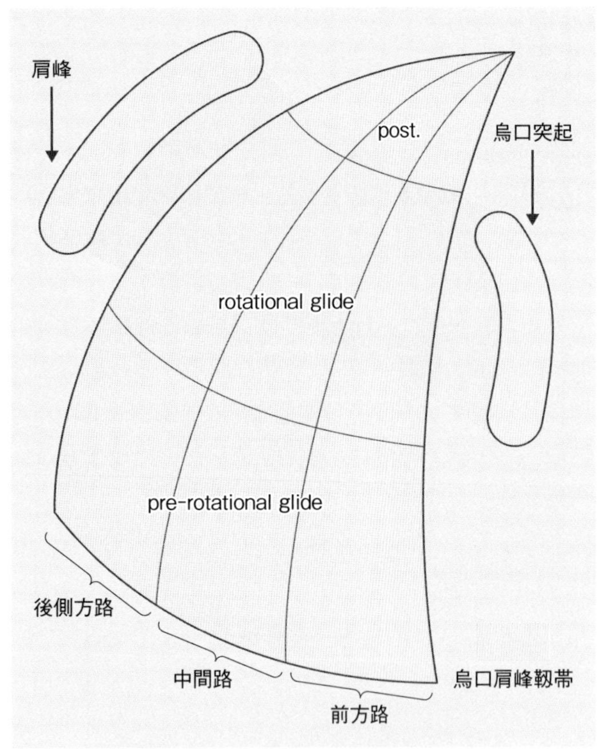

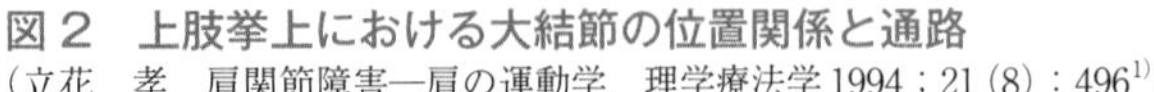

図２　上肢挙上における大結節の位置関係と通路
（立花　孝　肩関節障害—肩の運動学．理学療法学 1994；21（8）：496[1]）

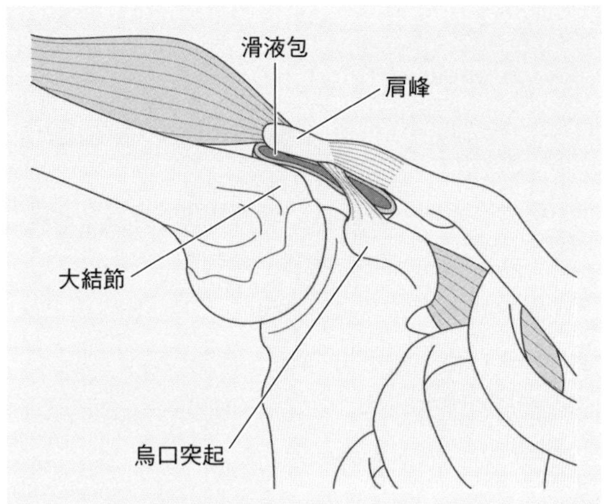

図３　肩峰下インピンジメント

異常，骨棘の形成，肩峰下滑液包の肥厚などがあげられる．一方，機能的原因としては，回旋筋腱板構成筋群や肩甲骨周囲筋群の筋力低下，拘縮，異常姿勢があげられる．回旋筋腱板構成筋群に筋力低下があると，上肢を挙上する際に三角筋による上腕骨頭の上方への動きを制動できなくなり，挟み込みが起こりやすくなる．また，僧帽筋や前鋸筋といった肩甲骨周囲筋群の筋力低下は，肩甲胸郭関節の運動異常，すなわち上方回旋，後傾，外旋角度の減少をきたし，挟み込みが生じやすくなる．拘縮については，烏口上腕靱帯や関節上腕靱帯，肩関節内旋筋群の伸張性低下による肩関節挙上時の外旋制限，後方関節包の伸張性低下に伴う肩関節屈曲時の上腕骨頭前上方変位，小胸筋の伸張性低下による肩甲胸郭関節上方回旋不足は，いずれも挟み込みを引き起こす原因となる．胸椎の過度な後彎や猫背姿勢がある場合，肩甲骨は過度に前傾，内旋，下方回旋を呈しており，挟み込みに関連する．

■文献

1）立花　孝：肩関節障害—肩の運動学．理学療法学 1994；21：496.
2）工藤慎太郎編：運動器疾患の「なぜ？」がわかる臨床解剖学．医学書院；2012．p.32-3.
3）整形外科リハビリテーション学会編：関節機能解剖学に基づく整形外科運動療法ナビゲーション—上肢．メジカルビュー；2011．p.70-3.
4）信原克哉：肩—その機能と臨床．医学書院；2012．p.38-41.
5）林典雄監修：肩関節拘縮の評価と運動療法．運動と医学の出版社；2019．p.188-99.
6）村木孝行編：肩関節痛・頸部痛のリハビリテーション．痛みの理学療法シリーズ．羊土社；2019．p.35-8.
7）Neumann DA：筋骨格系のキネシオロジー，原著第３版．Andrew PD ほか監訳．医歯薬出版；2018．p.187-9.

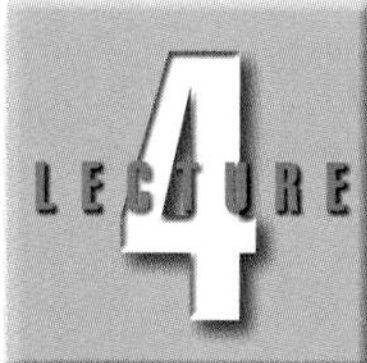

肘関節・前腕の運動学

到達目標

- 肘関節・前腕の関節運動を理解する．
- 肘関節・前腕における靱帯と筋の機能を理解する．

この講義を理解するために

この講義では，肘関節・前腕における関節構造と機能について学びます．適切な理学療法・作業療法を展開するためには，その基礎となる運動学に関する知識の十分な理解が欠かせません．肘関節・前腕の運動を単に覚えるのではなく，なぜそのような運動が可能なのかを関節構造と機能からとらえて理解することが大切です．そのためには，肘関節・前腕がどのような関節構造になっているのか，肘関節・前腕を構成する各関節でどのような関節運動が可能なのか，肘関節・前腕の関節運動を靱帯や筋がどのように制御しているのかなどを正しく理解する必要があります．

肘関節・前腕の運動学を学ぶにあたり，以下の項目をあらかじめ確認・整理しておきましょう．

□ 肘関節・前腕の構造を復習しておく．

□ 肘関節・前腕の解剖学的名称を復習しておく．

講義を終えて確認すること

□ 肘関節・前腕の骨運動と関節包内運動を理解できた．

□ 肘関節・前腕における靱帯と筋の機能を理解できた．

講義

肘関節（elbow joint）
腕尺関節（humeroulnar joint）
腕橈関節（humeroradial joint）
近位橈尺関節（proximal radioulnar joint：PRUJ）
遠位橈尺関節（distal radioulnar joint：DRUJ）
回内（pronation）
回外（supination）

LECTURE 4

覚えよう！

上腕骨滑車の内側唇は上腕骨小頭より遠位に位置している．そのため，前腕長軸は上腕長軸の延長線上にはない．この上腕長軸と前腕長軸のなす角を肘角（あるいは運搬角〈carrying angle〉）という．肘関節伸展位において，前腕長軸は上腕長軸に対してやや外側に偏位しており（生理的外反），個人差はあるが肘角は平均 15°である．肘角は男性に比べて女性で大きい．肘角が正常より増加した状態を外反肘，減少した状態を内反肘という．

滑車（pulley）
輪状靱帯（annular ligament：AL）
内側側副靱帯（medial collateral ligament：MCL）
外側側副靱帯（lateral collateral ligament：LCL）

▶11
肘関節の靱帯

1．肘関節・前腕（図 1）

肘は，腕尺関節，腕橈関節，近位橈尺関節の 3 つの関節が 1 つの関節包に包まれている．このうち，腕尺関節と腕橈関節の 2 つの関節をあわせて，一般的には肘関節とよばれている．また，前腕遠位部には遠位橈尺関節がある．肘関節の屈曲・伸展運動は腕尺関節と腕橈関節で，前腕の回内・回外運動は近位橈尺関節と遠位橈尺関節で行われる．

2．肘関節・前腕の関節構造と関節運動

1）肘関節

（1）腕尺関節の関節構造

腕尺関節は上腕骨滑車と尺骨の滑車切痕からなる関節で，関節面の形状からみると蝶番関節である．上腕骨滑車溝はらせん上に走行しており，その走行には個体差がある（**図 2**）[6]．この滑車溝の走行によって，肘関節の屈曲・伸展運動時には尺骨にらせん様の動きがみられることから，腕尺関節は蝶番関節の変形であるらせん関節ともいう．

（2）腕橈関節の関節構造

腕橈関節は上腕骨小頭と橈骨頭窩からなる関節で，関節面の形状からみると球関節に分類される．しかし，実際の運動方向は，橈骨輪状靱帯が橈骨の関節環状面のまわりを取り巻いているため，肘関節の屈曲・伸展運動と前腕回内・回外時の上腕骨小頭に対する橈骨頭の軸回旋運動になる．

（3）肘関節の靱帯

肘関節の関節包は薄く，内側側副靱帯と外側側副靱帯によって補強されている．

内側側副靱帯は前部線維束，後部線維束，横走線維束に分けられる（**図 3**）．前部線維束は肘関節の外反に対して最も強い制動力をもつ．また，前部線維束をさらに細分

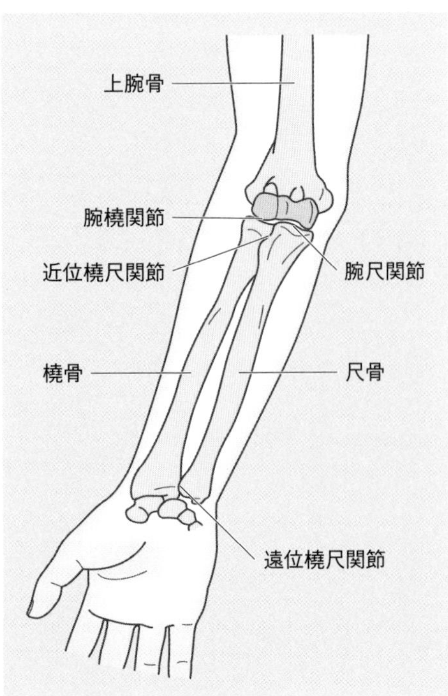

図 1　肘関節・前腕の構造

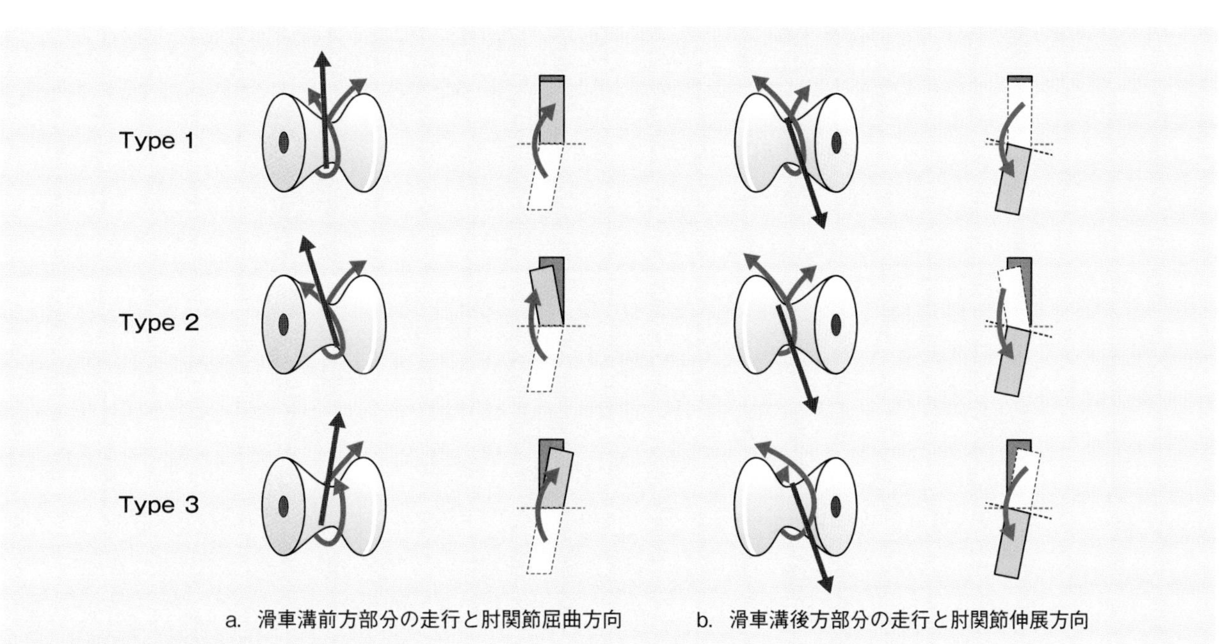

図２ 上腕骨滑車溝の走行による肘関節屈曲・伸展方向の違い
黒矢印は上腕骨滑車溝の走行を表している．上腕骨滑車の走行は次の３つのタイプに分けられる．
Type1：滑車溝の前方部分は上腕骨長軸と一致して垂直に，後方部分は下外方に斜走している．
Type2：滑車溝の前方部分は上外方に，後方部分は下外方に斜走している．
Type3：滑車溝の前方部分は上内方に，後方部分は下外方に斜走している．
（Kapandji AI：カラー版カパンディ関節の生理学．1 上肢，原著第 6 版．塩田悦仁ほか訳．医歯薬出版：2006．p.89[6] をもとに作成）

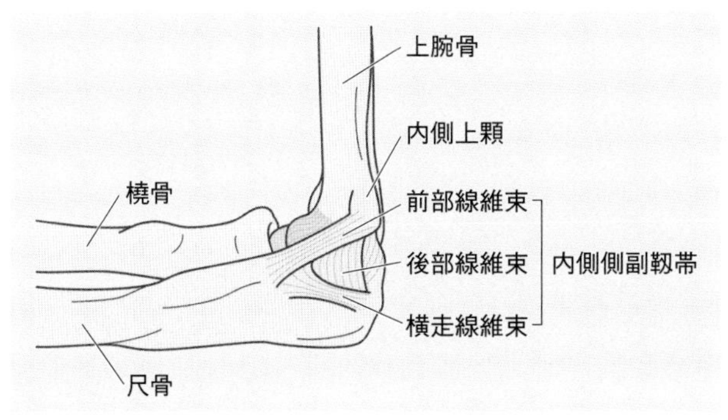

図３ 内側側副靱帯

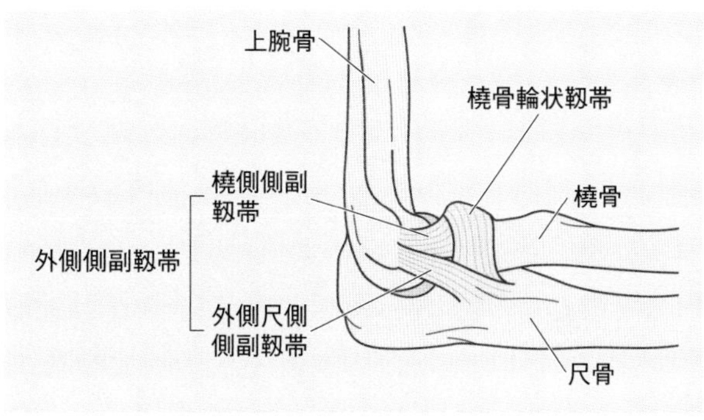

図４ 外側側副靱帯と橈骨輪状靱帯

化してみると，肘関節全可動域にわたってどこかの線維が緊張しており，肘関節の安定性に寄与している．後部線維束は肘関節の外反と屈曲に対して制動する．横走線維束は近位端も遠位端も同じ尺骨に付着しているため，関節の安定性には寄与していない．

外側側副靱帯は橈側側副靱帯，外側尺側側副靱帯に分けられる（**図 4**）．橈側側副靱帯は肘関節内反に対して制動する．外側尺側側副靱帯は肘関節の内反，屈曲に対して制動する．また，外側尺側側副靱帯は前腕回外時における橈骨頭の後外側方向への動きを制動し，肘関節の安定性にも寄与している．

肘関節屈曲角度による内側側副靱帯と外側側副靱帯の長さの変化を**図 5**[2] に示す．

(4) 肘関節の関節運動

肘関節の骨運動は屈曲と伸展であり，腕尺関節と腕橈関節が関与する．その運動軸は上腕骨滑車と上腕骨小頭の中心を内外側に走行するが，上腕骨滑車は上腕骨小頭より遠位にあるため，運動軸は上腕骨の長軸とは直交していない（**図 6**）．

肘関節の可動域は屈曲 145～150°，伸展 5° である．肘関節において大きな可動範囲を得るためには，①上腕骨鉤突窩と肘頭窩の存在，②上腕骨遠位部が骨幹部に対して 45° 前方傾斜，といった上腕骨遠位部の解剖学的特徴が不可欠である（**図 7**）．これは，

橈側側副靱帯（radial collateral ligament：RCL）
外側尺側側副靱帯（lateral ulnar collateral ligament：LUCL）

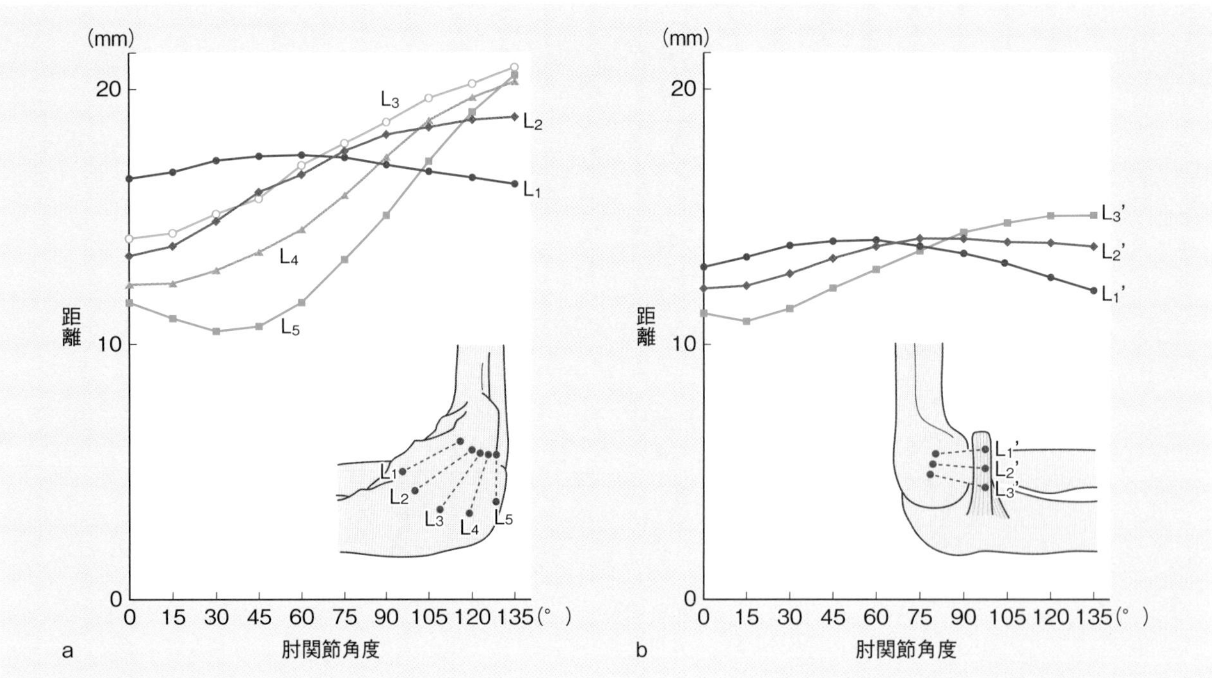

図５　肘関節屈曲角度による靱帯の長さの変化

a：内側側副靱帯，b：外側側副靱帯のデータを示している．

内側側副靱帯のデータにおいて，L_1 は前部線維の前縁，L_2 は前部線維の後縁，L_3 と L_4 は後部線維の中央部，L_5 は後部線維の後縁を表す．外側側副靱帯のデータにおいて，L_1' は前縁，L_2' は中央部，L_3' は後縁を表す．なお，縦軸の距離は靱帯の各部位の近位，遠位付着部間の距離を示す．

（飛騨　進ほか：肘関節の軟部支持組織と機能解剖．関節外科 1990；9 (3)：39-45[2]）

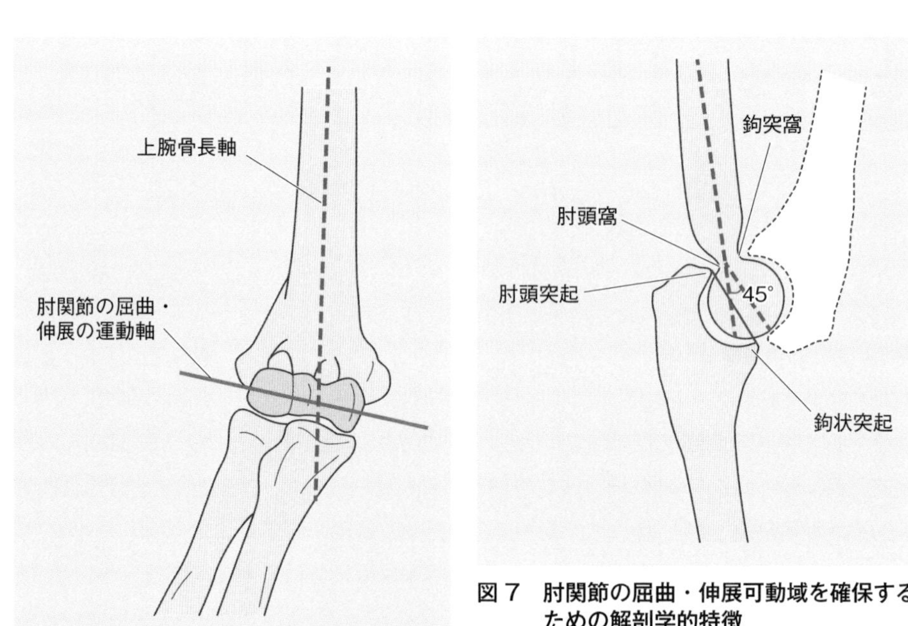

図７　肘関節の屈曲・伸展可動域を確保するための解剖学的特徴

図６　肘関節における屈曲・伸展の運動軸

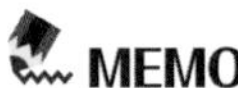

MEMO

尺骨の鉤状突起と肘頭先端を結ぶ線は上腕骨滑車の傾斜にあわせて前上方を向いている．

MEMO

上腕骨遠位部または尺骨近位部の骨折により，上腕骨と尺骨の関節面の相対的なアライメント変化が生じると，肘関節の関節可動域に影響を及ぼす．

上腕骨鉤突窩と肘頭窩があることによって，肘関節最大屈曲時には尺骨鉤状突起が鉤突窩に，最大伸展時には肘頭突起が肘頭窩にそれぞれ入り込み，尺骨と上腕骨の衝突を遅らせ可動域を広げることができるからである．また，上腕骨遠位部の前方傾斜によっても最大屈曲時に尺骨鉤状突起の衝突を遅らせ，かつ上腕-前腕間に筋群のスペースを確保できることから，大きな屈曲可動域が得られる．

腕尺関節の関節包内運動は，屈曲時に凹面の尺骨滑車切痕が凸面の上腕骨滑車に対して前方に転がりながら滑る（**図８**）．伸展時には凹面の尺骨滑車切痕が凸面の上腕骨滑車に対して後方に転がりながら滑る．腕橈関節の関節包内運動は，屈曲時に凹面

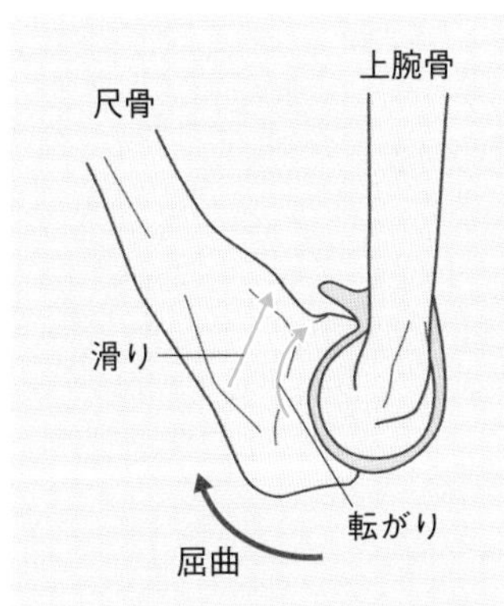

図８　肘関節屈曲における腕尺関節の関節包内運動

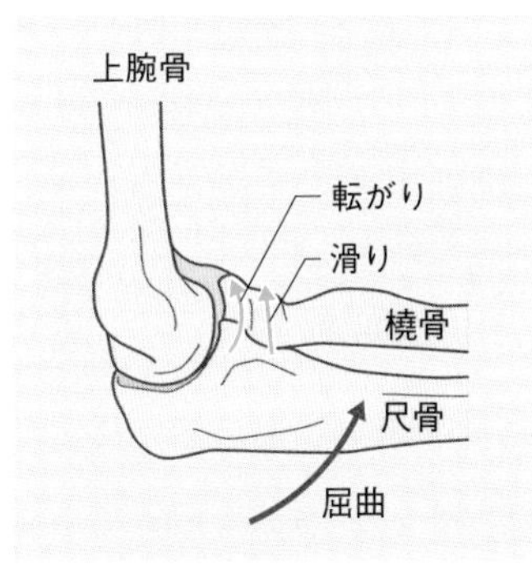

図９　肘関節屈曲における腕橈関節の関節包内運動

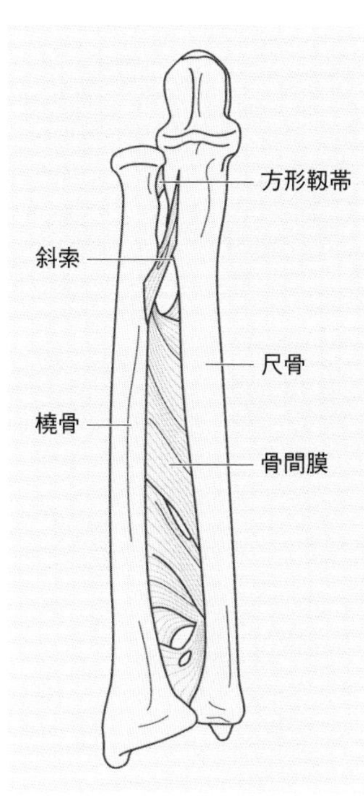

図 10　方形靱帯と骨間膜

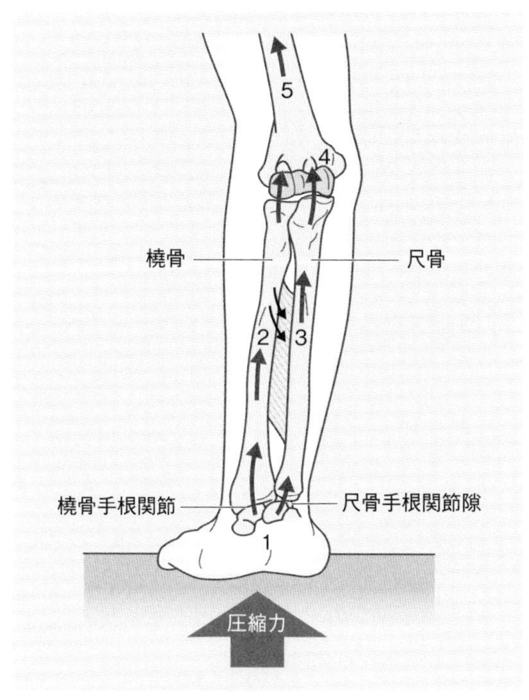

図 11　前腕骨間膜の機能

手で体重を支えた場合，手部に加わった圧縮力は橈骨手根関節を介して橈骨に伝達される (1)．この力によって骨間膜は伸張され，力は尺骨に分散される (2，3)．分散された圧縮力は腕橈関節と腕尺関節にそれぞれ加わり (4)，上腕骨へとさらに伝達される (5)．

(Neumann DA：筋骨格系のキネシオロジー，原著第3版．Andrew PD ほか監訳．医歯薬出版：2018．p.210[7])

の橈骨頭窩が凸面の上腕骨小頭に対して前方に転がりながら滑る (**図9**)．伸展時には凹面の橈骨頭窩が凸面の上腕骨小頭に対して後方に転がりながら滑る．

2) 前腕

(1) 近位橈尺関節の関節構造

近位橈尺関節は橈骨頭の関節環状面と尺骨の橈骨切痕からなる関節で，関節面の形状からみると車軸関節に分類される．

(2) 遠位橈尺関節の関節構造

遠位橈尺関節は，橈骨の尺骨切痕と尺骨頭の関節環状面からなる関節で，関節面の形状からみると車軸関節に分類される．

(3) 橈尺関節の関節周囲組織

橈骨輪状靱帯は橈骨の関節環状面を輪状に取り巻いており，橈骨近位端を尺骨に固定し近位橈尺関節の安定性に寄与している．

方形靱帯 (**図10**) は近位橈尺関節の安定性を補強し，前腕の回外に対して制動する．

橈骨と尺骨のあいだは前腕骨間膜と斜索で連結されている．前腕骨間膜には，橈骨と尺骨との連結を強めるとともに，前腕回外位で緊張して回外運動を制動することや，橈骨の近位方向に加わる圧縮力を尺骨に分散させる (**図11**)[7] 役割がある．

遠位橈尺関節の関節腔下壁には関節円板があり，この関節円板によって橈骨手根関節と隔てられている．また，関節円板は三角線維軟骨ともよばれており，半月類似体 (メニスカス類似体)，背側・掌側橈尺靱帯，尺骨三角靱帯，尺骨月状靱帯，尺側側副靱帯，尺側手根伸筋腱の腱鞘とともに三角線維軟骨複合体 (TFCC) を構成し (**図12**)[5]，遠位橈尺関節の安定性に寄与している．

方形靱帯 (quadrate ligament)

骨間膜 (interosseous membrane)

三角線維軟骨 (disk proper, triangular fibrocartilage：TFC)

三角線維軟骨複合体 (triangular fibrocartilage complex：TFCC)

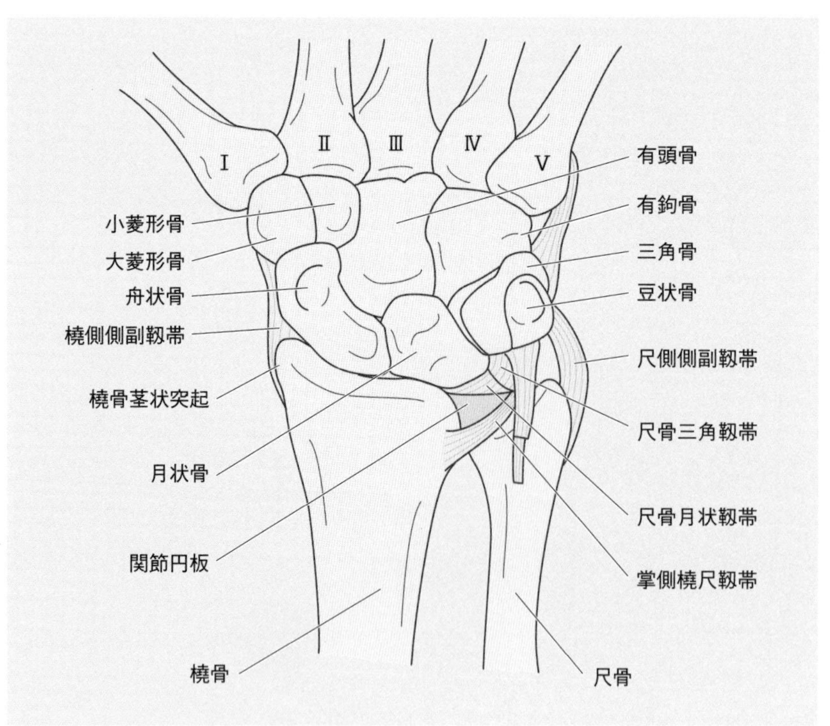

図 12　三角線維軟骨複合体（TFCC）
（Houglum PA：ブルンストローム臨床運動学，原著第 6 版．武田　功総括監訳．医歯薬出版：2012．p.242[5]）

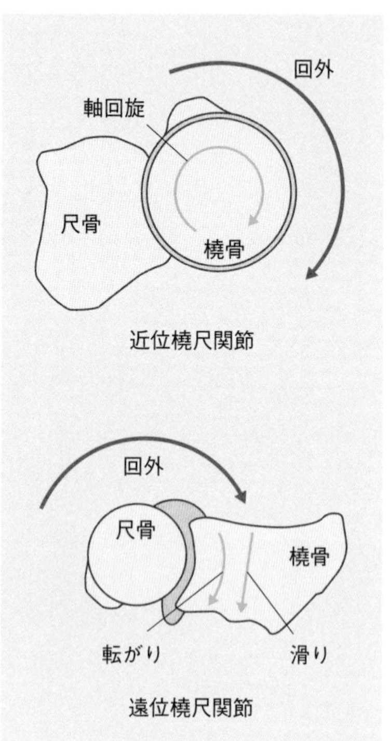

図 13　前腕回外における橈尺関節の関節包内運動
右前腕における橈尺関節を上から見た図を示している．

表 1　肘関節の運動に関与する主な筋群

関節運動	動作筋
屈曲	上腕二頭筋，上腕筋，腕橈骨筋，円回内筋
伸展	上腕三頭筋，肘筋

▶12
前腕回外/回内運動における近位橈尺関節と遠位橈尺関節の動き

(4) 前腕の関節運動

前腕の骨運動は回内と回外であり，主に近位および遠位橈尺関節が関与している．その運動軸は橈骨頭の中心から尺骨の茎状突起の中心を通る．前腕の可動域は，肘関節 90° 屈曲位において回内・回外はそれぞれ 90° である．しかし，主な日常生活動作においては最終可動域まで必要としないで動作の遂行が可能である．

前腕の回内・回外運動における関節包内運動は，近位橈尺関節では橈骨頭が橈骨輪状靱帯内で尺骨の橈骨切痕に対して軸回旋運動をする．一方，遠位橈尺関節では凹面である橈骨の尺骨切痕が凸面の尺骨頭の関節環状面に対して同じ方向に転がりながら滑る（**図 13**）．この近位橈尺関節と遠位橈尺関節での関節包内運動によって，前腕の完全回外位では橈骨と尺骨は平行になり，前腕が回内していくと橈骨と尺骨は交差する．

3. 肘関節・前腕の運動に関与する筋

1) 肘関節の運動に関与する筋

上腕二頭筋（biceps branchii）
上腕筋（brachialis）
腕橈骨筋（brachioradialis）

肘関節の運動に作用する主な筋群を**表 1** に示す．肘関節の屈曲・伸展に作用する筋群のうち，尺骨に付着する筋は前腕回内・回外に作用しないが，橈骨に付着する筋は前腕の回内・回外にも作用する．尺骨粗面に付着する上腕筋の作用は肘関節屈曲のみであるが，橈骨粗面に付着する上腕二頭筋には肘関節屈曲と前腕回外の作用がある．

肘関節屈曲の主動作筋である上腕二頭筋，上腕筋，腕橈骨筋は，前腕の肢位によって活動の程度が変化する．上腕二頭筋は前腕回外位での肘関節屈曲で最も活動が大き

MEMO
上腕二頭筋は肩関節と肘関節をまたぐ二関節筋である．そのため，上腕二頭筋は肩関節屈曲と同時に肘関節を屈曲する場合に比べて肩関節伸展と同時に肘関節を屈曲する場合のほうが筋は伸張されることになり，長さ–張力関係から上腕二頭筋の最大出力は大きくなる．

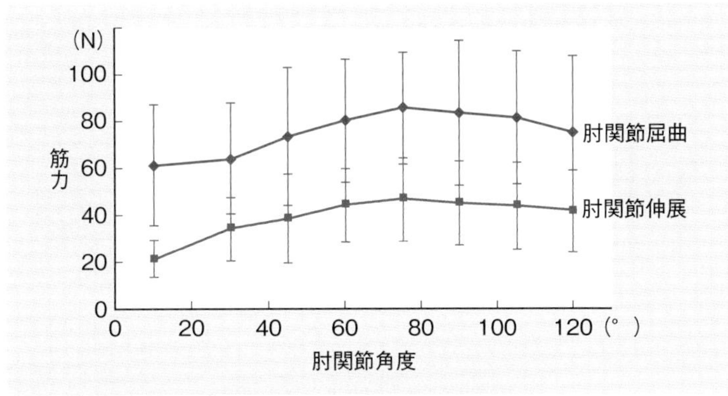

図 14 肘関節最大等尺性筋力と肘関節角度の関係
(Doheny EP, et al.: J Electromyogr Kinesiol 2008; 18 (5): 760-70[4] をもとに作成)

表 2 前腕の運動に関与する主な筋群

関節運動	動作筋
回外	上腕二頭筋，回外筋
回内	円回内筋，方形回内筋

くなる．腕橈骨筋は橈骨茎状突起に付着しているため，前腕回内・回外中間位での肘関節屈曲で最も活動が大きくなる．一方，上腕筋は前腕の肢位に影響されることなく活動は一定である．

肘関節伸筋群のうち，肘筋は肘関節伸展に必要な筋力が小さい場合の初動で活動するが，発揮される筋出力はわずかであり，肘関節伸展時の関節の安定性に寄与している．肘関節伸展に必要な筋力が増加するにつれて，肘筋に続いて上腕三頭筋内側頭が活動し，次いで外側頭と長頭の活動が高まる．

肘筋 (anconeus)

手関節や手指の運動に関与する筋群のうち，上腕骨に起始部をもつ筋群は肘関節の運動にも補助的に関与する．肘関節の屈曲に補助的に作用する筋群としては，橈側手根屈筋，尺側手根屈筋，長・短橈側手根伸筋（肘屈曲位のとき）があげられる．肘関節の伸展に補助的に作用する筋群としては，長・短橈側手根伸筋（肘伸展位のとき），尺側手根伸筋があげられる．しかし，肘関節における手関節・手指筋群の作用には諸説あり，統一されていない．

肘関節屈筋群および伸筋群が発揮できる最大筋力は，肘関節の屈曲角度によって変化する（**図 14**）[4]．肘関節の屈曲筋力および伸展筋力は，肘関節 90° 前後で最大になる．

MEMO
肘関節屈筋群は，前腕が固定された状態で作用すれば上腕を前腕のほうに回転させる．

2) 前腕の運動に関与する筋

前腕の運動に作用する主な筋群を**表 2** に示す．回外筋は肘関節の肢位，運動時の速度や発揮筋力の程度にかかわらず，前腕回外時に常に活動する．一方，強い筋力発揮を必要とする場合や肘関節屈曲を伴う前腕回外では，上腕二頭筋が大きく活動する．上腕二頭筋を強く収縮させて前腕を回外する場合には，肘関節の肢位を保つために肘関節屈曲作用を打ち消す上腕三頭筋の同時収縮が必要になる．

回外筋 (supinator)

方形回内筋は肘関節の肢位や運動時の発揮筋力の程度にかかわらず，前腕回内時に常に活動する．円回内筋は強い筋力発揮を必要とする前腕回内で大きく活動する．円回内筋は肘関節の屈筋でもあることから，円回内筋を強く収縮させて回内する際には，肘関節の肢位を保つために上腕三頭筋の同時収縮が必要である．

方形回内筋 (pronator quadratus)

円回内筋 (pronator teres)

腕橈骨筋は前腕が完全回内位から中間位までの回外を補助し，完全回外位から中間位までの回内を補助する．

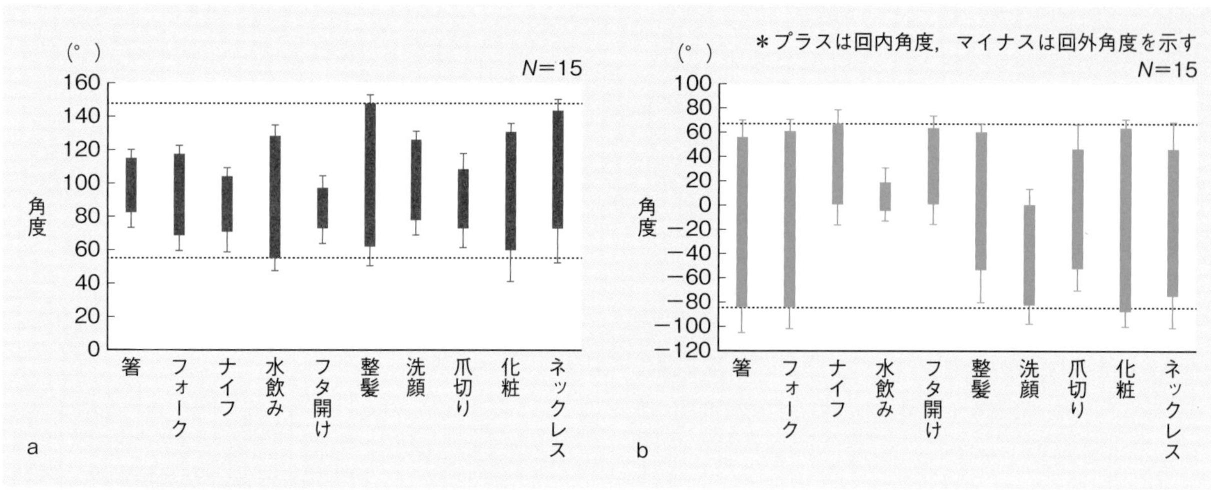

図 15　身辺動作に必要な肘関節屈曲および前腕回内・回外の可動範囲

a：肘関節屈曲の可動範囲，b：前腕回内・回外の可動範囲を示す．各身辺動作の手順は次のとおりである．
箸；右手で箸を持ち，食物を食べる，フォーク；右手でフォークを持ち，食物を食べる，ナイフ；右手でナイフを持ち，食物を切る，水飲み；右手でコップを持ち，水を飲む，フタ開け；右手でビンのフタを開ける，整髪；右手でくしを持ち，側頭部から後頭部へとかす，洗顔；両手で顔を洗う，爪切り；右手で爪切りを持ち，左手の爪を切る，化粧；右手で顔全体にファンデーションを塗る，ネックレス；両手でネックレスを装着する．

（西村誠次ほか：日本作業療法研究学会雑誌 2009；12（1）：7-10[1]）

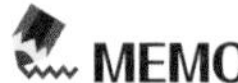
MEMO

円回内筋，橈側手根屈筋，尺側手根屈筋，浅指屈筋，長掌筋は，内側側副靱帯を補強して肘関節の外反ストレスを制動する機能を有する．

4．肘関節・前腕の機能

肘関節は上肢の中間に位置し，その動きによって手を身体に近づけたり遠ざけたりといった身体に対する手の相対的位置を調節する役割を担っている．また，前腕の回旋運動は手の向きを変え，あらゆる方向で手を機能的に使用することを可能にしている．手を使って遂行する日常生活動作においては，この肘関節と前腕の協調運動が重要になる．食事動作（箸で食卓テーブル上の皿から食物をつまんで口元に運ぶ）を例にすると，皿の食物を箸でつまむ過程では前腕を回内させながら肘関節を伸展しており，箸でつまんだ食物を口元まで運ぶ過程では前腕を回外させながら肘関節を屈曲している．日常生活において，身辺動作に必要とされる肘関節および前腕の参考可動範囲は**図 15**[1]のとおりである．

■文献

1）西村誠次ほか：日常生活動作における肘関節屈曲，前腕回旋の可動範囲．日本作業療法研究学会雑誌 2009；12（1）：7-10.
2）飛騨　進ほか：肘関節の軟部支持組織と機能解剖．関節外科 1990；9（3）：39-45.
3）Amis AA, et al.：Muscle strengths and Musculo-skeletal geometry of the upper limb. Eng Med 1979；8（1）：41-8.
4）Doheny EP, et al.：Effect of elbow joint angle on force-EMG relationships in human elbow flexor and extensor muscles. J Electromyogr Kinesiol 2008；18（5）：760-70.
5）Houglum PA, et al.：ブルンストローム臨床運動学，原著第 6 版．武田功統括監訳．医歯薬出版；2013．p.204-36.
6）Kapandji IA：カラー版 カパンディ関節の生理学 I，上肢，原著第 6 版．塩田悦仁訳．医歯薬出版；2006．p.76-145.
7）Neumann DA：筋骨格系のキネシオロジー，原著第 3 版．Andrew PD ほか監訳．医歯薬出版；2018．p.199-242.
8）Oatis CA：Kinesiology. The mechanics & pathomechanics of human movement. Lippincott Williams & Wilkins；2004．p.187-241.
9）Samuels V：運動学とバイオメカニクスの基礎．黒澤和生ほか監訳．南江堂；2019．p.177-91.
10）Sugisaki N, et al.：Influence of muscle anatomical cross-sectional area on the moment arm length of the triceps brachii muscle at the elbow joint. J Biomech 2010；43（14）：2844-7.

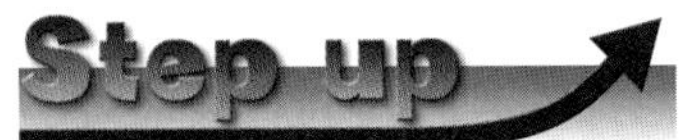

1．肘関節・前腕の可動域制限に伴う代償

前方リーチ動作において肘関節に伸展制限がある場合，それが多少の可動域制限であれば肩甲骨の外転運動で代償される．しかし，可動域制限が顕著になると，体幹の回旋運動や肩関節の屈曲運動などの代償を必要とする．

一方，食事動作における食物を口元に運ぶなどといった手と身体とのあいだの距離を近づける場合に肘関節の屈曲制限があると，頸部や体幹の屈曲運動によって身体を手に近づけるような代償が要求される．また，手を使う日常生活動作において肘関節屈曲制限がある場合には，他の関節での代償が困難な場合も少なくない．

前腕の回内・回外に可動域制限がある場合，前腕の回内制限に対しては肩関節の外転または内旋運動で，回外制限に対しては肩関節の内転または外旋運動で代償される．しかし，前腕の回外制限に対する肩関節内転運動での代償は非常に不自然で行いにくい．

2．上腕三頭筋麻痺に対する代償

第6頸髄損傷による四肢麻痺者の場合，上腕三頭筋をはじめとする肘関節伸筋群の麻痺が顕著になる．このような症例では，肘関節伸展筋力が低下しているため，上肢で体重を支えて座位を保持したり，車椅子とベッド間などの移乗をしたりすることが困難である．しかし，残存している肩関節周囲の筋群を利用すれば肘関節を伸展させて固定でき，上肢で体重を支えることも可能になる．図1[5]のように手をベッドなどの支持面にしっかりと固定させた状態で，三角筋前部線維や大胸筋などを収縮し，肩関節を内転・水平屈曲させることで上腕は体幹に引き寄せられ，肘関節は他動的に伸展して固定される．

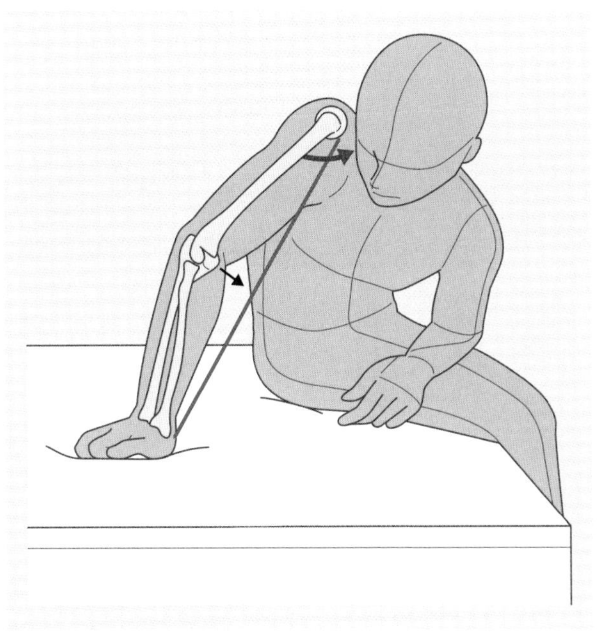

図1　肩関節内転・水平屈曲による肘関節伸展の代償運動
(Neumann DA. Andrew PD ほか監訳：筋骨格系のキネシオロジー，原著第3版．医歯薬出版：2018．p.228[5])

LECTURE 4

3. 肘関節角度と上腕二頭筋，上腕筋，腕橈骨筋のモーメントアーム長

筋が発揮する関節トルクの大きさは，筋の張力と内的モーメントアーム長によって決定される．関節角度に伴い，筋が発生する最大張力と内的モーメントアーム長は変化するので，その関節トルクの大きさも変化する．肘関節屈筋群の内的モーメントアーム長の平均値は，約 100° 屈曲位付近で最大になる．また，肘関節屈筋群における各筋の内的モーメントアーム長を比較すると，腕橈骨筋が上腕二頭筋や上腕筋に比べて，より屈曲位で最大になる（図 2）．一方，肘関節伸筋群の内的モーメントアーム長は肘関節が軽度屈曲位で最大になり，屈曲角度が増大するにつれて減少する（図 3）．

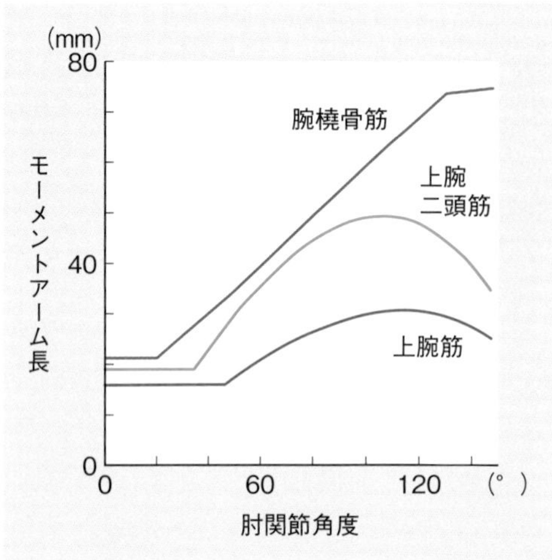

図 2 肘関節角度と上腕二頭筋，上腕筋，腕橈骨筋のモーメントアーム長
（Amis AA, et al.：Eng Med 1979；8 (1)：41-8[3] をもとに作成）

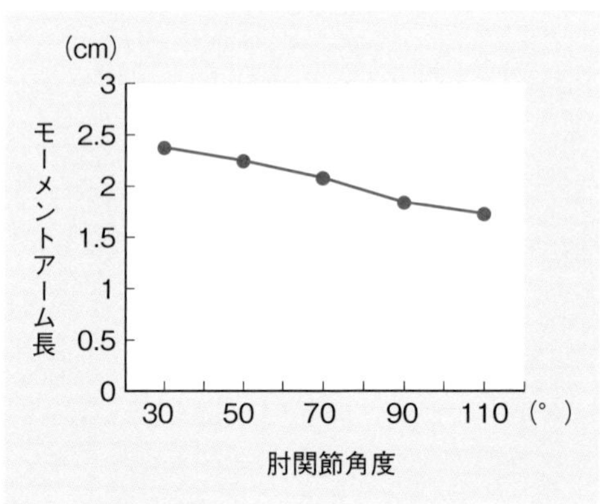

図 3 肘関節角度と上腕三頭筋のモーメントアーム長
（Sugisaki N, et al.：J Biomech 2010；43 (14)：2844-7[6] をもとに作成）

■文献

1）星　文彦ほか編：病態運動学．標準理学療法学専門分野．医学書院；2014．p.235-43.
2）村田秀雄．関節可動域と日常生活動作について．リハビリテーション医学 1977；14 (3)：251-60.
3）Amis AA, et al.：Muscle Strengths and Musculoskeletal Geometry of the Upper Limb. Eng Med 1979；8 (1)：41-8.
4）Kapandji AI：カラー版カパンディ関節の生理学．1 上肢，原著第 6 版．塩田悦仁ほか訳．医歯薬出版：2006．p.144.
5）Neumann DA：筋骨格系のキネシオロジー，原著第 3 版．Andrew PD ほか監訳．医歯薬出版：2018．p.228.
6）Sugisaki N, et al.：Influence of muscle anatomical cross-sectional area on the moment arm length of the triceps brachii muscle at the elbow joint. J Biomech 2010；43 (14)：2844-7.

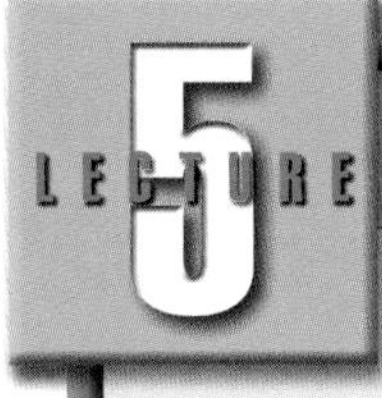

手関節・手指の運動学

到達目標

- 手関節・手指の関節運動を理解する.
- 手関節・手指における靱帯および筋の機能を理解する.
- 手の機能を理解する.

この講義を理解するために

この講義では，手関節・手指における関節構造と機能について学びます．適切な理学療法・作業療法を展開するためには，その基礎となる運動学に関する知識の十分な理解が欠かせません．手関節・手指の運動を単に覚えるのではなく，なぜそのような運動が可能なのかを関節構造と機能からとらえて理解することが大切です．そのためには，手関節・手指がどのような関節構造になっているのか，手関節・手指を構成する各関節でどのような関節運動が可能なのか，手関節・手指の関節運動を靱帯や筋がどのように制御しているのかなどを正しく理解する必要があります.

手関節・手指の運動学を学ぶにあたり，以下の項目をあらかじめ確認・整理しておきましょう.

□ 手関節・手指の構造を復習しておく.

□ 手関節・手指の解剖学的名称を復習しておく.

講義を終えて確認すること

□ 手関節・手指の骨運動と関節包内運動を理解できた.

□ 手関節・手指における靱帯と筋の機能を理解できた.

□ 手のアーチを理解できた.

□ 手の把握動作を理解できた.

講義

✎ MEMO
手関節の掌屈・背屈運動において，橈骨手根関節と手根中央関節の動きが占める割合は，掌屈運動では橈骨手根関節が手根中央関節に比べて大きく，背屈運動では橈骨手根関節が，手根中央関節に比べて小さい（図）．背屈運動時に橈骨手根関節の運動が小さくなるのは，橈骨遠位端と手根骨が早期に衝突して運動が制限されるからである．

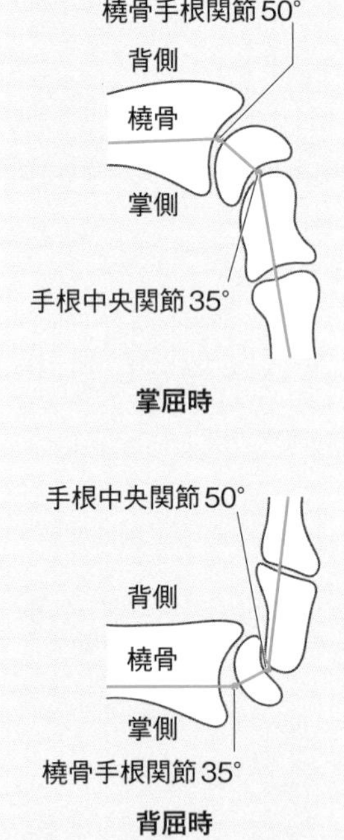

（中村隆一ほか：基礎運動学，第6版補訂．医歯薬出版：2022．p.231[4] をもとに作成）

橈骨手根関節（radiocarpal joint：RC 関節）

手根中央関節（midcarpal joint：MC 関節）

手根中手関節（carpometacarpal joint：CM 関節）

中手指節関節（metacarpophalangeal joint：MP 関節）

近位指節間関節（proximal interphalangeal joint：PIP 関節）

遠位指節間関節（distal interphalangeal joint：DIP 関節）

1．手関節・手指の関節構造と関節運動

1）手関節（図 1）

（1）橈骨手根関節の関節構造

橈骨手根関節は，橈骨遠位端の凹面と近位手根骨列（舟状骨，月状骨，三角骨）の凸面からなる関節で，関節面の形状による分類では楕円関節にあたる．

（2）手根中央関節の関節構造

手根中央関節は，近位手根骨列と遠位手根骨列（大・小菱形骨，有頭骨，有鉤骨）からなる関節である．関節面は尺側では遠位列である有頭骨と有鉤骨が凸面になり，近位列の舟状骨，月状骨，三角骨が凹面になる．一方，橈側では遠位列の大・小菱形骨が凹面になり，近位列の舟状骨が凸面になる．

（3）手関節の靱帯（図 2）[6]

手関節の靱帯は，外在靱帯と内在靱帯に分類される．外在靱帯の近位は橈骨や尺骨に付着し，遠位は手根骨に付着している．外在靱帯には，背側橈骨手根靱帯，掌側橈骨手根靱帯，掌側尺骨手根靱帯，橈側側副靱帯，尺側側副靱帯がある．内在靱帯は手根骨間を結合しており，相対的な長さから短い，中間，長いの 3 つに分類される．

（4）手関節の関節運動

手関節の骨運動は掌屈・背屈と橈屈・尺屈であり，橈骨手根関節と手根中央関節が関与している．その運動軸は有頭骨頭を通る．

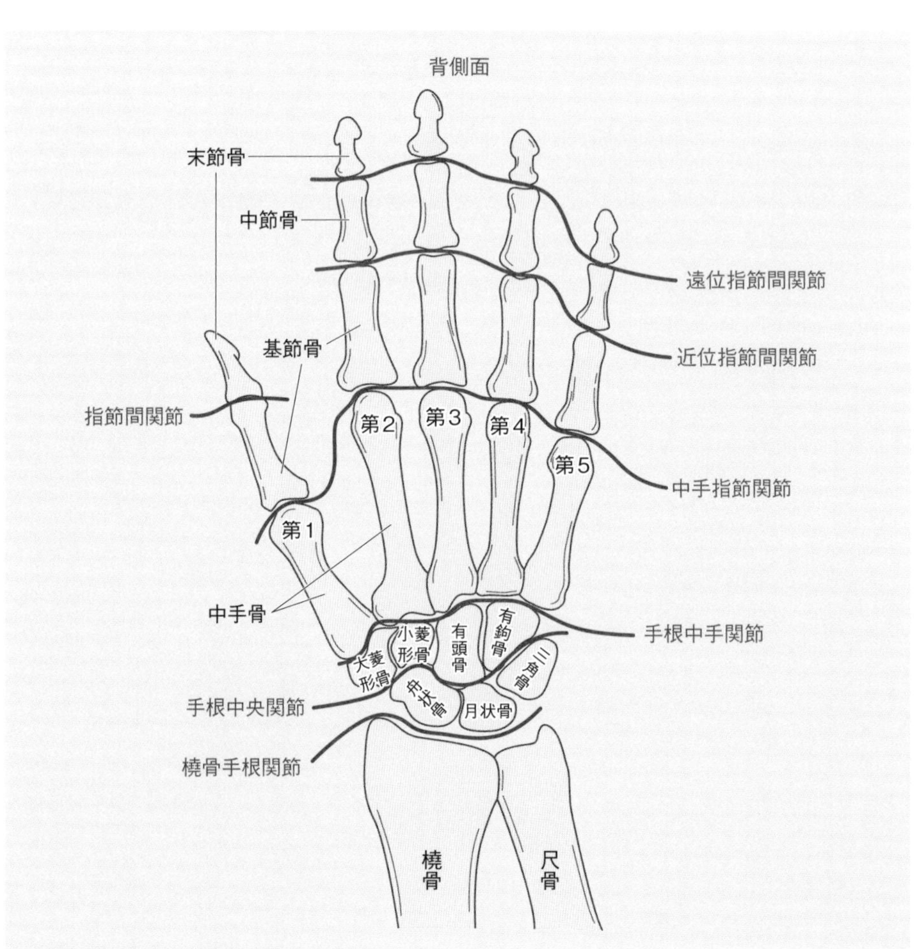

図 1　手関節および手指（右）の関節

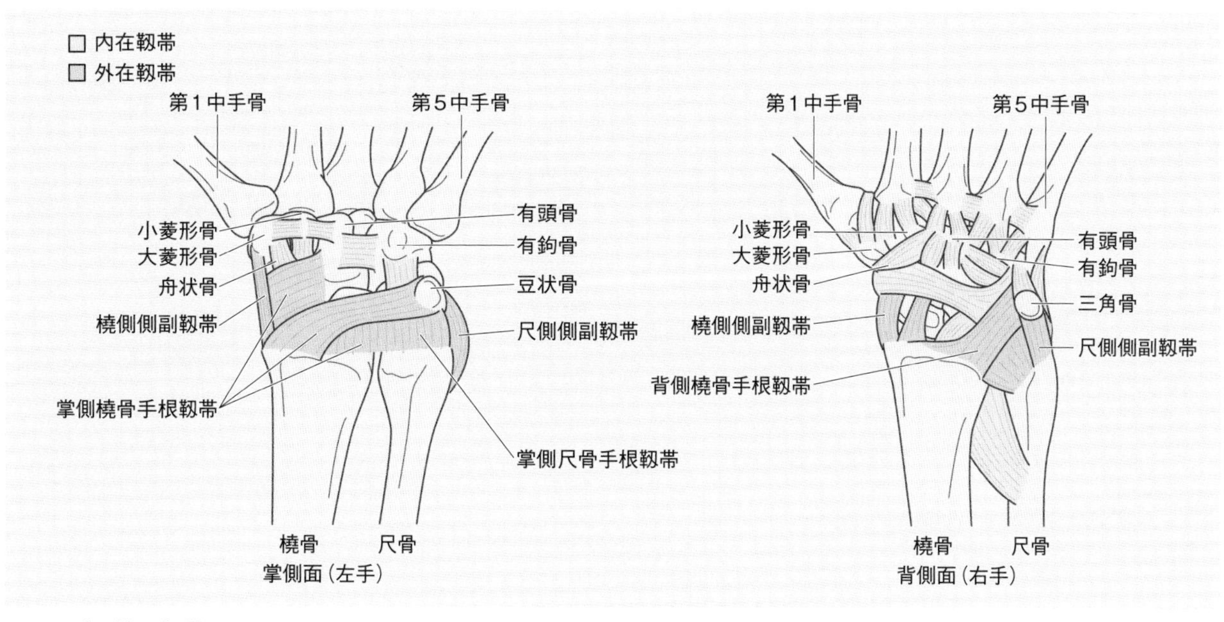

図２　手関節の靱帯

（Houglum PA：ブルンストローム臨床運動学．原著第6版．武田功総括監訳．医歯薬出版；2012．p.247[6]）

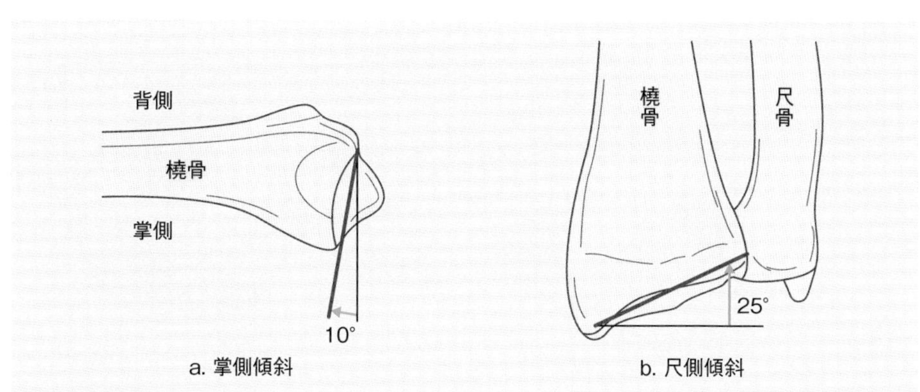

図３　橈骨遠位端の形状

背側橈骨手根靱帯（dorsal radiocarpal ligament：DRL）

掌側橈骨手根靱帯（palmar radiocarpal ligament：PRL）

掌側尺骨手根靱帯（palmar ulnocarpal ligament：PUL）

橈側側副靱帯（radial collateral ligament：RCL）

尺側側副靱帯（ulnar collateral ligament：UCL）

矢状面における手関節の可動域は，掌屈70～85°，背屈60～75°であり，背屈に比べて掌屈で可動域は大きい．これは，背屈時に厚い掌側橈骨手根靱帯によって動きが制限されることや，橈骨遠位端が掌側に約10°傾斜しているからである（**図3a**）．前額面における手関節の可動域は，橈屈15～20°，尺屈35～40°であり，橈屈に比べて尺屈で可動域は大きい．その理由は，橈骨遠位端が尺側に約25°傾斜しているからである（**図3b**）．

手関節の関節包内運動は，掌屈時には橈骨手根関節において凸面の近位手根骨列が凹面の橈骨に対して掌側に転がりながら背側に滑る．また，手根中央関節において凸面の遠位手根骨列が凹面の近位手根骨列に対して掌側に転がりながら背側に滑る．背屈時には逆方向の運動が起こる（**図4**）[7]．橈屈時には橈骨手根関節において凸面の近位手根骨列が凹面の橈骨に対して橈側に転がりながら尺側に滑る．さらに，手根中央関節において凸面の遠位手根骨列が凹面の近位手根骨列に対して橈側に転がりながら尺側に滑る．尺屈時には逆方向の運動が起こる（**図5**）[7]．

2）手指

（1）手根中手関節の関節構造

手根中手関節は中手骨と遠位手根骨列からなる関節である．第1中手骨は大菱形

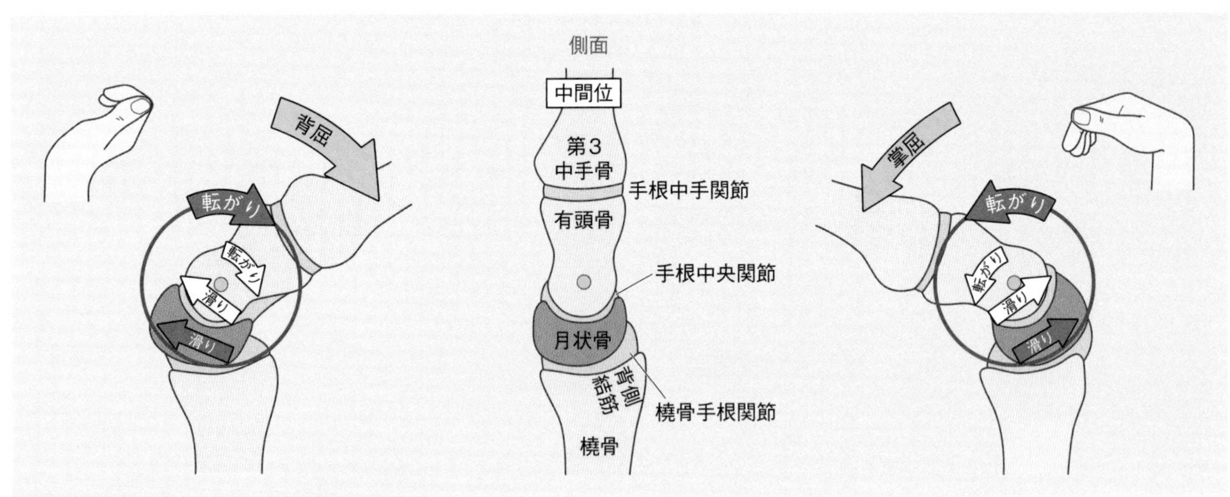

図4　手関節掌・背屈時の関節包内運動

橈骨手根関節の関節包内運動を橙色で，手根中央関節の関節包内運動を白色で示している．

（Neumann DA：筋骨格系のキネシオロジー，原著第3版．Andrew PDほか監．医歯薬出版；2018．p.256[7] をもとに作成）

LECTURE 5

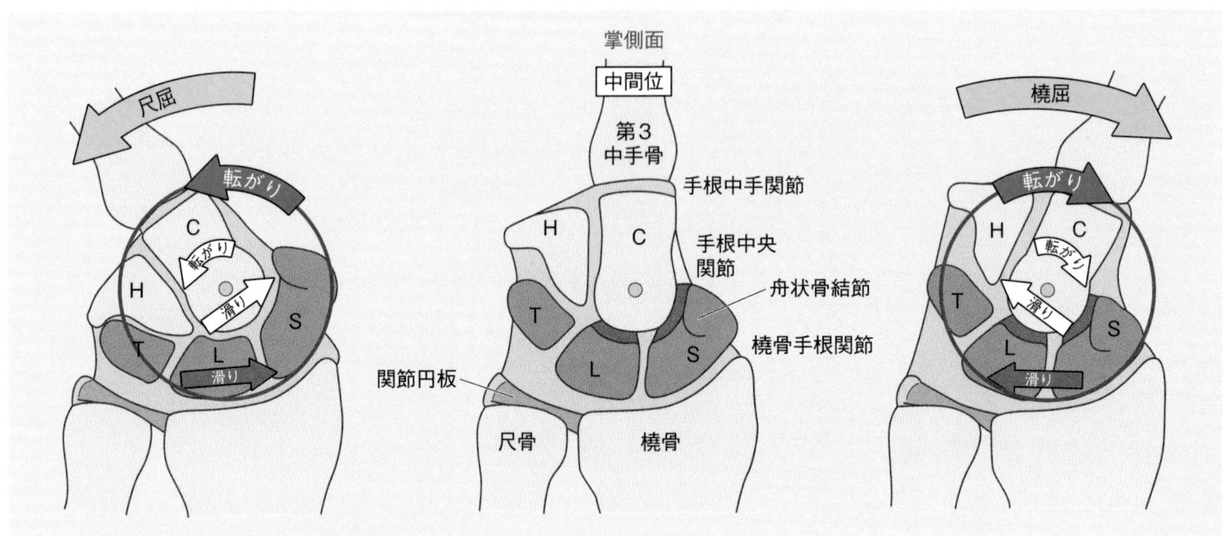

図5　手関節橈・尺屈時の関節包内運動

橈骨手根関節の関節包内運動を橙色で，手根中央関節の関節包内運動を白色で示している．

C：有頭骨，H：有鉤骨，T：三角骨，L：月状骨，S：舟状骨

（Neumann DA：筋骨格系のキネシオロジー，原著第3版．Andrew PDほか監．医歯薬出版；2018．p.256[7] をもとに作成）

骨，第2中手骨は大・小菱形骨および有頭骨の一部，第3中手骨は有頭骨，第4中手骨は有頭骨の一部と有鉤骨，第5中手骨は有鉤骨とそれぞれ連結している．関節面の形状による分類では，第1手根中手関節は鞍関節，第2～5手根中手関節は平面関節になる．

(2) 中手指節関節の関節構造

中手指節関節は中手骨頭と基節骨近位面からなる顆状関節である．

(3) 指節間関節の関節構造

第2～5指の指節間関節には，基節骨頭と中節骨底からなる近位指節間関節と，中節骨頭と末節骨底からなる遠位指節間関節がある．母指の指節骨は基節骨と末節骨の2つしかないので，基節骨と末節骨のあいだで構成される指節間関節のみである．関節面の形状による分類は蝶番関節にあたる．

気をつけよう！

母指は他の4指に対して90°回転しているため，運動方向に対応する用語が他の4指と異なる．

(4) 手指の靭帯

第2～5指の手根中手関節は，背側および掌側手根中手靱帯によって補強されてい

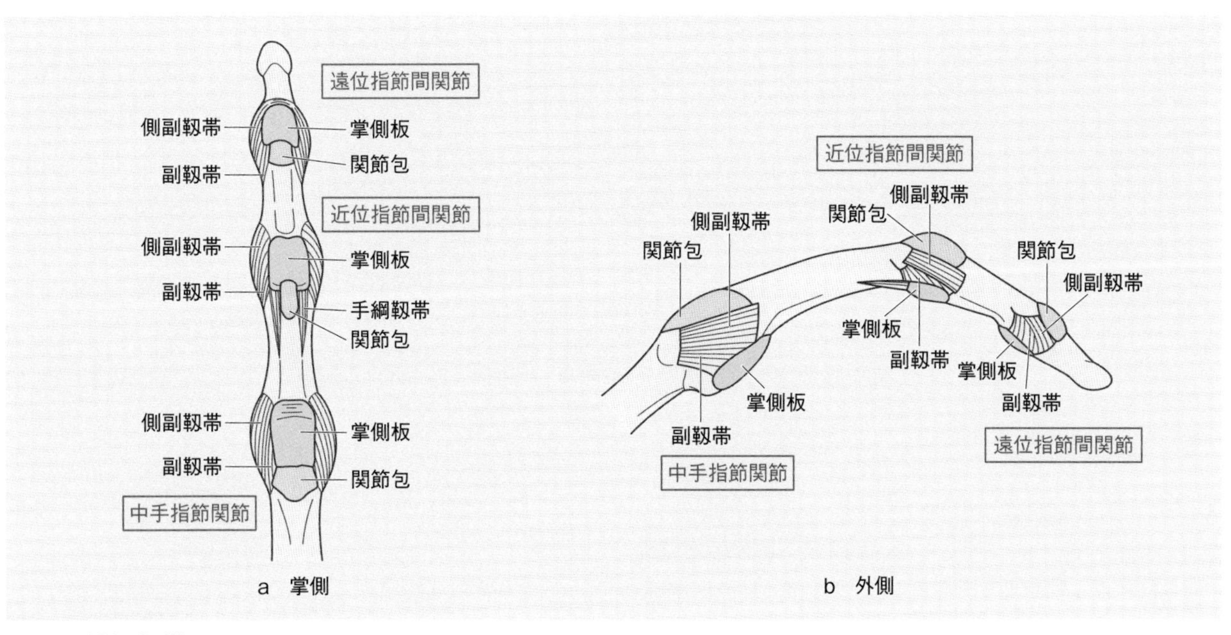

図６ 手指の靱帯
（坪田貞子：臨床ハンドセラピィ．文光堂；2011．p.11[3]）

る．また，母指の手根中手関節は，橈側側副靱帯，前（掌側）斜走靱帯，後（背側）斜走靱帯，中手間靱帯によって補強されている．

中手指節関節は，側副靱帯と掌側板によって補強されている（**図６**）[3]．側副靱帯は２つの線維に分かれて基節骨底の掌側側面と掌側板に付着する．掌側板に付着する線維は副靱帯とよばれる．側副靱帯は中手指節関節の側方の安定性に寄与する．また，側副靱帯は屈曲位で緊張するため，屈曲時の外転・内転運動を制限する．掌側板は過伸展を制限する役割がある．

近位指節間関節は，中手指節関節と同様に側副靱帯と掌側板によって補強されている．側副靱帯は，関節の側方安定性に寄与する．しかし，中手指節関節とは異なり，近位指節間関節の側副靱帯は屈曲・伸展位ともに緊張し，関節運動による緊張度の変化はほとんどみられない．掌側板の近位端の両側は厚くなり，手綱（たづな）靱帯を形成している．手綱靱帯は過伸展を制限する役割を担う．遠位指節間関節は，手綱靱帯がないことを除いて近位指節間関節と同じである．

前斜走靱帯（anterior oblique ligament：AOL）
後斜走靱帯（posterior oblique ligament：POL）
掌側板（volar ⟨palmar⟩ pate）
副靱帯（accesory ligament）

手綱靱帯（checkrein ligament）

（5）手指の関節運動

a．手根中手関節の関節運動

母指の手根中手関節の骨運動は屈曲・伸展および外転・内転である．また，屈曲・伸展運動時には靱帯の影響によって，屈曲運動の最終域で中手骨の内旋，伸展運動の最終域で中手骨の外旋をそれぞれ伴う．母指の手根中手関節の可動範囲は，屈曲・伸展運動で約 50°，外転・内転運動で約 40° である．

母指の手根中手関節における関節包内運動は，屈曲時に凹面の中手骨が凸面の大菱形骨に対して尺側方向に転がりながら滑る．伸展時には逆方向の運動が起こる．外転時は，凸面の中手骨が凹面の大菱形骨に対して掌側方向に転がりながら背側方向に滑る．内転時には逆方向の運動が起こる．

第 2〜5 指の手根中手関節に関しては，第 2・3 指の手根中手関節に可動性はほとんどないが，第 4・5 指の手根中手関節には屈曲・伸展および回旋の骨運動がみられる．その可動範囲は，第 4 指の手根中手関節の屈曲・伸展で約 20°，回旋で約 30°，第 5 指の手根中手関節の屈曲・伸展で約 30°，回旋で約 20° である．

▶13 手指の関節運動

覚えよう！
母指の運動を表す用語には，対立や復位といった用語もある．対立とは，母指の指腹が他指の指腹と向き合う運動であり，手根中手関節の外転と屈曲が組み合わさった運動をいう．復位とは，対立位から戻る運動で手根中手関節の内転と伸展が組み合わさった運動をいう．

覚えよう！

手関節と手の機能的肢位
手関節背屈 20°，尺屈 10°，中手指節関節屈曲 45°，近位指節間関節屈曲 30°，遠位指節間関節軽度屈曲位の肢位を機能的肢位という．この肢位は手指屈筋群を最適な長さに保つことができる．

MEMO
手指の背屈・掌屈運動には，手指の運動に関与する筋が補助的に作用する．具体的には，次の通りである．
背屈：指伸筋，示指伸筋，小指伸筋，長母指伸筋
掌屈：深指屈筋，浅指屈筋，長母指屈筋，長母指外転筋，短母指伸筋

LECTURE 5

b．中手指節関節の関節運動

第 2～5 指の中手指節関節の骨運動は屈曲・伸展，外転・内転である．中手指節関節における屈曲の可動域は，約 90～100° である．また，この屈曲の可動域は第 2 指から第 5 指に向かうにつれてわずかに増加する．伸展の可動域は約 20～45° である．外転・内転は約 20° の可動範囲をもつ．

母指の中手指節関節の骨運動は屈曲・伸展である．その可動範囲は他の 4 指に比べて小さい．屈曲で約 50～55°，伸展で約 0～15° とされている．内転や外転はほとんどできない．

中手指節関節の関節包内運動は，屈曲時に凹面の基節骨が凸面の中手骨に対して掌側方向に転がりながら滑る．伸展時には逆方向の運動が起こる．外転時には，凹面の基節骨が凸面の中手骨に対して橈側方向に転がりながら滑り，内転時には逆方向の運動が起こる．

c．指節間関節の関節運動

第 2～5 指の指節間関節の骨運動は屈曲・伸展である．近位指節間関節の可動域は，約 100～105° 屈曲し，約 0～10° 伸展する．遠位指節間関節は，屈曲で約 70～90°，伸展で約 0～20° の可動域である．

母指の指節間関節の骨運動は他の 4 指と同様であり，その可動域は約 65～80° 屈曲し，約 20° 伸展する．

近位指節間関節の関節包内運動は，屈曲時に凹面の中節骨が凸面の基節骨に対して掌側方向に転がりながら滑り，伸展時には逆方向の運動が起こる．遠位指節間関節では，屈曲時に凹面の末節骨が凸面の中節骨に対して掌側方向に転がりながら滑り，伸展時には逆方向の運動が起こる．

2．手関節・手指の運動に関与する筋

1）手関節の運動に関与する筋　（表 1）

手関節の運動に作用するほとんどの筋は，運動軸にあたる有頭骨上を走行していない．そのため，背屈・掌屈と橈屈・尺屈の両方の作用をもつ（**図 7**）[7]．長橈側手根伸筋は手関節の前額水平軸（内外側〈ML〉軸）に対して背側に，矢状水平軸（前後〈AP〉軸）に対して橈側に走行している．したがって，長橈側手根伸筋は手関節背屈と橈屈の作用をもつ．また，それぞれの筋が単独で収縮した場合に矢状面と前額面のどちらの運動に強く作用するかについては，運動軸から筋の作用線までの垂直距離であるモーメントアームの長さによる．背屈かつ尺屈作用をもつ尺側手根伸筋は，背側方向のモーメントアームに比べて尺側方向のモーメントアームのほうが長いため，背屈よりも尺屈方向に強く作用する．

2）手指の運動に関与する筋　（表 2，3）

手指の運動に関与する筋には，上腕もしくは前腕に起始があり指節骨に停止する外在筋と，手の内部に起始と停止がある内在筋とに分けられる．

長橈側手根伸筋（extensor carpi radialis longus：ECRL）
短橈側手根伸筋（extensor carpi radialis bervis：ECRB）
尺側手根伸筋（extensor carpi ulnaris：ECU）
橈側手根屈筋（flexor carpi radialis：FCR）
尺側手根屈筋（flexor carpi ulnaris：FCU）
長掌筋（palmaris longus：PL）
長母指伸筋（extensor pollicis longus：EPL）
短母指伸筋（extensor pollicis brevis：EPB）
長母指外転筋（abductor pollicis longus：APL）
長母指屈筋（flexor pollicis longus：FPL）
尺側手根屈筋（flexor carpi ulnaris：FCU）
尺側手根伸筋（extensor carpi ulnaris：ECU）
深指屈筋（flexor digitorum profundus：FDP）
浅指屈筋（flexor digitorum superficialis：FDS）
指伸筋（extensor digitorum：ED）

表 1　手関節の運動に関与する主な筋群

関節運動	動作筋
背屈	長橈側手根伸筋，短橈側手根伸筋，尺側手根伸筋
掌屈	橈側手根屈筋，尺側手根屈筋，長掌筋
橈屈	橈側手根屈筋，長橈側手根伸筋，短橈側手根伸筋，長母指伸筋，短母指伸筋，長母指外転筋，長母指屈筋
尺屈	尺側手根屈筋，尺側手根伸筋，深指屈筋，浅指屈筋，指伸筋

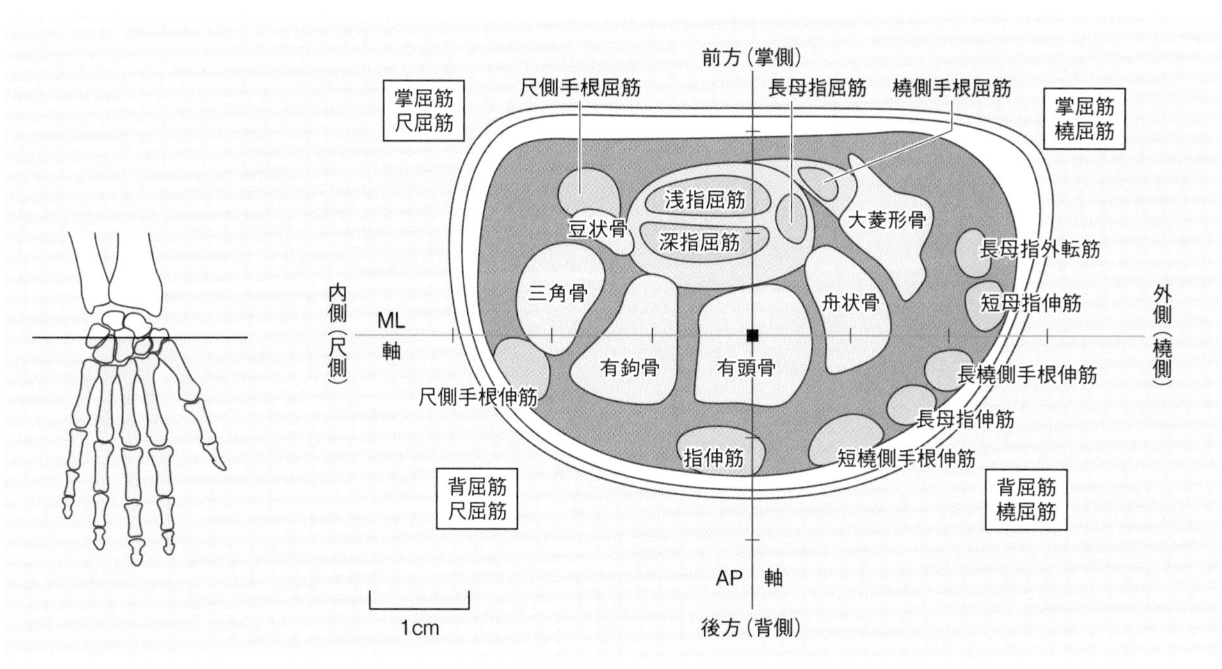

図 7 手関節の運動軸と筋の位置関係

（Neumann DA：筋骨格系のキネシオロジー，原著第 3 版．Andrew PD ほか監．医歯薬出版；2018．p.262[7] をもとに作成）

表 2 母指の運動に関与する主な筋群

手根中手関節	屈曲	母指内転筋，短母指屈筋，長母指屈筋，母指対立筋
	伸展	短母指伸筋，長母指伸筋，長母指外転筋
	外転	短母指外転筋，長母指外転筋
	内転	母指内転筋，長母指伸筋，第 1 背側骨間筋
	対立	母指対立筋，短母指屈筋，短母指外転筋，長母指屈筋，長母指外転筋
	復位	長母指伸筋
中手指節関節	屈曲	母指内転筋，短母指屈筋，長母指屈筋
	伸展	長母指伸筋，短母指伸筋
指節間関節	屈曲	長母指屈筋
	伸展	長母指伸筋

母指内転筋（adductor pollicis：AP）

短母指屈筋（flexor pollicis brevis：FPB）

母指対立筋（opponens pollicis：OP）

短母指外転筋（abductor pollicis brevis：APB）

背側骨間筋（dorsal interosseous）

表 3 手指（第 2～5 指）の運動に関与する主な筋群

中手指節関節	屈曲	虫様筋，骨間筋，深指屈筋，浅指屈筋
	伸展	指伸筋，示指伸筋，小指伸筋
	外転	背側骨間筋，小指外転筋
	内転	掌側骨間筋
指節間関節	屈曲	浅指屈筋・深指屈筋（近位指節間関節），深指屈筋（遠位指節間関節）
	伸展	虫様筋，骨間筋，指伸筋，示指伸筋，小指伸筋

虫様筋（lumbricalis）

骨間筋（interosseous）

示指伸筋（extensor indicis：EI）

小指伸筋（extensor digiti minimi：EDM）

小指外転筋（abductor digiti minimi：ADM）

掌側骨間筋（palmar interosseous）

（1）外在筋

外在筋には，母指の運動に作用する長母指屈筋，長母指伸筋，短母指伸筋，長母指外転筋，第 2～5 指の運動に作用する浅指屈筋，深指屈筋，指伸筋，示指伸筋，小指伸筋がある．これらの筋は手関節を通過するため，手関節の運動にも補助的に作用する．

ここがポイント！
多関節筋である外在筋は，手関節の肢位によってその張力に影響を受ける．例えば，外在屈筋（浅指屈筋，深指屈筋，長母指屈筋）は手関節の掌側面を通過するため，手関節を背屈位にすると，外在屈筋は伸張されて受動的張力は増加する．これに伴い，外在屈筋が活動していなくても，指は他動的に屈曲する．このように，多関節筋が通過している関節の肢位の変化に伴って筋が伸張されると，受動的張力は増加して他の関節に他動的な関節運動を招く．この作用を腱固定作用（テノデーシスアクション）という．

LECTURE 5

▶14
外在屈筋の腱固定作用（テノデーシスアクション）

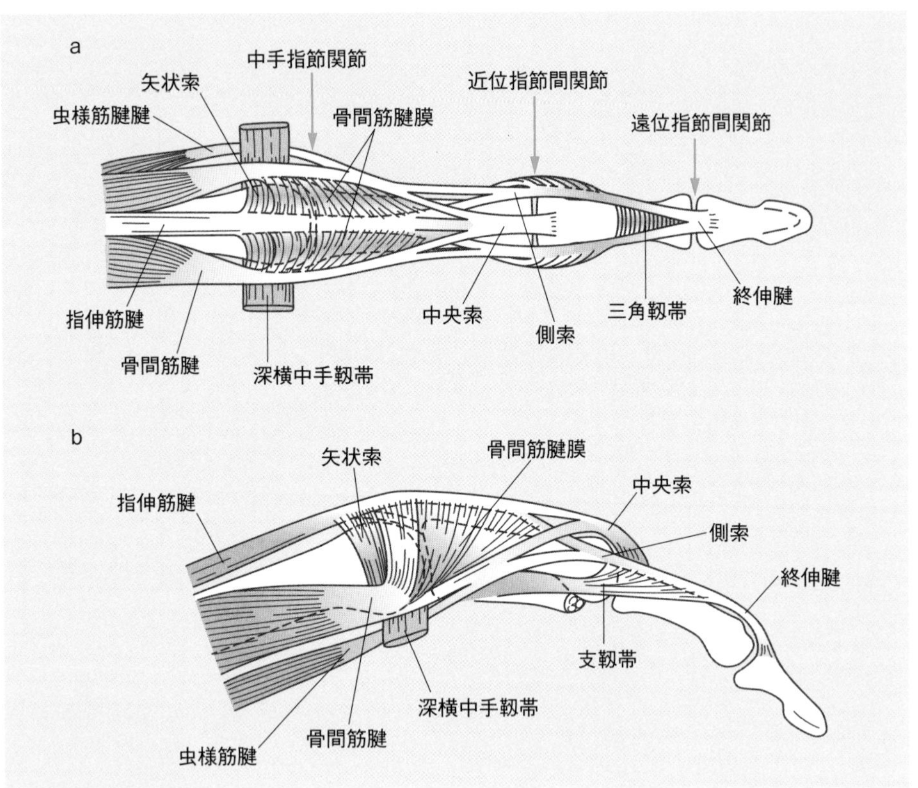

図８　指伸展機構
a：背面　b：側面
（櫛邉　勇：手関節・手指の運動学．石川　朗ほか編．運動学．15 レクチャーシリーズ理学療法・作業療法テキスト．中山書店；2012．p.50[2]）

（2）内在筋

a．母指球筋

母指球筋は，短母指屈筋，短母指外転筋，母指対立筋からなる．

b．小指球筋

小指対立筋（opponens digiti minimi：ODM）

小指球筋は，小指屈筋，小指外転筋，小指対立筋からなる．

c．深層筋群（中手筋）

深層筋群は母指球筋と小指球筋のあいだにある筋群である．この筋群は骨間筋，虫様筋，母指内転筋からなる．骨間筋は3つの掌側骨間筋と4つの背側骨間筋からなる．

（3）指伸展機構

矢状索（sagittal band）
骨間筋腱膜（interosseous aponeurotic expansion）
支靱帯（retinacular ligament）
三角靱帯（triangular ligament）

指の伸展運動は，複数の筋腱に，腱膜および靱帯といった補助組織が複雑に融合して形成される指伸展機構の働きによって行われる．指伸展機構には，指伸筋腱，骨間筋腱，虫様筋腱の３つの筋腱と，矢状索，骨間筋腱膜，支靱帯，三角靱帯といった４つの補助組織が主に関与している（**図８**）[2]．

a．指伸筋腱

指伸筋腱は，中手指節関節を越えて一部の線維が基節骨底背側に付着する．残りの線維は１本の中央索と２本の側索に分かれる．中央索は，近位指節間関節を越えて中節骨底背側に付着する．２本の側索は，近位指節間関節の両側側面を通って次第に背側に向かい，遠位指節間関節付近で合一して終伸腱となり末節骨底背側に付着する．

b．骨間筋腱

骨間筋腱は，指伸筋腱の中央索に合流する線維と側索に合流する線維に分かれて付着する．

c．虫様筋腱

虫様筋腱は，指の橈側を通って指伸筋腱の側索に付着する．

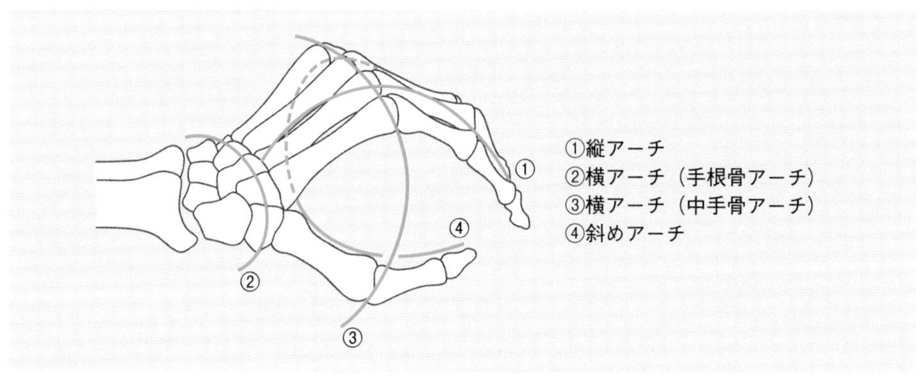

図９ 手のアーチ
（中村隆一ほか：基礎運動学，第６版．医歯薬出版；2003．p.242[4]）

d．補助組織

矢状索は指伸筋腱の側面に付着し，指伸筋腱を両側から支持する．中手指節関節の過伸展時に指伸筋腱の移動範囲を制限する．

骨間筋腱膜は，骨間筋腱の背側から指背中央に向かって指伸筋腱に付着する．近位部の横走する腱線維は両側から指背に向かってのび，骨間筋腱帽を形成する．また，矢状索とともに中手指節関節部で腱帽を形成する．骨間筋腱膜は指伸筋腱を指背中央に固定するとともに，骨間筋腱を掌側にずれ落ちないように保持する．

支靱帯には横支靱帯と斜支靱帯がある．横支靱帯は，側索が背側に移動しないよう固定する．また，近位指節間関節の屈曲の際に側索を関節の側方まで引き下げて緊張を緩和させる．斜支靱帯は側索と融合し，腱とともに末節骨底に付着する．斜支靱帯は，近位指節間関節と遠位指節間関節のあいだで協調的な動きをもたらす．

三角靱帯は，中節骨遠位部で両側の側索をつないでいる．指の屈曲の際に側索が側方にずれ落ちないように防ぐ．

e．指の伸展運動における外在筋と内在筋の協調作用

外在筋である指伸筋のみが収縮すると，中手指節関節の過伸展が起こる．指伸筋の収縮に，内在筋である骨間筋や虫様筋の収縮が加わることで，近位指節間関節および遠位指節間関節を完全に伸展できる．

指を伸展する際には，運動の初期に指伸筋の収縮によって中手指節関節を主に伸展する．その後，中期になると骨間筋と虫様筋の収縮が加わり，近位指節間関節および遠位指節間関節の伸展を補助する．また，これらの内在筋の収縮は中手指節関節の屈曲作用を引き起こし，中手指節関節が過伸展するのを防止する．このような外在筋と内在筋の協調的な作用によって，指は完全に伸展される．

3．手のアーチ

手は把握動作に適応するため，縦アーチ，横アーチ（近位横アーチと遠位横アーチ），対立アーチを形成している（**図９**）[4]．

縦アーチは，手根骨，中手骨，基節骨，中節骨，末節骨で形成される．示指と中指のアーチが機能的に重要である．縦アーチの形状は，手の使用によって変化する．このアーチは内在筋と外在筋の協調的な活動が失われると，形状の破綻をきたす．

横アーチには，遠位手根骨列で形成される近位横アーチと，中手骨頭で形成される遠位横アーチがある．近位横アーチは手根骨同士が靱帯によって強固につながっているため，アーチの形状は変化せず固定されている．一方，遠位横アーチは可動性があり，第２，３中手骨を中心にして両側にある他の中手骨が折りたたむように動き，アー

覚えよう！

外在筋プラス肢位と内在筋プラス肢位
指の内在筋である虫様筋と骨間筋が同時収縮すると，中手指節関節は屈曲し，指節間関節は伸展する．この肢位を内在筋プラス肢位という．これに対し，指の外在筋である深指屈筋，浅指屈筋，指伸筋が同時収縮すると，中手指節関節は過伸展し，指節間関節は屈曲する．この肢位を外在筋プラス肢位という（図）．

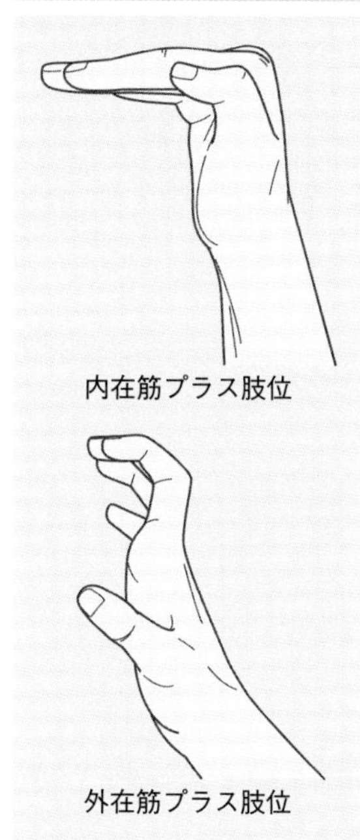

横支靱帯（transverse retinacular ligament）

斜支靱帯（oblique retinacular ligament）

側索（lateral band）

MEMO
近位横アーチは手根骨アーチ，遠位横アーチは中手骨アーチ，対立アーチは斜めアーチともいう（図９）．

LECTURE 5

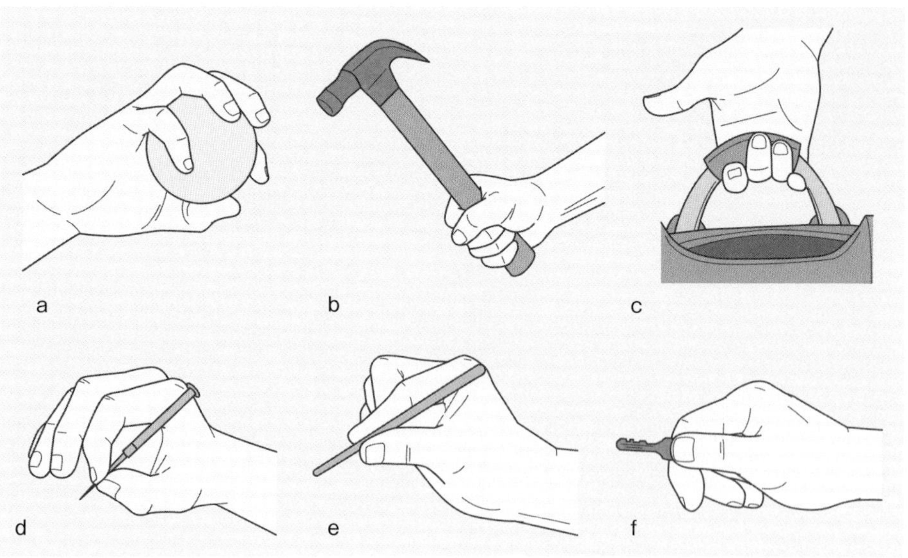

図 10　手の把握動作
a：球状握り　b：粗大握り　c：引っかけ握り　d：指尖つまみ　e：指腹つまみ　f：鍵つまみ

LECTURE 5

チの形状は変化する．

対立アーチは，母指と他の 4 指で形成される．把握動作で最も重要なアーチである．

4．手の把握動作（図 10）

球状握り（spherical grip）
粗大握り（power grip）
引っかけ握り（hook grip）
指尖つまみ（tip pinch）
指腹つまみ（pulp pinch）
側方つまみ（side pinch）
鍵つまみ（key pinch）

物をつかんで保持することを把握という．把握には，握りとつまみがある．手掌全体を含めた手全体で物を把持する方法を握りといい，手掌は関与せず指で物を把持する方法をつまみという．

握りには，指間を広げた状態（外転位）でボールなどをつかむ球状握り（鷲づかみ），手全体で握って大きな力を発揮できる粗大握り，母指を使わず他の手指の近位指節間関節および遠位指節間関節を屈曲位に保って手指の掌側面と手掌で鞄等を吊り下げて持つ引っかけ握りがある．

つまみには，指の参加形態によって指尖を使う指尖つまみ，指腹を使う指腹つまみ，指の側部を使う側方つまみ，母指の指腹と示指の橈側部とで保持する鍵つまみがある．

■文献

1）上羽康夫：手―その機能と解剖．金芳堂；2017．p.124-52.
2）櫛邉　勇：手関節・手指の運動学．石川 朗ほか編．運動学．15 レクチャーシリーズ理学療法・作業療法テキスト．中山書店；2012．p.43-54.
3）坪田貞子：臨床ハンドセラピィ．文光堂；2011．p.6-18.
4）中村隆一ほか：基礎運動学，第 6 版補訂．医歯薬出版；2003．p.244-5.
5）矢﨑　潔ほか：手の運動を学ぶ―手の役割と手の機能解剖との関係から運動を紐解き，臨床に活かす．三輪書店；2017．p.60-73.
6）Houglum PA, et al.：ブルンストローム臨床運動学，原著第 6 版．武田功統括監訳．医歯薬出版；2013．p.237-88.
7）Neumann DA：筋骨格系のキネシオロジー，原著第 3 版．Andrew PD ほか監訳．医歯薬出版；2018．p.243-336.
8）Norkin CC, White DJ：Measurement of Joint Motion. A Guide to Goniometry, 3rd ed. FA Davis Company；2003. p.137-75.
9）Samuels V：運動学とバイオメカニクスの基礎．黒澤和生ほか監訳．南江堂；2019．p.193-217.

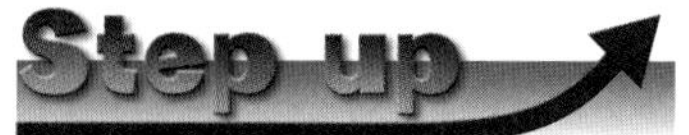

1．腱鞘

1）手掌および指の腱鞘

手指の屈筋腱は手掌および指で腱鞘（tendon sheath）に包まれている．この腱鞘には，その中が滑液に満たされて腱に栄養と潤滑を与える滑膜性腱鞘と，滑膜性腱鞘の外側を包んで屈筋腱が指節骨から浮き上がらないように保持する線維性の靱帯性腱鞘がある．

手掌側には，総指屈筋腱腱鞘，指腱鞘，長母指屈筋腱腱鞘の 3 つがある（図 1）[1]．

総指屈筋腱腱鞘は滑膜性腱鞘で，尺側滑膜性腱鞘ともいう．この腱鞘は浅指屈筋腱と深指屈筋腱を包み，小指を除いて手掌中央部で終わる．小指は指腱鞘と連続している場合が多い．

指腱鞘の滑膜性腱鞘は浅指屈筋と深指屈筋を包み，中手指節関節のやや近位部から末節骨までのびている．その外側には指全体にわたり靱帯性腱鞘があり，指節骨や掌側板に付着している．靱帯性腱鞘には，横走して輪状に取り巻く輪状滑車と斜めに交叉する十字滑車がある．また，これらには存在する部位によって番号がつけられている．輪状滑車は A（annular）1～A5 まであり，基節骨体と中節骨体に付着する A2 および A4 は，機能上特に重要な役割を果たしている．十字滑車は C（cruciform）1～C3 までである．

長母指屈筋腱腱鞘は滑膜性腱鞘で，橈側滑膜性腱鞘ともいう．長母指屈筋腱を包んでいる．

2）手背の腱区画と腱鞘

伸筋支帯の下には，伸筋支帯と橈骨・尺骨のあいだで形成される 6 つの区画（コンパートメント）があり，手関節および手指の外在伸筋腱がその区画を通って手背に至る．伸筋支帯は，手関節や手指の運動時にこれらの外在伸筋腱が弓なりにならないように防ぐ．

また，それぞれの区間を通る腱または腱群は，同一の滑膜性腱鞘により包まれている（図 2）[1]．それぞれの区画を通る筋腱は次のとおりである．

第 1 区画：長母指外転筋腱，短母指伸筋腱

第 2 区画：長橈側手根伸筋腱，短橈側手根伸筋腱

第 3 区画：長母指伸筋腱

第 4 区画：指伸筋腱，示指伸筋腱

第 5 区画：小指伸筋腱

第 6 区画：尺側手根伸筋腱

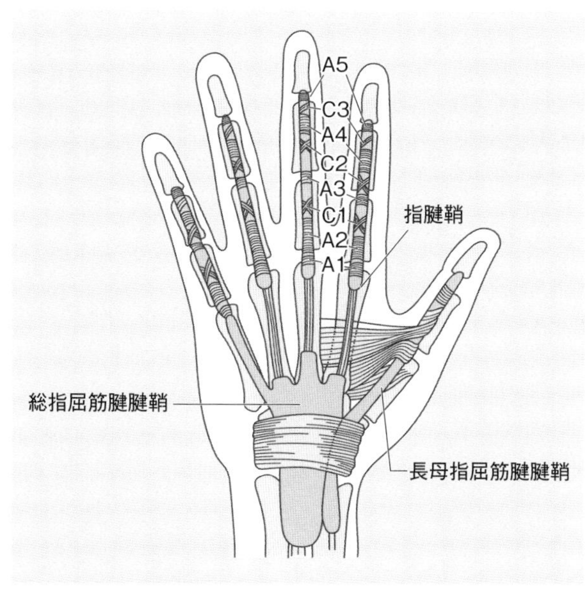

図 1　手掌側の腱鞘
（上羽康夫：手―その機能と解剖．金芳堂；2017．p.217[1] をもとに作成）

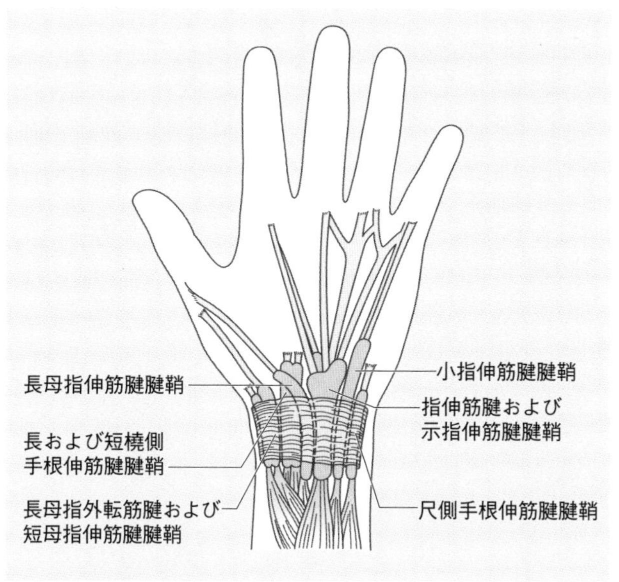

図 2　手背側の腱鞘
（上羽康夫：手―その機能と解剖．金芳堂；2017．p.219[1] をもとに作成）

LECTURE 5

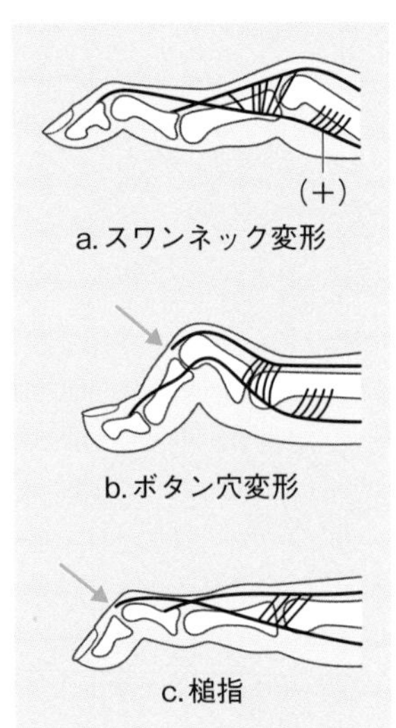

図３　指の伸展機構の機能障害による変形
（中村隆一ほか：基礎運動学，第６版補訂．医歯薬出版；2003．p.244[3)]）

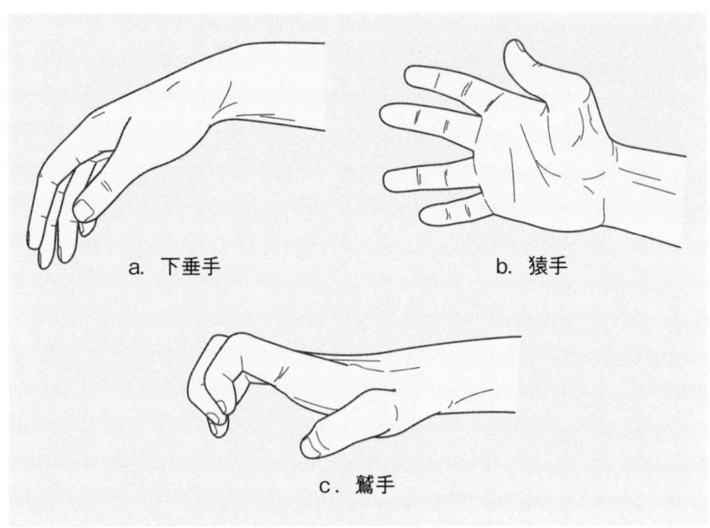

図４　上肢の末梢神経麻痺による変形
（中村隆一ほか：基礎運動学，第６版補訂．医歯薬出版；2003．p.245[3)]）

2. 手の変形

1) 指の伸展機構の機能障害による変形 （図３）[3)]

(1) スワンネック変形

近位指節間関節は過伸展位，遠位指節間関節は屈曲位を呈する変形をいう．手内在筋（骨間筋や虫様筋）の拘縮や関節の不安定性といった原因で近位指節間関節が過伸展位になると，側索は近位指節間関節の関節軸から背側に移動する．これによって，側索を介して伝わる遠位指節間関節の伸展力が弱まるとともに深指屈筋の緊張を高めるため，遠位指節間関節は屈曲する．

(2) ボタン穴変形

近位指節間関節は屈曲位，遠位指節間関節は過伸展位を呈する変形をいう．ボタン穴変形は，側索と連結する三角靱帯と中央索の断裂によって生じる．中央索が断裂すると，近位指節間関節の伸展力を失う．また，三角靱帯が断裂すると，側索は近位指節間関節の関節軸から掌側に滑ることになり，側索から伝わる力は近位指節間関節を屈曲方向に作用する．遠位指節間関節は側索の緊張によって過伸展位をとる．

(3) 槌指

終伸腱が断裂すると，遠位指節間関節は屈曲位を呈する．

2) 上肢の末梢神経麻痺による変形 （図４）[3)]

(1) 下垂手

橈骨神経麻痺によって生じる変形である．手関節の背屈と中手指節関節の伸展が不能になる．

(2) 猿手

正中神経麻痺によって生じる変形である．母指球の萎縮が著明で，母指の対立運動が困難になる．

(3) 鷲手

尺骨神経麻痺のみもしくは正中・尺骨神経麻痺によって生じる変形である．手内在筋の麻痺が起こり，手指の伸展時に尺骨神経麻痺のみで環指と小指，正中・尺骨神経麻痺で全指の中手指節関節が過伸展し，近位指節間関節および遠位指節間関節は屈曲する．

■文献

1) 上羽康夫：手―その機能と解剖．金芳堂；2017．p.212-20.
2) 坪田貞子：臨床ハンドセラピィ．文光堂；2011．p.11-4.
3) 中村隆一ほか：基礎運動学，第６版補訂．医歯薬出版；2003．p.244-5.
4) 宮本省三ほか：人間の運動学―ヒューマン・キネシオロジー．協同医書出版社；2016．p.280-2.
5) Neumann DA：筋骨格系のキネシオロジー，原著第３版．Andrew PD ほか監訳．医歯薬出版；2018．p.299-301.
6) Samuels V：運動学とバイオメカニクスの基礎．黒澤和生ほか監訳．南江堂；2019．p.205-9.

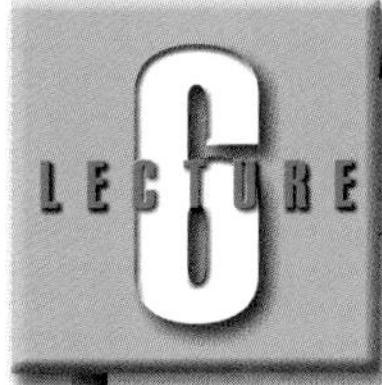

股関節の運動学

到達目標

- 股関節の関節運動を理解する.
- 股関節の関節運動に関する靱帯と筋の機能を理解する.

この講義を理解するために

この講義では，股関節における関節構造と機能について学びます．適切な理学療法・作業療法を展開するためには，その基礎となる運動学に関する知識の十分な理解が欠かせません．股関節の運動を単に覚えるのではなく，なぜそのような運動が可能なのかを股関節の構造と機能からとらえて理解することが大切です．そのためには，股関節がどのような関節構造になっているのか，股関節ではどのような関節運動が可能なのか，股関節の関節運動を靱帯や筋がどのように制御しているのかなどを正しく理解する必要があります.

股関節の運動学を学ぶにあたり，以下の項目をあらかじめ確認・整理しておきましょう.

□ 股関節の構造を復習しておく.

□ 股関節の解剖学的名称を復習しておく.

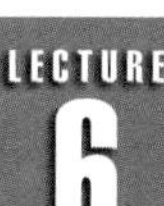

講義を終えて確認すること

□ 股関節の骨運動と関節包内運動を理解できた.

□ 股関節における靱帯と筋の機能を理解できた.

講義

1．股関節

股関節（hip joint）

股関節は人体における最大の荷重関節である．荷重を支えるために強固な支持性を有する一方で，下肢においては最も可動性がある関節である．ヒトの股関節は支持性と可動性という，異なる機能を両立させた関節である．

2．股関節の関節構造と関節運動

1）股関節の関節構造

股関節は寛骨の寛骨臼（**図 1**）と大腿骨の大腿骨頭（**図 2**）からなる関節であり，関節面の形状では臼状関節に分類される．寛骨臼には関節軟骨で覆われた馬蹄形の月状面があり，大腿骨頭は寛骨臼の月状面と接触する．寛骨臼の外縁には線維軟骨性の関節唇が付着しており，関節窩を深くすることで，股関節の安定性を高めている．

寛骨臼は外側を向いており，下方に約 45°，前方に約 20° 傾斜している（**図 3**）．大腿骨頭は内方・上方・前方方向を向いている．前額面上で大腿骨頭は大腿骨体に対して約 125° の角度を有しており（頸体角，**図 4a**），水平面上では大腿骨の遠位部に対して約 15° 前方に捻れている（前捻角，**図 4b**）．このような関節構造上，立位姿勢において大腿骨頭は寛骨臼に完全に被覆されてはおらず，前上方部分はむき出しになっている（**図 5**）．

MEMO

寛骨

寛骨とは腸骨，恥骨と坐骨が結合したもので，左右の寛骨と仙骨，尾骨を合わせて骨盤を形成する．

LECTURE 6

覚えよう！

頸体角

前額面における大腿骨頭の大腿骨体に対する角度のことを頸体角といい，成人の標準値は約 125°である．頸体角が過剰に増加した状態を外反股，過剰に減少した状態を内反股という．

覚えよう！

前捻角

大腿骨頸と大腿骨内外側顆を通る内外側軸のなす角を前捻角という．正常な前捻角は 10～20°であり，この角度が大きいものを前捻，小さいものを後捻という．

図 1　寛骨（右外側図）

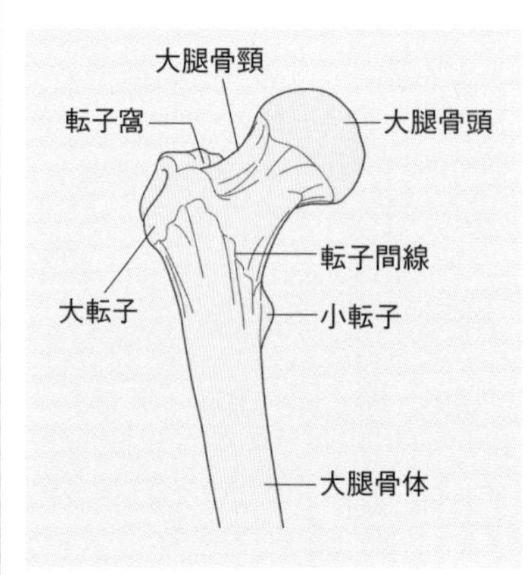

図 2　右大腿骨頭（前面図）

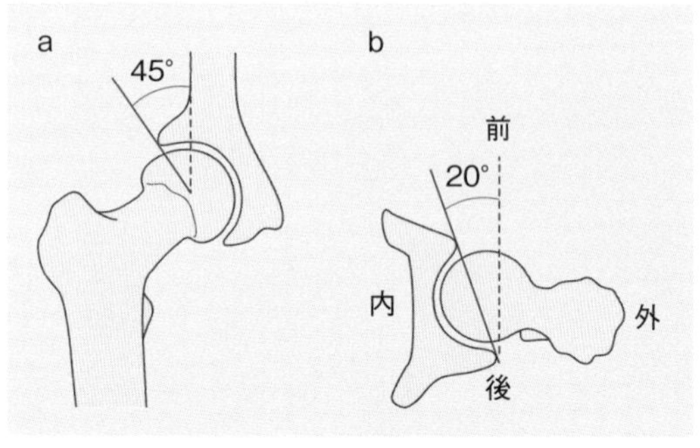

図 3　前額面と水平面における寛骨傾斜

a：前額面上の傾斜　b：水平面上の傾斜（寛骨臼前捻角）

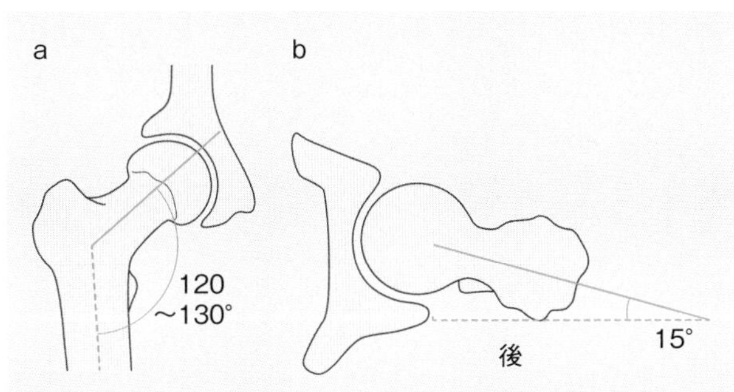

図４ 頸体角と前捻角
a：頸体角 b：前捻角

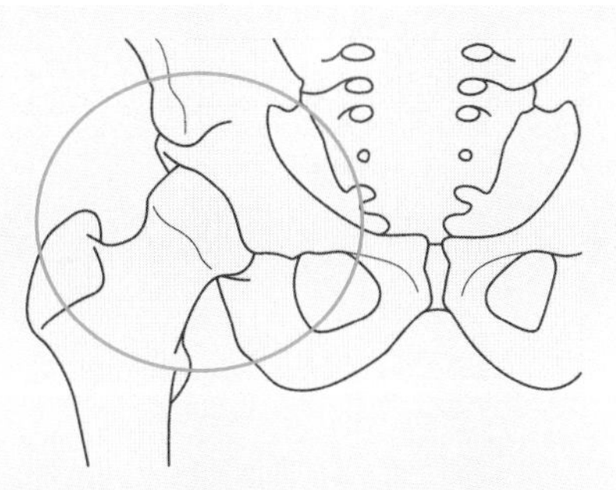

図５ 立位姿勢における骨頭被覆
大腿骨頭の前方部分は臼蓋被覆が少ない．

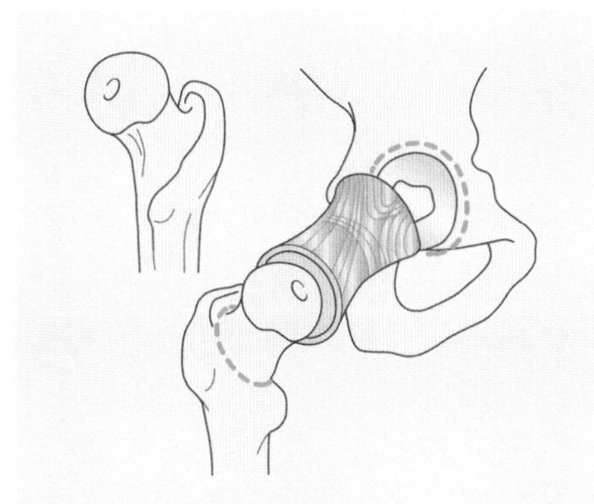

図６ 股関節の関節包

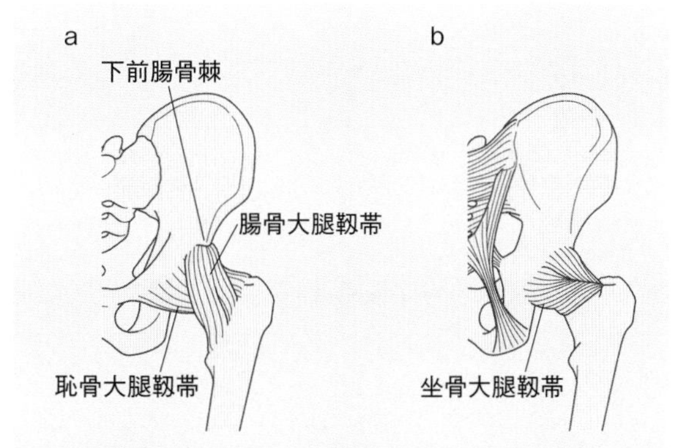

図７ 股関節周囲の主要な靱帯
a：腸骨大腿靱帯と恥骨大腿靱帯，b：坐骨大腿靱帯

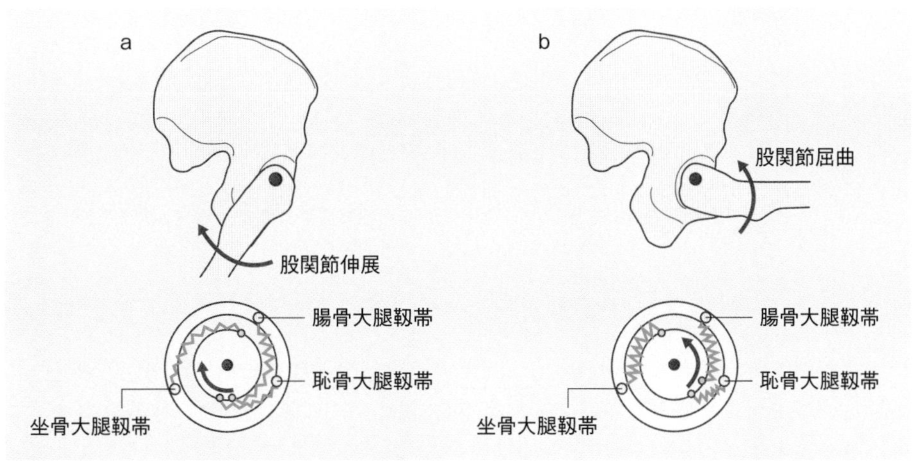

図８ 肢位による股関節周囲靱帯の緊張変化
a：股関節伸展位 b：股関節屈曲位
（下図：Kapandji IA：カラー版 カパンジー 機能解剖学Ⅱ下肢，原著第６版．塩田悦仁訳．医歯薬出版：2006．p.31 をもとに作成[14]）

立位姿勢において大腿骨頭は寛骨臼に完全に覆われてはいないため，それを補うために関節包が著しく発達している（**図６**）．さらに関節包は靱帯により補強されており，主要な靱帯として前方には腸骨大腿靱帯と恥骨大腿靱帯，後方には坐骨大腿靱帯が存在する（**図７**）．これらの靱帯は大腿骨頸部に巻き付くように付着しており，いずれの靱帯も股関節伸展位で緊張し（**図８a**）[14]，屈曲位では弛緩する（**図８b**）[14]．腸骨大腿靱帯は股関節の前方に位置する強靱な靱帯であり，上方線維束と下方線維束に分けられる．この靱帯は股関節の伸展と外旋により緊張する．また，上方線維束はとくに股関節内転で緊張する．恥骨大腿靱帯は寛骨臼の下前方に位置し，股関節伸展，

腸骨大腿靱帯
(iliofemoral ligament)

恥骨大腿靱帯
(pubofemoral ligament)

坐骨大腿靱帯
(ischiofemoral ligament)

▶15 
股関節の靱帯

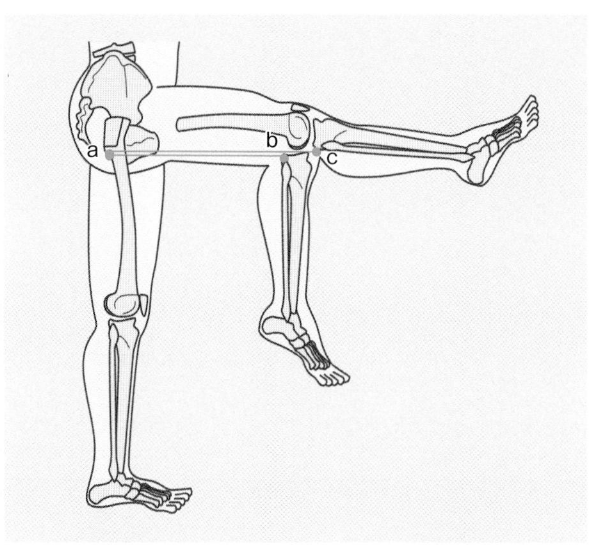

図 9　膝関節肢位によるハムストリングスの筋長の変化
a-b：膝関節屈曲位におけるハムストリングスの筋長
a-c：膝関節伸展位におけるハムストリングスの筋長
（Kapandji IA：カラー版 カパンジー 機能解剖学II．下肢，原著第 6 版．塩田悦仁訳．医歯薬出版．2006．p.147[14] をもとに作成）

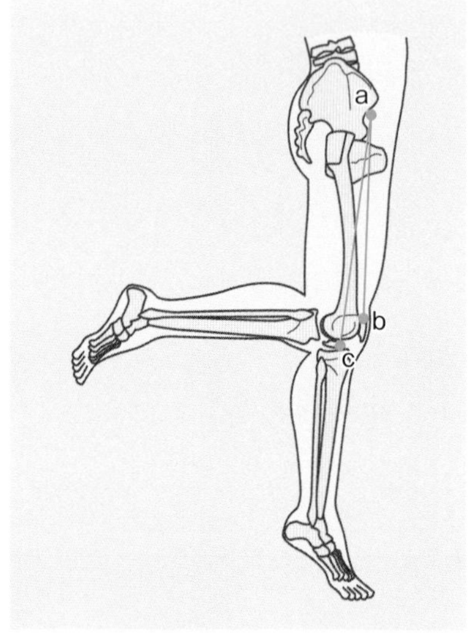

図 10　膝関節肢位による大腿直筋の筋長変化
a-b：膝関節伸展位における大腿直筋の筋長
a-c：膝関節屈曲位における大腿直筋の筋長
（Kapandji IA：カラー版 カパンジー 機能解剖学II．下肢，原著第 6 版．塩田悦仁訳．医歯薬出版．2006．p.145[14] をもとに作成）

LECTURE 6

外転，外旋で緊張する．坐骨大腿靱帯は寛骨臼後下面から外前方へ捻れるように走行し，股関節伸展，内旋，外転で緊張する．

MEMO
関節可動域表示ならびに測定法については，巻末資料の表 2 を参照．

▶16
膝関節屈曲位/伸展位における股関節屈曲角度の違い

▶17
膝関節屈曲位/伸展位における股関節伸展角度の違い

覚えよう！
ハムストリングス
ハムストリングスとは大腿二頭筋，半腱様筋，半膜様筋の総称である．大腿二頭筋短頭を除く大腿二頭筋長頭，半腱様筋，半膜様筋は二関節筋であり，股関節伸展と膝関節屈曲に作用する．

2）股関節の関節運動

股関節の骨運動には屈曲・伸展，内転・外転，内旋・外旋，およびこれらすべてを合わせた分回し運動がある．

（1）屈曲・伸展

股関節屈曲運動の可動域は膝関節肢位によって変化する．膝関節屈曲位では 120° の股関節屈曲が可能であるが，膝関節伸展位での股関節屈曲可動域は 90° に制限される．これは二関節筋であるハムストリングスが膝関節伸展位でより伸張され，他動的張力が増加するためである（**図 9**）[14]．

股関節伸展運動の可動域も膝関節肢位によって変化する．膝関節伸展位では 15° の股関節伸展が可能であるが，膝関節屈曲位での股関節伸展可動域は約 10° に制限される．これは二関節筋である大腿直筋が膝関節屈曲位でより伸張され，他動的張力が増加するためである（**図 10**）[14]．

股関節屈曲・伸展運動における関節包内運動は，大腿骨頭の軸回旋運動である（**図 11a**）．

（2）内転・外転

解剖学的肢位においては，対側下肢との接触により同側股関節を内転することはできない．対側下肢との接触を避けるように対側下肢を屈曲位や外転位にしたり，同側股関節屈曲位にして内転すると，約 20° の内転が可能となる．股関節外転運動は約 45° の可動域を有する．

股関節内転・外転の関節包内運動は，固定された骨盤上で大腿骨が動く場合，外転では寛骨臼に対して大腿骨頭が上方へ転がりながら下方へ滑る（**図 11b**）．内転では寛骨臼に対して大腿骨頭が下方へ転がりながら上方へ滑る．一方，固定された大腿骨に対して骨盤が動く場合，外転では大腿骨頭に対して寛骨臼が上方へ転がりながら滑る．内転では大腿骨頭に対して寛骨臼が下方へ転がりながら滑る．

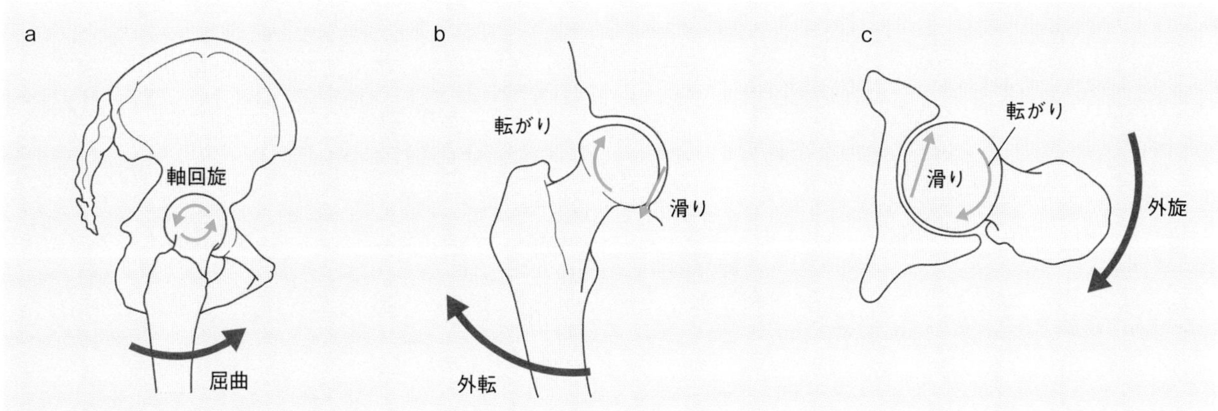

図 11　股関節（右）の関節包内運動
a：屈曲　b：外転　c：外旋

表 1　股関節の運動に関与する主な筋群

関節運動	動作筋
屈曲	腸腰筋，縫工筋，大腿筋膜張筋，大腿直筋，長内転筋，恥骨筋
伸展	大殿筋，大腿二頭筋（長頭），半腱様筋，半膜様筋，大内転筋（後部線維）
外転	中殿筋，小殿筋，大腿筋膜張筋
内転	恥骨筋，長内転筋，薄筋，短内転筋，大内転筋
内旋	特になし
外旋	大殿筋，梨状筋，内閉鎖筋，外閉鎖筋，上双子筋，下双子筋，大腿方形筋

(3) 内旋・外旋

股関節の内旋・外旋は股関節中間位と屈曲位で可動域が異なる．股関節中間位では，内旋・外旋ともに45°の可動域が得られる．股関節屈曲位では股関節周囲の靱帯が弛緩することで，内旋・外旋の可動域は大きくなる．

股関節内旋・外旋の関節包内運動は，固定された骨盤上で大腿骨が動く場合，内旋では寛骨臼に対して大腿骨頭が前方へ転がりながら後方へ滑る．外旋では寛骨臼に対して大腿骨頭が後方へ転がりながら前方へ滑る（**図 11c**）．一方，固定された大腿骨に対して骨盤が動く場合，内旋では大腿骨頭に対して寛骨臼が前方へ転がりながら滑る．外旋では大腿骨頭に対して寛骨臼が後方へ転がりながら滑る．

3. 股関節の運動に関与する筋

股関節の運動に関与する主な筋群を**表 1** に示した．

1) 股関節屈曲筋群

腸腰筋は腸骨筋と大腰筋からなり，腸骨筋は主に股関節屈曲筋として機能し，大腰筋は腰椎の安定化に機能するとされている．大腿直筋は股関節屈曲と膝関節伸展に作用する二関節筋である．腸腰筋と大腿直筋は大きな股関節屈曲トルクを発揮する筋であるが，両者は異なる股関節屈曲トルクの発揮特性を有する．腸腰筋は股関節深屈曲位で大きな股関節屈曲トルクを発揮し，股関節伸展位においても発揮トルクは維持される（**図 12a**）[2]．一方，大腿直筋は股関節屈曲 10～30° 付近で大きな股関節屈曲トルクを発揮し，股関節伸展位や股関節深屈曲位では発揮トルクが減少する（**図 12a**）[2]．また，腸腰筋は大腿骨頭の前方を回り込み小転子に付着するため，大腿骨頭を前方から支持することで骨頭の前方不安定性を制動する役割も有する（**図 13**）[5]．

腸腰筋（iliopsoas muscle）
腸骨筋（iliacus muscle）
大腰筋（psoas major muscle）
縫工筋（sartorius muscle）

LECTURE 6

MEMO
大腿筋膜張筋（tensor fasciae latae muscle）
腸脛靱帯は筋膜が肥厚した組織であり，大腿筋膜張筋が腸脛靱帯の近位部に付着を有している．腸脛靱帯は膝関節を超えて脛骨外側顆に付着するため，大腿筋膜張筋の収縮は膝関節運動にも影響する．

大腿直筋（rectus femoris muscle）
長内転筋（adductor longus muscle）
恥骨筋（pectineus muscle）
大殿筋（gluteus maximus muscle）
大腿二頭筋（biceps femoris muscle）
半腱様筋（semitendinosus muscle）
半膜様筋（semimembranosus muscle）
大内転筋（adductor mangus muscle）
中殿筋（gluteus medius muscle）
小殿筋（gluteus minimus muscle）
薄筋（gracilis muscle）
短内転筋（adductor brevis muscle）

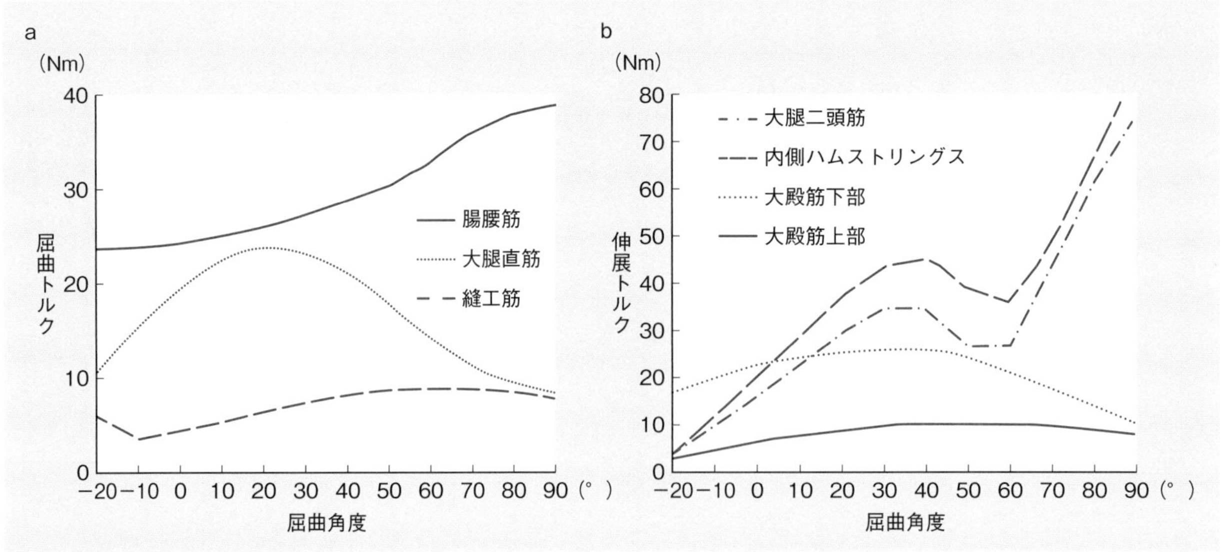

図 12 股関節周囲筋の発揮トルク
a：股関節屈曲筋 b：股関節伸展筋
(小栢進也ほか：理学療法学 2011；38 (2)：97-104[2] をもとに作成)

LECTURE 6

MEMO

梨状筋 (piriformis muscle)
梨状筋は大坐骨孔を通過する．その上方に形成される空間を梨状筋上孔とよび，上殿神経が通過する．下方に形成される空間を梨状筋下孔とよび，坐骨神経と下殿神経が通過する．これらの神経が絞扼を受けると，それぞれの神経に応じた症状が出現する．梨状筋症候群とは梨状筋と坐骨神経とのあいだで生じた絞扼性神経障害のことを称する．

内閉鎖筋
(obturator internus muscle)

外閉鎖筋
(obturator externus muscle)

上双子筋
(gemellus superior muscle)

下双子筋
(gemellus inferior muscle)

大腿方形筋
(quadratus femoris muscle)

MEMO

腸腰筋の構成筋として大腰筋，腸骨筋に加え，小腰筋も腸腰筋に含まれることがある．小腰筋は第 12 胸椎と第 1 腰椎の椎体側面とその間の椎間板から起始し，寛骨の腸恥隆起と腸骨筋膜に停止する筋である．ヒトでは半数程度で欠如しており，機能も不明な点が多いため，腸腰筋の構成筋としては省略されることがある．本講義でも省略している．

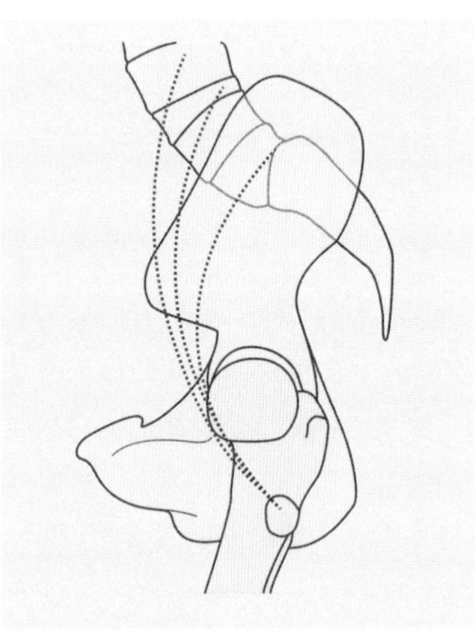

図 13 腸腰筋の走行
(整形外科リハビリテーション学会編：関節機能解剖学に基づく整形外科運動療法ナビゲーション—下肢．改訂第 2 版．メジカルビュー社；2014．p.15[5])

2) 股関節伸展筋群

大殿筋は股関節伸展作用に加えて，上部線維は股関節外転，下部線維は股関節内転作用を有する．大殿筋とハムストリングスが発揮する股関節伸展トルクの発揮特性は異なり，股関節屈曲 30〜50° ではハムストリングスは大殿筋の約 2 倍の股関節伸展トルクを発揮する (**図 12b**)[2]．しかし，股関節伸展位においてハムストリングスが発揮する伸展トルクは急激に減少し，大殿筋よりも小さくなる．そのため股関節伸展位での股関節伸展トルクの発揮には，大殿筋の貢献が相対的に大きくなる (**図 12b**)[2]．

3) 股関節外転筋群

中殿筋は前部線維，中部線維，後部線維に分けられる．前部線維は股関節外転に加え，内旋作用を有する．一方，後部線維は股関節外転に加え，外旋作用を有する．大腿筋膜張筋は股関節の前外側に位置し，股関節の外転に加えて，屈曲と内旋作用を有する．

片脚立位や歩行など片脚で支持した際には，股関節外転筋の働きにより骨盤を水平位に保つことが可能となる．支持側股関節外転筋に筋力低下があると，骨盤を水平位に保てず反対側に骨盤が下方傾斜 (下制) してしまう．この現象をトレンデレンブル

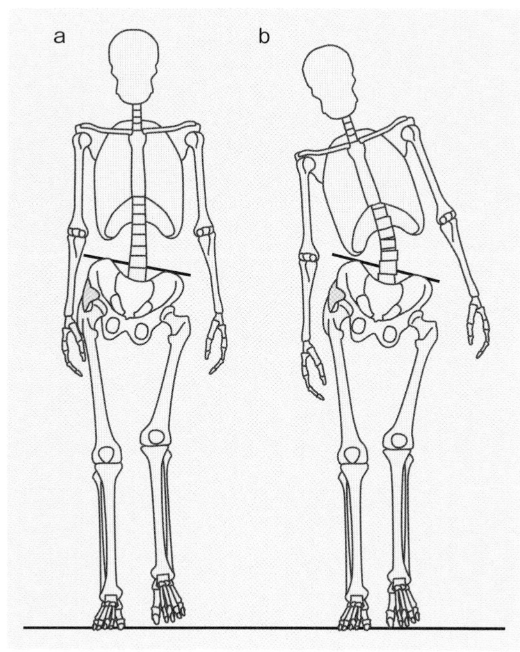

図 14 トレンデレンブルグ徴候とデュシェンヌ徴候

a：トレンデレンブルグ徴候 b：デュシェンヌ徴候

（Gotz-Neumann K. 月城慶一ほか訳：観察による歩行分析. 医学書院；2005. p.151[13] を参考に作成）

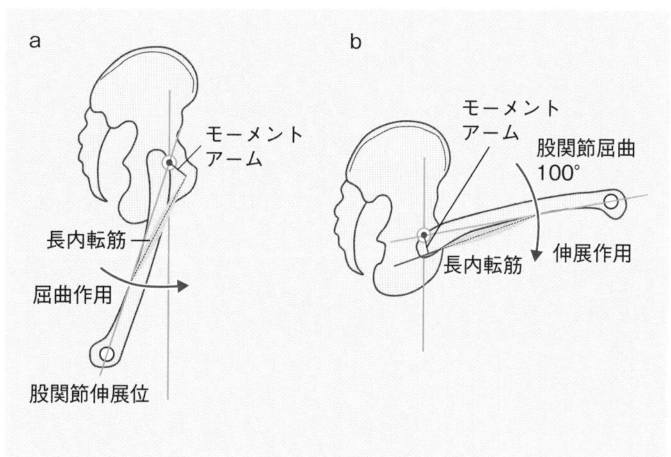

図 15 股関節肢位による長内転筋の作用変化

a：股関節伸展位（45°以下の屈曲位または伸展位），b：股関節屈曲位（60°以上の屈曲位）

（Castaing J：図解 関節・運動器の機能解剖，下肢巻．井原秀俊訳．協同医書出版社．1986．p.47[11] をもとに作成）

LECTURE 6

グ徴候という（**図 14a**）[13]．また，反対側への骨盤の下方傾斜に対し，身体の平衡を保つために支持側に体幹を側屈させる現象が生じることがあり，これをデュシェンヌ徴候という（**図 14b**）[13]．

▶18 トレンデレンブルグ徴候とデュシェンヌ徴候

MEMO

スカルパ三角

鼠径靱帯と長内転筋，縫工筋で囲まれた三角形の領域をスカルパ三角という．スカルパ三角内の領域には大腿骨頭と大腿動脈，大腿静脈，大腿神経が存在する．

4）股関節内転筋群

大内転筋は前部線維と後部線維に分けられ，後部線維には股関節伸展作用がある．長内転筋は股関節内転作用のほかに，股関節屈曲・伸展作用を有する．短内転筋は長内転筋と同様に，股関節内転作用とともに股関節屈曲および伸展作用を有する．恥骨筋は股関節内転作用のほかに股関節屈曲，内旋作用を有する．薄筋は股関節内転作用のほかに股関節屈曲，外旋作用を有する．また，薄筋は膝関節屈曲，内旋にも作用する二関節筋である．

股関節内転筋群は股関節屈曲，伸展角度の変化により，矢状面上の作用方向が変化する．長内転筋は股関節屈曲 45～60°を境に矢状面上の作用方向が逆転し，60°以上の股関節屈曲位では股関節伸展作用を有し，45°以下の股関節屈曲位や股関節伸展位では股関節屈曲作用を有する．これは股関節屈曲角度が 60°を超えると，長内転筋の力線は股関節内外側軸の後方へと位置することで股関節伸展方向へのモーメントアームを有し，45°以下の股関節屈曲位や股関節伸展位となると，長内転筋の力線は股関節内外側軸の前方へと位置することで股関節屈曲方向へのモーメントアームを有するためである（**図 15**）[11]．

5）股関節内旋筋群

股関節内旋を主作用とする股関節周囲筋は存在せず，小殿筋前部線維，中殿筋前部線維，大腿筋膜張筋，長内転筋，短内転筋，恥骨筋が補助的に股関節内旋に作用する．内旋筋による股関節内旋トルクは，股関節屈曲 90°に近づくほど大きくなる．

6）股関節外旋筋群

梨状筋，内閉鎖筋，外閉鎖筋，上双子筋，下双子筋，大腿方形筋は総称して深層外旋六筋とよばれる．これらの筋は股関節後面の深層にあり，股関節の動的安定化に寄

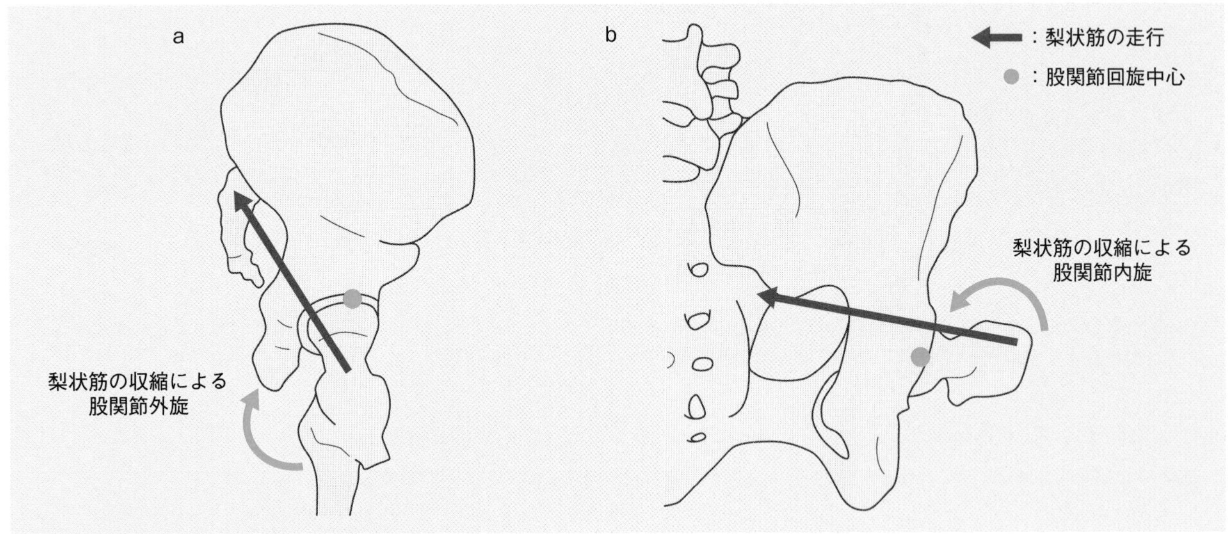

図 16　股関節の肢位と梨状筋の回旋作用
a：股関節屈曲 0°，b：股関節屈曲 90°.
（林　典雄監：股関節拘縮の評価と運動療法．運動と医学の出版社：2020．p.31[9] をもとに作成）

LECTURE 6

MEMO

股関節の代表的な障害

変形性股関節症：変形性股関節症は股関節における荷重ストレスの繰り返しによる関節軟骨の変性を基盤とした進行性疾患である．変形性関節症は，老化などの全身的要因に起因して生じる一次性関節症と，先行疾患や障害に起因して生じる二次性関節症に分けられる．本邦においては，臼蓋形成不全などの関節構造上の問題に起因して生じる二次性の変形性股関節症が多い．変形性股関節症の主な症状は疼痛，可動域制限，筋力低下，日常生活活動の低下などである．股関節可動域制限が強くなると，下衣，靴下の着脱や爪切り動作などといった日常生活活動に影響が生じうる．

臼蓋形成不全：臼蓋形成不全（寛骨臼形成不全）は，一般にX線画像における寛骨臼外側の低形成として定義される．大腿骨頭に対する臼蓋の被覆度が減少することで，股関節の荷重面積は減少し，局所的な応力増加を引き起こした結果，二次性の変形性股関節症へと移行しうる．臼蓋形成不全は，変形性股関節症における前股関節症である．

与する．股関節外旋筋群は股関節屈曲，伸展角度の変化により回旋作用が変化する．例えば梨状筋は股関節屈曲・伸展中間位では外旋作用を有するが（**図 16a**）[9]，股関節屈曲 90° では内旋作用を有する（**図 16b**）[9]．これは矢状面上の股関節角度の変化により，回旋軸に対する筋の走行が変化するためである（**図 16**）[9]．

■文献

1) 市橋則明編：身体運動学—関節の制御機構と筋機能．メジカルビュー社；2017．p.184-218.
2) 小栢進也ほか：関節角度の違いによる股関節周囲筋の発揮筋力の変化—数学的モデルを用いた解析．理学療法学 2011；38（2）：97-104.
3) 熊谷匡晃：股関節拘縮の評価と運動療法．林　典雄ほか監．運動と医学の出版社；2020．p.10-44, 46-66.
4) 庄司剛士：寛骨臼形成不全股の動的評価—エコーを用いて．MB Orthop 2022；35（11）：21-28.
5) 整形外科リハビリテーション学会編：関節機能解剖学に基づく整形外科運動療法ナビゲーション—下肢，改訂第 2 版．メジカルビュー社；2014．p.2-5, 14-17.
6) 建内宏重：股関節—協調と分散から捉える．ヒューマン・プレス；2020．p.2-16, 51-65.
7) 永井　聡ほか編：股関節理学療法マネジメント—機能障害の原因を探るための臨床思考を紐解く．メジカルビュー社；2017．p.13-20，84-102.
8) 日本理学療法士協会：股関節機能障害理学療法ガイドライン（第 2 版）．理学療法ガイドライン．https://www.jspt.or.jp/guideline/2nd/
9) 林　典雄監：股関節拘縮の評価と運動療法．運動と医学の出版社；2020．p.10-66.
10) 細田多穂監：運動器障害理学療法学テキスト，改訂第 3 版．南江堂；2021．p.17-25, 67-76.
11) Castaing J：図解 関節・運動器の機能解剖，下肢巻．井原秀俊訳．協同医書出版；1986．p.3-59.
12) Ducroquet RJ：歩行と跛行—正常および病的歩行の研究．鈴木良平訳．医歯薬出版；1973．p.178-9.
13) Gotz-Neumann K：観察による歩行分析．月城慶一ほか訳．医学書院；2005．p.150-1.
14) Kapandji IA：カラー版カパンジー機能解剖学．Ⅱ下肢．塩田悦仁訳，原著第 6 版．医歯薬出版；2006．p.2-65, 114-7.
15) Neumann DA：筋骨格系のキネシオロジー，原著第 3 版．Andrew PD ほか監訳．医歯薬出版；2018．p.523-88.
16) Oatis CA：オーチスのキネシオロジー—身体運動の力学と病態力学，原著第 2 版．山崎　敦ほか監訳．ラウンドフラット；2012．p.718-39.

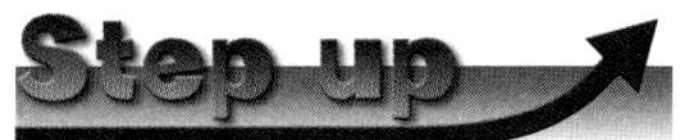

1. 矢状面における股関節筋群の機能が骨盤・腰椎アライメントに及ぼす影響（図1）[6]

股関節屈曲，伸展に作用する筋群の機能障害は矢状面での骨盤および腰椎アライメントに影響する．腸腰筋や大腿直筋といった股関節屈筋群の短縮は，骨盤前傾と腰椎前彎の増大を招く．一方，大殿筋やハムストリングスといった股関節伸筋群の短縮は，骨盤後傾と腰椎前彎の減少を招くことがある．

2. 骨盤アライメントが股関節接触面積，股関節応力に及ぼす影響

股関節接触面積は，矢状面・前額面の骨盤アライメントの影響を受ける．立位姿勢において，矢状面上で骨盤が前傾し，股関節が屈曲位となると，臼蓋被覆度が増加し股関節接触面積は増加する（図2a）[3]．一方，骨盤が後傾し股関節が伸展位となると，臼蓋被覆度が減少し股関節接触面積は減少する（図2b）[3]．また，前額面においては歩行などの荷重時に，立脚側の骨盤が挙上し遊脚側の骨盤が下制することで，立脚側股関節が内転位となると股関節接触面積は減少する（図3a）[4]．一方，立脚側の骨盤が下制し遊脚側の骨盤が挙上することで，立脚側股関節が外転位となると股関節接触面積は増加する（図3b）[4]．

LECTURE 6

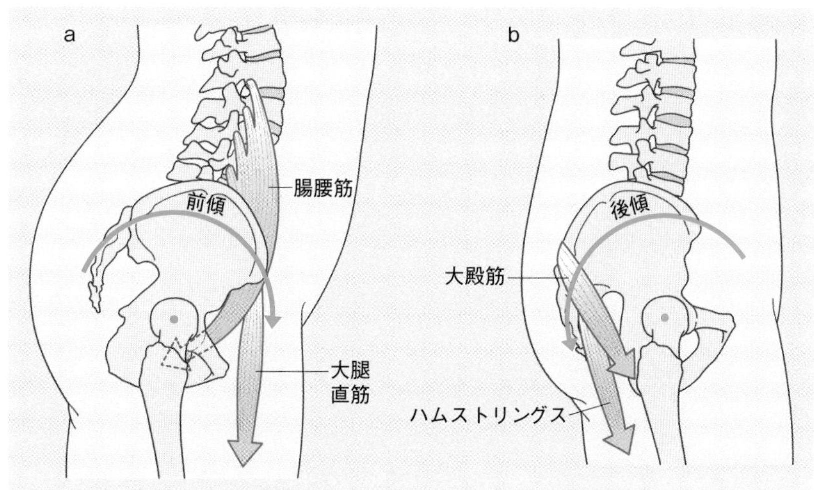

図1 股関節周囲筋の短縮と骨盤・腰椎アライメントの変化
a：股関節屈筋群の短縮による骨盤前傾と腰椎前彎増加
b：股関節伸筋群の短縮による骨盤後傾と腰椎前彎減少
（Neumann DA：筋骨格系のキネシオロジー，原著第3版．Andrew PD ほか監訳．医歯薬出版；2018．p.548，556[6] をもとに作成）

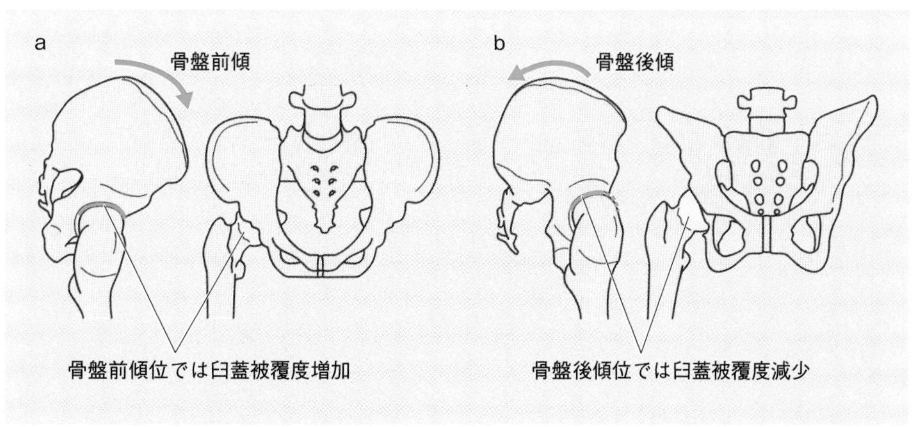

図2 矢状面上の骨盤傾斜と臼蓋被覆度
a：骨盤前傾位 b：骨盤後傾位
（a，b の各右図：整形外科リハビリテーション学会編：関節機能解剖学に基づく整形外科運動療法ナビゲーション―下肢，改訂第2版．メジカルビュー社；2014．p.15[3]）

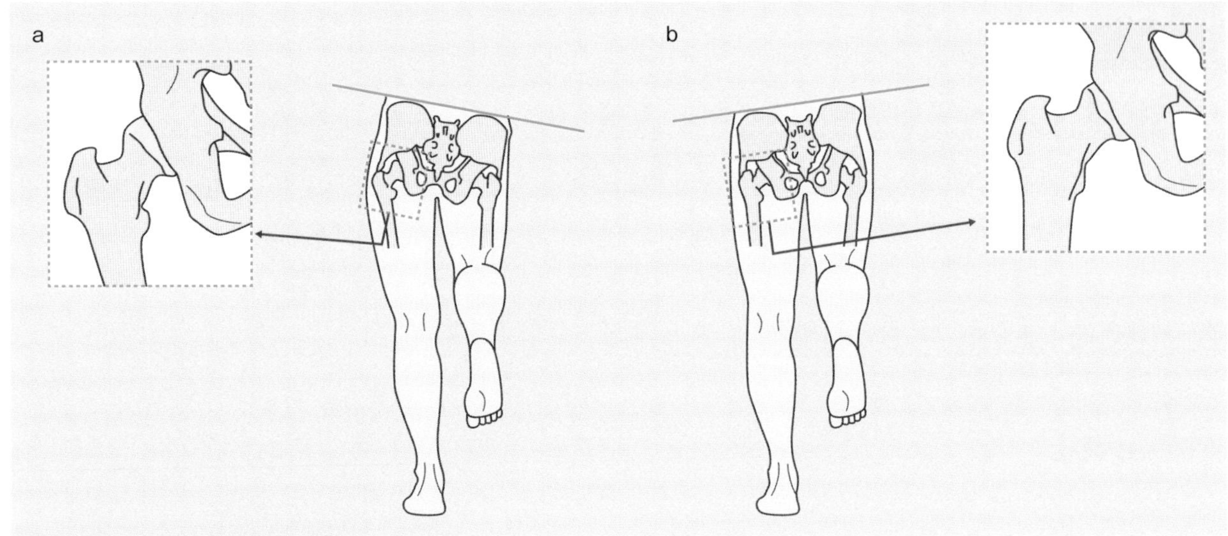

図３　前額面上の骨盤傾斜と股関節接触面積
a：立脚側骨盤挙上，遊脚側骨盤下制により股関節接触面積減少　b：立脚側骨盤下制，遊脚側骨盤挙上により股関節接触面積増加
（永井　聡ほか編：股関節理学療法マネジメント―機能障害の原因を探るための臨床思考を紐解く．メジカルビュー社；2017．p.88[4] をもとに作成）

LECTURE 6

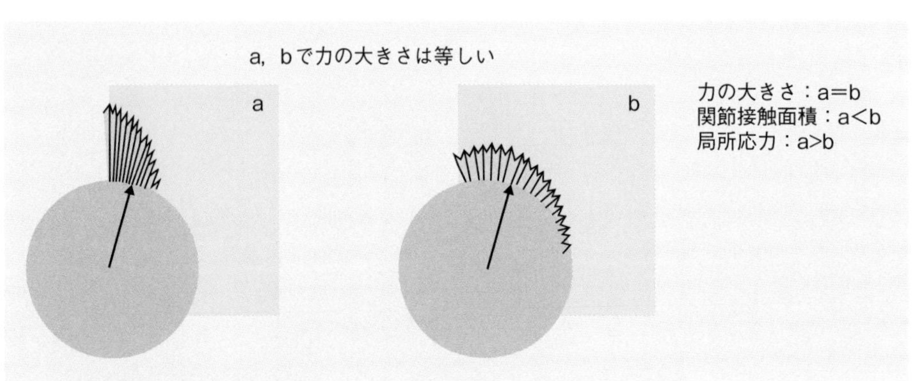

図４　関節接触面積と応力の関係
aとbでは力の大きさは等しいが，関節接触面積の違いにより応力分布は異なる．
（山崎　敦ほか：J Clin Phys Ther 2009；12：51-5[5] をもとに作成）

上述した股関節接触面積の変化は股関節に加わる関節応力に影響する．関節応力とは関節面に分布する局所的な力の大きさのことであり，股関節全体に作用する力の総和である股関節合力と分けて考えることができる．矢状面・前額面上の骨盤アライメントの変化により股関節接触面積が減少すると，たとえ関節に加わる関節合力の大きさが等しくとも，荷重を支持する面積が小さくなるため，部分的な関節応力の集中が生じる（図４）[5]．変形性股関節症などにおける軟骨の変性には関節合力よりも，関節応力が影響するとされている．

■文献

1）市橋則明編：身体運動学―関節の制御機構と筋機能．メジカルビュー社；2017．p.194-6.
2）熊谷匡晃：股関節拘縮の評価と運動療法．林　典雄ほか監．運動と医学の出版社；2020．p.58-60.
3）整形外科リハビリテーション学会編：関節機能解剖学に基づく整形外科運動療法ナビゲーション―下肢，改訂第２版．メジカルビュー社；2014．p.14-5.
4）永井　聡ほか編：股関節理学療法マネジメント―機能障害の原因を探るための臨床思考を紐解く．メジカルビュー社；2017．p.88-9.
5）山崎　敦ほか：股関節のバイオメカニクス．J Clin Phys Ther 2009；12：51-5.
6）Neumann DA：筋骨格系のキネシオロジー，原著第３版．Andrew PD ほか監訳．医歯薬出版；2018．p.546-8, 555-6.

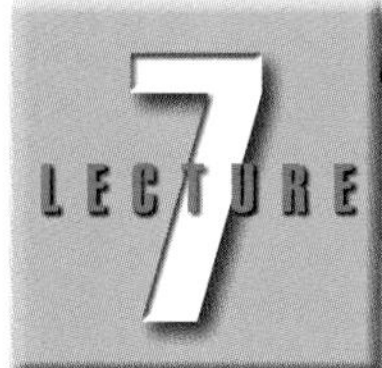

LECTURE 7 膝関節の運動学

到達目標

- 膝関節の関節運動を理解する.
- 膝関節の関節運動と靱帯と筋の機能を理解する.

この講義を理解するために

この講義では，膝関節における関節構造と機能について学びます．適切な理学療法・作業療法を展開するためには，その基礎となる運動学に関する知識の十分な理解が欠かせません．膝関節の運動を単に覚えるのではなく，なぜそのような運動が可能なのかを膝関節の構造と機能からとらえて理解することが大切です．そのためには，膝関節がどのような関節構造になっているのか，膝関節ではどのような関節運動が可能なのか，膝関節の関節運動を靱帯や筋がどのように制御しているのかなどを正しく理解する必要があります.

膝関節の運動学を学ぶにあたり，以下の項目をあらかじめ確認・整理しておきましょう.

□膝関節の構造を復習しておく.

□膝関節の解剖学的名称を復習しておく.

講義を終えて確認すること

□膝関節の骨運動と関節包内運動を理解できた.

□膝関節における靱帯と筋の機能を理解できた.

講義

膝関節（knee joint）
膝蓋大腿関節
（patellofemoral joint）
脛骨大腿関節
（tibiofemoral joint）

覚えよう！

膝関節のアライメントの指標として大腿脛骨角（femorotibial angle：FTA）があげられる．FTAは大腿骨長軸と下腿骨長軸のなす角度であり，健常人のFTAは外側に約175～178°とされている．したがって，健常人における膝関節は軽度外反位となり，これは生理的外反とよばれる．FTAが170°以下である場合を外反膝，180°以上である場合を内反膝という．

MEMO

膝関節の周囲には靭帯以外にも関節包が存在する．膝関節の関節包は脛骨大腿関節と膝蓋大腿関節を包んでいる．

1．膝関節

膝関節は脛骨大腿関節と膝蓋大腿関節から構成される．膝関節は体重を支持しながらも，大きな可動性を有する関節である（**図1**）．

2．膝関節の関節構造と関節運動

1）膝関節の関節構造

（1）脛骨大腿関節

脛骨大腿関節は大腿骨の内側顆と外側顆，脛骨の内側顆と外側顆の上面が関節面を形成し（**図2**）[16]，関節面は内側と外側に区分される．関節面の形状からみると膝関節は顆状関節に分類される．大腿骨顆部は内側・外側ともに凸の形状であるのに対し，脛骨の関節面は内側ではほぼ平坦か，わずかに凹の形状，外側ではわずかに凸の形状である（**図3**）[2]．そのため，大腿骨顆部と脛骨顆部の適合性は内側のほうが外側よりも優れており，外側ではより不安定な状態となる．関節を構成する骨形態からみると膝関節は不安定な状態にあり，関節包，靱帯，半月，筋によって安定性を高めている．また，大腿骨顆部は前後方向に長い楕円形をしているため，膝関節伸展位では大腿骨顆部と脛骨顆部の接触面積が増加し，膝関節屈曲位では大腿骨顆部と脛骨顆部の接触面積が減少する（**図4**）[8]．接触面積の減少は，関節軟骨における局所応力の増加に関与しうる．

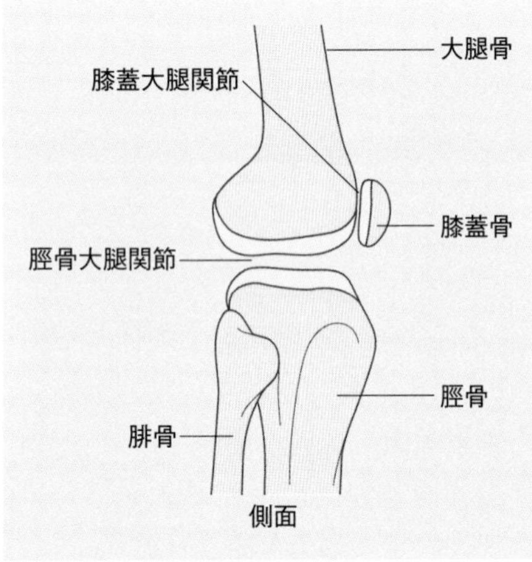

図1　膝関節の骨構造（側面）

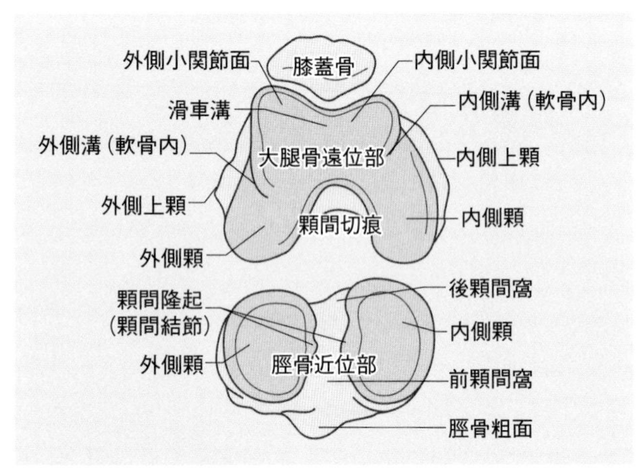

図2　関節面の骨構造
（Neumann DA：筋骨格系のキネシオロジー，原著第3版．Andrew PD ほか監訳．医歯薬出版：2018．p.590[16]）

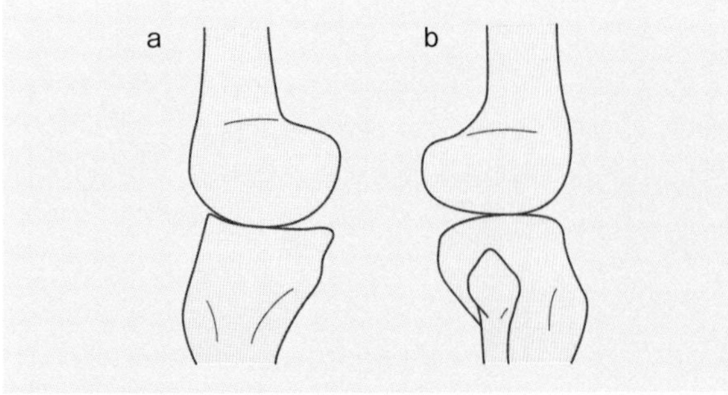

図3　内側・外側における関節面の比較
a：内側．脛骨の関節面はほぼ平坦か，わずかに凹状．
b：外側．脛骨の関節面は凸状．
（石井慎一郎編：膝関節機能障害のリハビリテーション．痛みの理学療法シリーズ．羊土社；2022．p.46[2] をもとに作成）

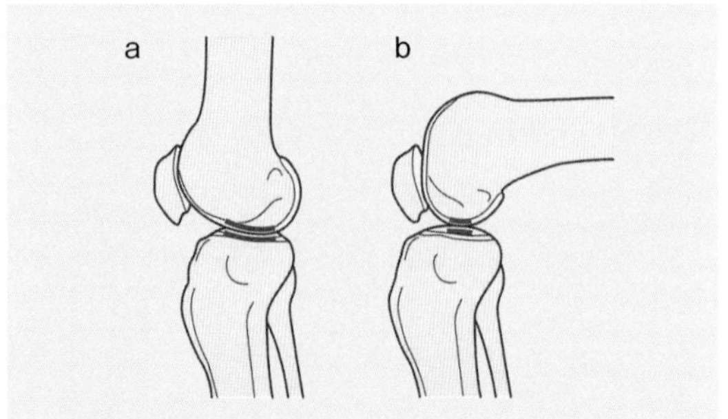

図4　膝関節角度変化による関節接触面積の変化
a：膝関節伸展位　b：膝関節屈曲位
（林　典雄監：膝関節拘縮の評価と運動療法．運動と医学の出版社；2020．p.18[8] をもとに作成）

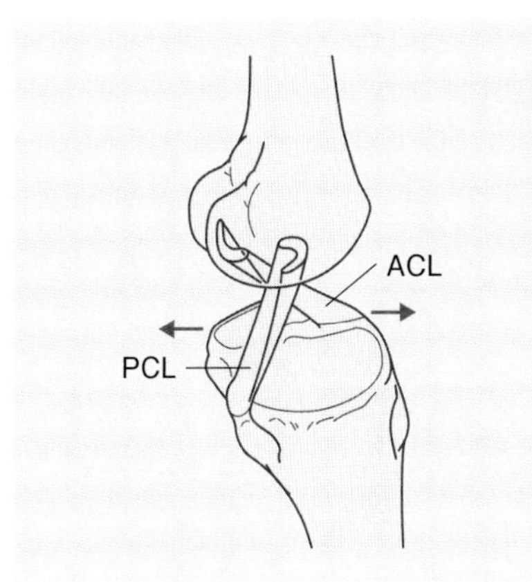

図5 前十字靱帯（ACL）と後十字靱帯（PCL）による膝関節前後方向の安定化

（Oatis CA：オーチスのキネシオロジー――身体運動の力学と病態力学．原著第2版．山崎 敦ほか監訳．ラウンドフラット；2012．p.767[17]）

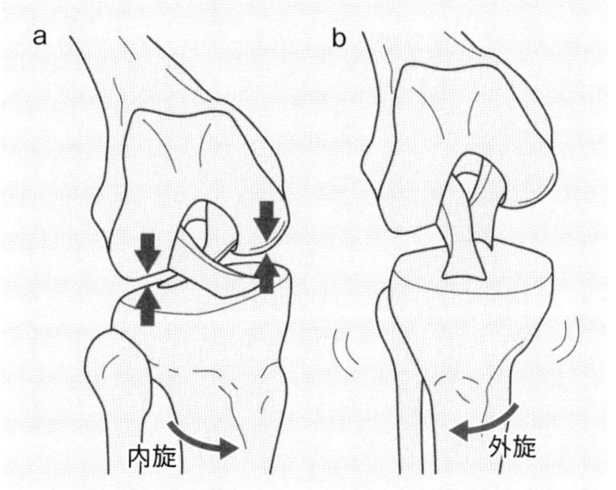

図6 膝関節回旋による前十字靱帯（ACL）と後十字靱帯（PCL）の緊張

a：膝関節内旋によりACLとPCLが捻じれ，靱帯は緊張し，関節面は互いに押し付けられる．

b：膝関節外旋によりACLとPCLの捻じれが緩み，関節面は開大する．

（石井慎一郎編：膝関節機能障害のリハビリテーション．痛みの理学療法シリーズ．羊土社；2022．p.181[2]）

(2) 膝蓋大腿関節

膝蓋大腿関節は膝蓋骨の後面と大腿骨顆間溝により構成される．

(3) 膝関節周囲の靱帯

膝蓋靱帯は膝蓋骨尖より起始し，脛骨の脛骨粗面に停止する．膝蓋靱帯は大腿四頭筋が発揮した張力を，膝蓋骨を介して脛骨に伝達する機能を有する．また，膝蓋靱帯は膝関節屈曲により緊張する．

前十字靱帯（ACL）は脛骨の前顆間区から大腿骨外側顆の内側に付着する．ACLは機能的に前内側線維束と後外側線維束の2つの線維束に分けられる．ACLは矢状面の可動域のどの点においても一部の線維は比較的緊張しているが，伸展位ではとくに後外側線維束が緊張し，屈曲位では前内側線維束が緊張する．ACLは主に脛骨の前方変位を制動し（**図5**）[17]，膝関節の過度な伸展や内反・外反および軸回旋の制動にも関与する．

後十字靱帯（PCL）は脛骨の後顆間区から大腿骨内側顆の外側面に付着する．PCLは前外側線維束と後内側線維束の2つの線維束に分けられる．PCLの大部分は膝関節が屈曲するほどに緊張を増加させるが，膝関節屈曲位ではとくに前外側線維束が緊張し，膝関節伸展位では後内側線維束が緊張する．PCLは主に脛骨の後方変位や膝関節屈曲を制動し（**図5**）[17]，膝関節の過度な内反・外反および軸回旋の制動にも関与する．

ACLとPCLは膝関節回旋の制動にも関与する．膝関節内旋時にはACLとPCLが巻き付き，靱帯の緊張が増加し，関節面は互いに押し付けられる（**図6a**）[2]．一方，膝関節外旋時にはACLとPCLの互いの巻き付きは緩み，関節面は開大する（**図6b**）[2]．

内側側副靱帯（MCL）は大腿骨内側上顆から起こり，脛骨内側顆に停止する（**図7a**）[12]．MCLは浅層部と深層部に分けられ，深層部の線維は後内側関節包，内側半月板および半膜様筋に付着を有する．MCLは主に膝関節外反を制動し（**図8**）[11]，膝関節の伸展および外旋の制動にも関与する．

外側側副靱帯（LCL）は大腿骨外側上顆から起こり，腓骨頭に停止する（**図7b**）[12]．LCLはMCLと異なり，半月板との付着をもたない．LCLは主に膝関節内反を制動し（**図8**）[11]，膝関節の伸展および外旋の制動にも関与する．

MEMO

膝蓋骨

膝蓋骨は三角形をしており，頭側は膝蓋骨底，尾側を膝蓋骨尖とよぶ．

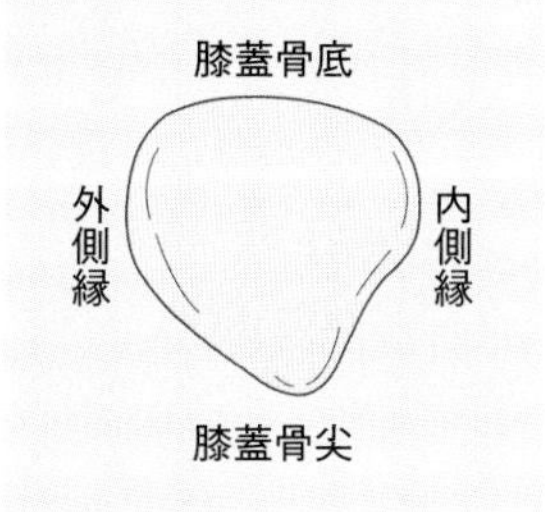

MEMO

膝蓋骨による内的モーメントアームの増加

膝蓋骨がある場合はない場合に比べて，大腿四頭筋のモーメントアームが増大する．そのため，膝蓋骨があることで大腿四頭筋の収縮で生じる膝関節伸展トルクが増加する．

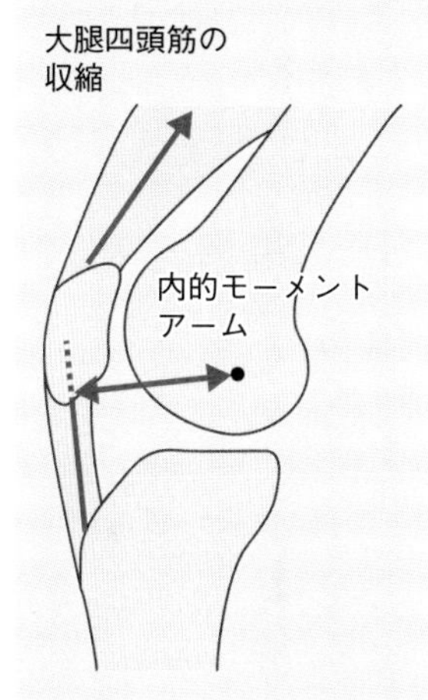

（Castaing J：図解 関節・運動器の機能解剖，下肢巻．井原秀俊訳．協同医書出版社；1986．p.100[13]をもとに作成）

MEMO

前十字靱帯（anterior cruciate ligament：ACL）損傷はスポーツ障害のなかで比較的多くみられる外傷の一つである．ACLに加えて，内側半月板，内側側副靱帯の3者の同時損傷をunhappy triadと称する．ACL損傷に対する徒手的検査法として，前方引き出しテスト，ラックマンテストがある．

MEMO

後十字靱帯（posterior cruciate ligament：PCL）損傷は前方からタックルされて膝を圧迫したりなど，脛骨が過度に後方に押し出されたときに受傷する．PCL損傷に対する徒手的検査法は，後方引き出しテストが代表的である．

MEMO
内側側副靱帯（medial collateral ligament：MCL）は膝関節に過度な外反ストレスが加わることで損傷する．MCL損傷に対する徒手的検査法は，外反ストレステストが代表的である．

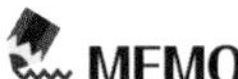
MEMO
外側側副靱帯（lateral collateral ligament：LCL）は膝関節に過度な内反ストレスが加わることで損傷する．LCL損傷に対する徒手的検査法は，内反ストレステストが代表的である．

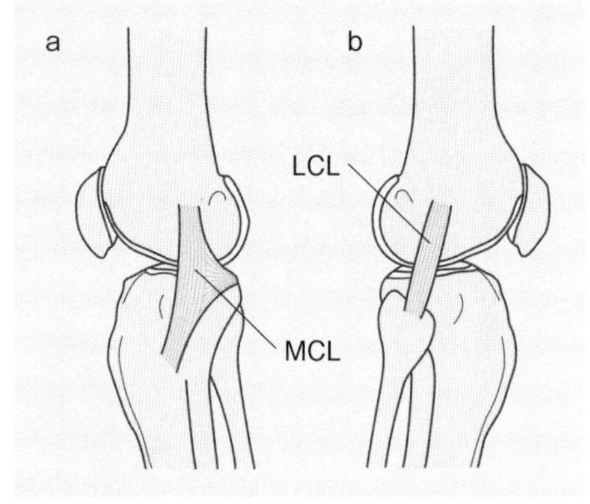

図7　側副靱帯
a：内側面　b：外側面
（山田英司：変形性膝関節症の保存療法．運動と医学の出版社；2022．p.66[12]）

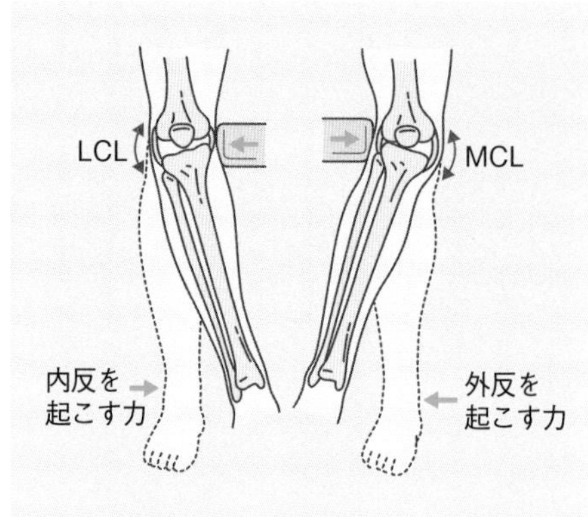

図8　側副靱帯による内反・外反の制動
（宮本省三ほか：人間の運動学—ヒューマン・キネシオロジー．共同医書出版社：p.307[11] をもとに作成）

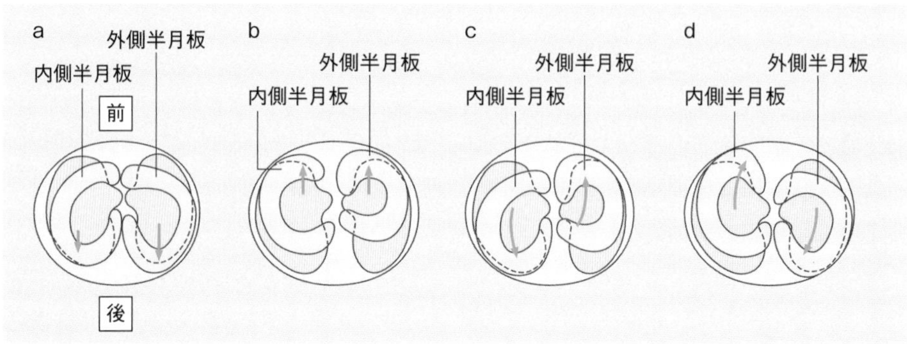

図9　半月板の移動
a：屈曲　b：伸展　c：外旋　d：内旋
（Kapandji IA：カラー版カパンジー機能解剖学．Ⅱ下肢，原著第6版．塩田悦仁訳．医歯薬出版；2006．p.98-101[14]）

▶19
膝関節の靱帯

MEMO
内側半月板は内側側副靱帯および関節包と付着するが，外側半月板は半月板や関節包との付着をもたない．そのため，半月板の可動性は内側半月板に比べて外側半月板で大きい．

MEMO
膝関節におけるその他の滑液包としては膝窩筋包，浅・深膝蓋下包，膝蓋前滑液包があげられる．これらの滑液包には腱の動きによる摩擦を少なくする機能がある．

MEMO
膝関節におけるその他の脂肪体としては，膝蓋上脂肪体，大腿前脂肪体が存在し，周辺組織の滑走性維持などの機能をもつ．

MEMO
膝蓋下脂肪体は膝蓋靱帯の深部にあり，膝関節の動きに応じて変形することで，関節の緩衝作用や，関節軟骨と膝蓋靱帯の摩擦を軽減する作用がある．外傷やオーバーユースによる炎症で膝前面部痛の原因となる．

(4) 半月板

内側・外側半月板は膝関節内に位置する三日月状の線維性軟骨である．半月板は膝関節運動に伴い，それぞれ前後方向に移動する．膝関節が屈曲すると両側の半月板は後方に移動し（**図9a**）[14]，膝関節が伸展すると前方に移動する（**図9b**）[14]．膝関節の回旋では，膝関節外旋時に内側半月板は後方へ，外側半月板は前方に移動する（**図9c**）[14]．膝関節内旋時には内側半月板は前方へ，外側半月板は後方に移動する（**図9d**）[14]．

(5) 滑液包，脂肪体

膝蓋上包は大腿骨顆部と膝蓋骨をつなぐ滑液包である．膝関節伸展位で膝蓋上包は二重膜構造を呈しているが（**図10a**）[2]，膝関節屈曲位では膝蓋骨が下方へと滑ることで，単膜構造へと変化する（**図10b**）[2]．膝蓋上包は膝蓋骨の長軸移動を円滑化する役目をもつ．

膝蓋下脂肪体は膝蓋靱帯の深部の間隙を埋めるように存在し（**図11**），内側・外側まで広がりを有しており，膝蓋骨の側面まで分布する．膝関節伸展運動時に膝蓋下脂肪体は前方へと移動し（**図12**）[12]，膝関節屈曲運動時には後方へと移動して，脛骨大腿関節内に流れ込むように動く．

2) 膝関節の関節運動

(1) 脛骨大腿関節の骨運動と関節包内運動

膝関節の骨運動には屈曲・伸展と内旋・外旋がある．関節包内運動は固定された大腿骨上で脛骨が動く場合と，固定された脛骨上で大腿骨が動く場合で，転がり・滑り

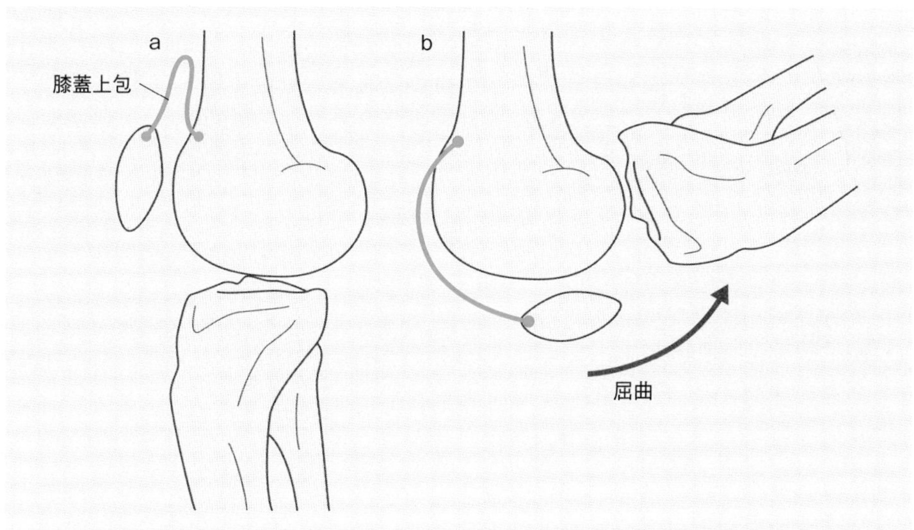

図 10　膝蓋上包の膜構造変化
a：膝関節伸展位では膝蓋上包は二重膜構造となる．
b：膝関節屈曲位では膝蓋上包は単膜構造となる．
（石井慎一郎編：膝関節機能障害のリハビリテーション．痛みの理学療法シリーズ．羊土社；2022．p.28[2] をもとに作成）

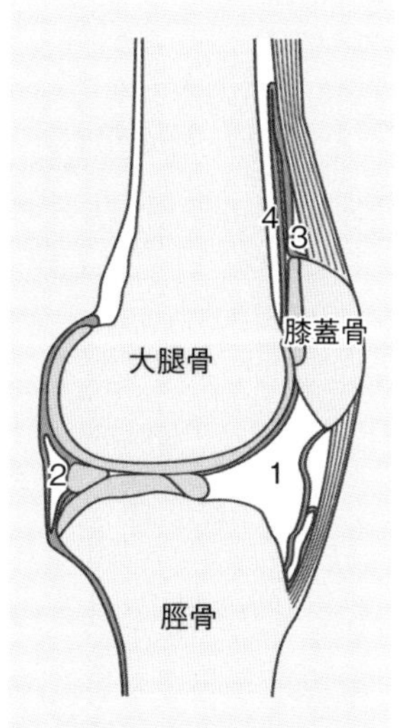

図 11　膝関節周囲の脂肪体
1：膝蓋下脂肪体　2：膝窩脂肪体　3：膝蓋上脂肪体　4：大腿前脂肪体

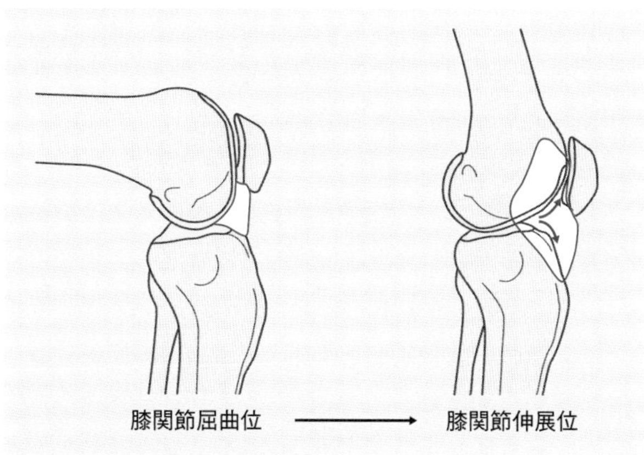

図 12　膝蓋下脂肪体の動態
膝関節屈曲位では膝蓋下脂肪体は脛骨大腿関節内に滑り込んでいる．膝関節伸展に伴い，膝蓋下脂肪体は前方へ移動する．
（山田英司：変形性膝関節症の保存療法．運動と医学の出版社；2022．p.38[12] をもとに作成）

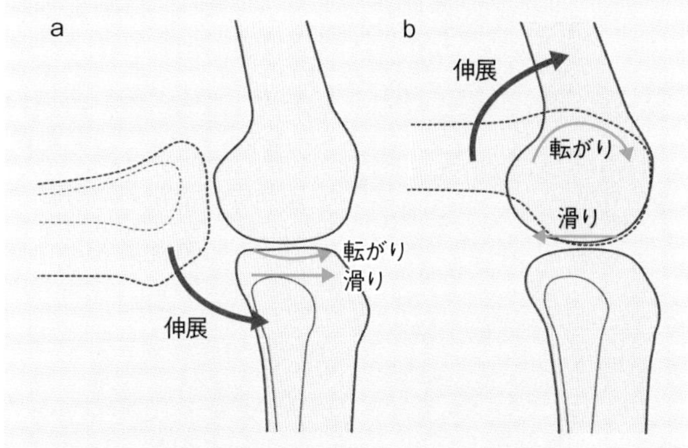

図 13　膝関節の関節包内運動
a：大腿骨上の脛骨伸展　b：脛骨上の大腿骨伸展

運動の方向が変化する．

a．屈曲・伸展

膝関節可動域は股関節肢位の影響を受ける．股関節屈曲位での自動運動による膝関節屈曲可動域は約 140° である．一方，股関節伸展位での自動運動による膝関節屈曲可動域は，二関節筋の大腿直筋の影響により約 120° まで減少する．膝関節伸展は 0～10° 可能である．

関節包内運動に関して，固定された大腿骨上で脛骨が動き，膝関節屈曲・伸展運動が行われる場合には，脛骨の運動方向と同じ方向へ転がり，滑る（**図 13a**）．固定された脛骨上を大腿骨が動き，膝関節屈曲・伸展運動が行われる場合には，大腿骨の運動方向と同じ方向へ転がり，反対方向へ滑る（**図 13b**）．

b．内旋・外旋

膝関節の回旋は膝関節屈曲位でのみ可能であり，膝関節伸展位では，膝関節周囲の靱帯の緊張が高まるため，膝関節回旋可動域は消失する．膝関節屈曲 90° での内旋可

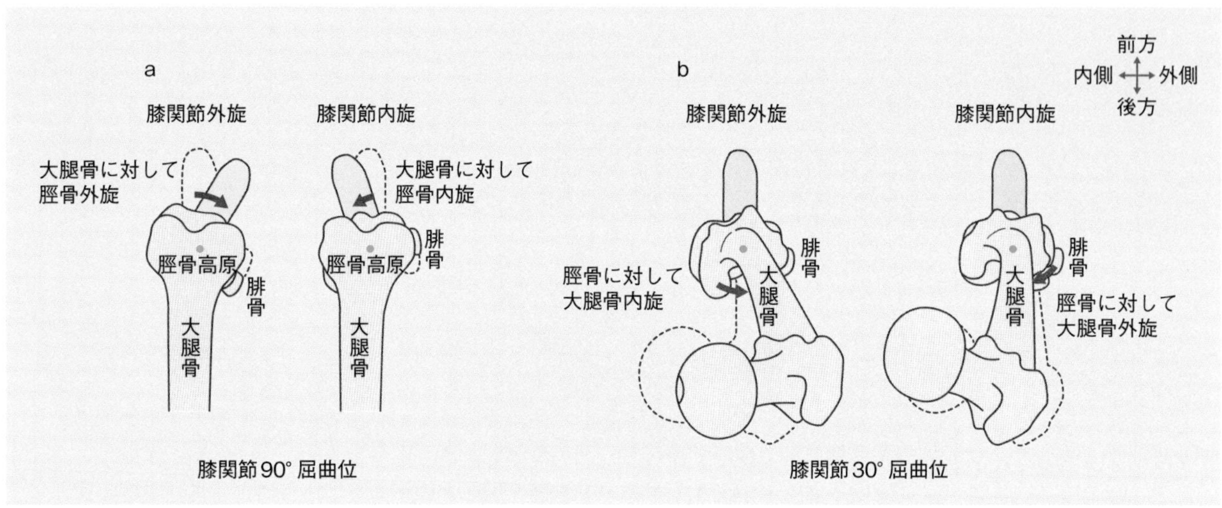

図 14　膝関節の回旋
a：大腿骨に対する脛骨の回旋　b：脛骨に対する大腿骨の回旋
(Neumann DA：筋骨格系のキネシオロジー，原著第 3 版．Andrew PD ほか監訳．医歯薬出版；2018．p.599[16] をもとに作成)

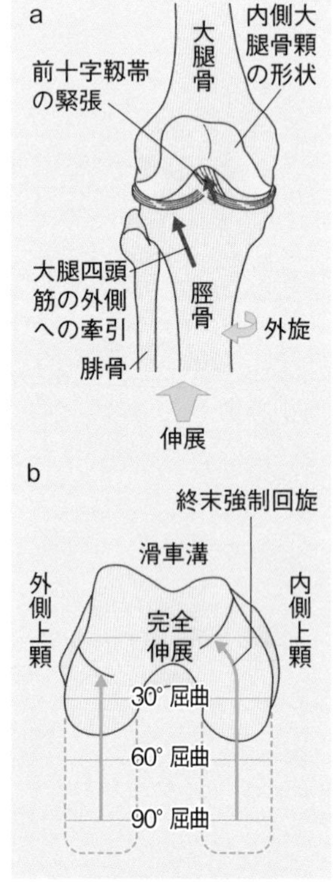

図 15　終末強制回旋運動
a：終末強制回旋運動を誘導する因子　b：大腿骨顆部上の脛骨の通過経路
(Neumann DA：筋骨格系のキネシオロジー，原著第 3 版．Andrew PD ほか監訳．医歯薬出版；2018．p.601[16])

▶20
終末強制回旋運動

MEMO
内側広筋は縦走線維と斜頭線維に区分される．

動域は 10°，外旋可動域は 30〜40° とされる．膝関節の回旋は，大腿骨に対する脛骨の運動と脛骨に対する大腿骨の運動の両者を考える必要がある．大腿骨に対して脛骨が運動する場合，脛骨の内旋により膝関節は内旋し，脛骨の外旋により膝関節は外旋する（**図 14a**）[16]．脛骨に対して大腿骨が運動する場合，大腿骨の内旋により膝関節は外旋し，大腿骨の外旋により膝関節は内旋する（**図 14b**）[16]．

c．膝関節屈曲・伸展時に生じる膝関節回旋運動

膝関節屈曲位から膝関節を完全伸展する際には，完全伸展に到達する際に脛骨が大腿骨上で外旋運動をし，膝関節は外旋する（脛骨が固定されている場合，脛骨上で大腿骨が内旋し膝関節は外旋する）．この回旋運動は終末強制回旋運動とよばれる．終末強制回旋運動のメカニズムには，大腿骨内側顆関節面の形状，前十字靱帯の緊張，大腿四頭筋の外側への牽引角度が影響する（**図 15**）[16]．また，膝関節を完全伸展位から屈曲する際に，脛骨は大腿骨上で内旋運動をし，膝関節は内旋する（固定された脛骨上を大腿骨が動く際には，脛骨上で大腿骨が外旋することで膝関節は内旋する）．その後の膝関節屈曲運動においても，膝関節には内旋運動が伴うとされている．

（2）膝蓋大腿関節の運動（図 16）[16]

膝関節屈曲・伸展運動時に，膝蓋骨は大腿骨顆間溝に沿って大腿骨上を移動する．膝関節屈曲運動時には，膝蓋骨は大腿骨顆間溝に沿って下方へと移動し，膝関節伸展運動時には大腿骨顆間溝に沿って上方へと移動する．この際に，膝蓋骨と大腿骨が接触する位置は変化していき，膝関節が屈曲位から伸展するにつれて接触面は膝蓋骨の上方から下方部分へ移動していく．

3．膝関節の運動に関与する筋

膝関節の運動に関与する主な筋群を**表 1** に示した．

1）膝関節屈曲筋群

ハムストリングスは大腿二頭筋（長頭・短頭），半膜様筋，半腱様筋の 3 筋の総称であり，これらのうち大腿二頭筋長頭，半膜様筋，半腱様筋は股関節伸展にも作用する二関節筋である．膝窩筋，足底筋，薄筋，縫工筋，腓腹筋，大腿筋膜張筋（膝関節屈曲位）は補助的に膝関節屈曲に作用する．

2）膝関節伸展筋群

大腿四頭筋は大腿直筋，外側広筋，中間広筋，内側広筋の 4 筋の総称であり，この

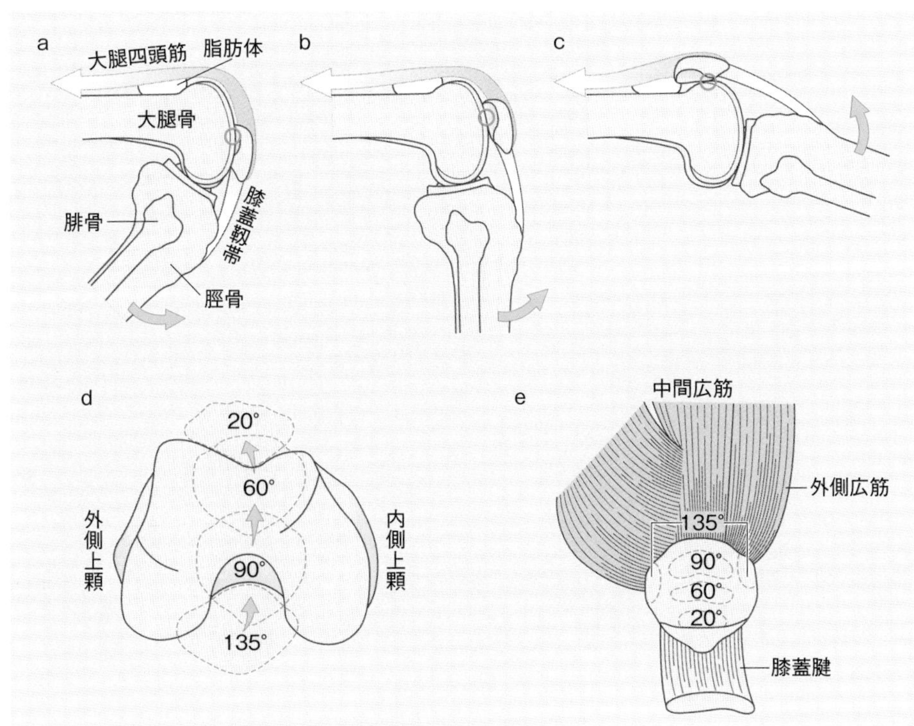

図 16 膝関節屈曲・伸展に伴う膝蓋大腿関節の運動
a：膝屈曲 135° b：膝屈曲 90° c：膝屈曲 20° d：大腿骨上をすべる膝蓋骨の運動 e：大腿骨と接触する膝蓋骨の後方接触面
(Neumann DA：筋骨格系のキネシオロジー，原著第3版．Andrew PDほか監訳．医歯薬出版；2018．p.610[16])

表 1 膝関節の運動に関与する主な筋群

関節運動	動作筋
屈曲	ハムストリングス（大腿二頭筋，半腱様筋，半膜様筋）
伸展	大腿四頭筋（大腿直筋，中間広筋，外側広筋，内側広筋）
外旋	大腿二頭筋
内旋	半膜様筋，半腱様筋，薄筋，縫工筋，膝窩筋

うち大腿直筋は股関節屈曲にも作用する二関節筋である．大腿四頭筋の 4 つの筋は結合して大腿四頭筋腱となり，膝蓋靱帯を介して脛骨粗面へと付着する．

大腿四頭筋の収縮は膝関節を伸展させるとともに，膝蓋骨を大腿骨顆間溝に沿って上方へと滑らせる．この際，大腿四頭筋の収縮は上方のみならず外側方向にも膝蓋骨を牽引する．この外側方向への牽引力を評価する指標として，Q 角がある．Q 角は「上前腸骨棘と膝蓋骨中央を結んだ線」と「膝蓋骨中央と脛骨粗面中央を結んだ線」のなす角とされ（**図 17**）[15]，Q 角が大きいほど，膝蓋骨を外側へ牽引する力が増大する．

大腿四頭筋全体の力線は膝蓋骨を外側方向へと牽引するが，内側広筋斜頭線維は膝蓋骨を斜め内側方向へと牽引する（**図 18**）[16]．この内側広筋斜頭線維の収縮は，膝蓋骨を外側方向へと牽引する力に抗し，膝蓋骨に安定性を共有する．

3）膝関節外旋筋群

大腿二頭筋は長頭と短頭からなり，腓骨頭に停止し，膝関節外旋に作用する．また，補助筋には大腿筋膜張筋があげられる．大腿筋膜張筋は腸脛靱帯を介して膝関節外旋に作用する．

4）膝関節内旋筋群

膝関節は完全伸展位では終末強制回旋運動により外旋位で固定されている．完全伸展位から膝関節屈曲運動を開始する際には，膝関節を内旋しロックを外す必要があ

MEMO
膝窩筋と半膜様筋はそれぞれ外側半月板と内側半月板に付着をもつ．これらの筋の収縮は膝関節屈曲時の半月板の後方移動を促し，円滑な関節運動を可能とする．

覚えよう！
鵞足
半腱様筋，薄筋，縫工筋は脛骨内側部に付着し，総じて鵞足と称される．これは鵞鳥（ガチョウ）の足に似ていることから名づけられた．

ハムストリングス (hamstrings)
大腿二頭筋 (biceps femoris muscle)
半腱様筋 (semitendinosus muscle)
半膜様筋 (semimembranosus muscle)
大腿四頭筋 (quadriceps femoris muscle)
大腿直筋 (rectus femoris muscle)
中間広筋 (vastus intermedius muscle)
外側広筋 (vastus lateralis muscle)
内側広筋 (vastus medialis muscle)
薄筋 (gracilis muscle)
縫工筋 (sartorius muscle)
膝窩筋 (popliteus muscle)

ここがポイント！
Q 角の増大は膝蓋骨を外側に牽引する力を増大させる．膝蓋骨の過度な外側変位は，膝蓋骨脱臼や膝蓋大腿関節痛に関与しうる．

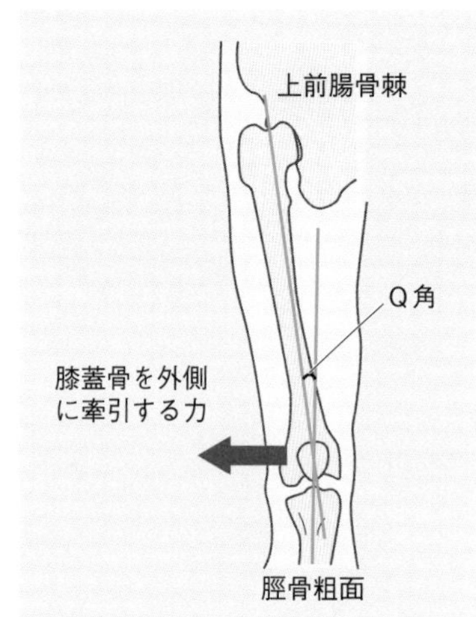

図 17　Q 角

（Khasawneh RR, et al.：PloS One 2019；14：e0218387[15] をもとに作成）

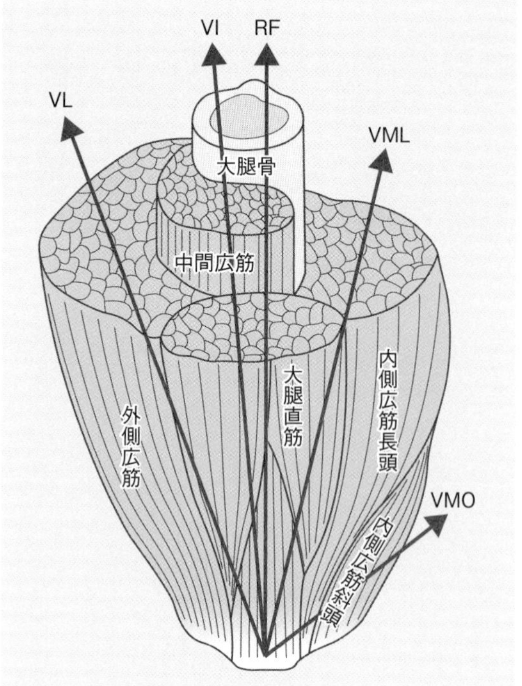

図 18　大腿四頭筋の作用方向

RF：大腿直筋　VI：中間広筋　VL：外側広筋　VML：内側広筋長頭　VMO：内側広筋斜頭

（Neumann DA：筋骨格系のキネシオロジー，原著第 3 版．Andrew PD ほか監訳．医歯薬出版；2018．p.612[16]）

り，これは膝窩筋の膝関節内旋作用により得られるとされている．

■文献

1）青木隆明監：運動療法のための機能解剖学的触診技術 下肢・体幹，改訂第 2 版．メディカルビュー社：2012．p.92-5.
2）石井慎一郎編：膝関節機能障害のリハビリテーション．痛みの理学療法シリーズ．羊土社；2022．p.8-51, 180-4.
3）市橋則明編：身体運動学―関節の制御機構と筋機能．メジカルビュー社；2017．p.220-72.
4）今屋　健，大宅一平：機能解剖に基づく膝関節の理学療法．理学療法福岡 2019；32：43-50.
5）小柳磨毅ほか編：局所と全身からアプローチする運動器の運動療法，第 1 版．羊土社；2017．p.254-82.
6）嶋田誠一郎：膝関節の障害に対する理学療法．理学療法京都 2018；47：22-6.
7）立花陽明：変形性膝関節症の診断と治療．理学療法科学 2005；20（3）：235-40.
8）林　典雄監：膝関節拘縮の評価と運動療法．運動と医学の出版社；2020．p.14-66.
9）福井　勉：膝関節疾患の動作分析．理学療法科学 2003；18：135-9.
10）細田多穂監：運動器障害理学療法学テキスト，改訂第 3 版．南江堂；2021．p.17-25, 37-46.
11）宮本省三ほか：人間の運動学―ヒューマン・キネシオロジー．協同医書出版社；2016．p.304-17.
12）山田英司：変形性膝関節症の保存療法．運動と医学の出版社．2022；p.34-58, 60-78.
13）Castaing J：図解 関節・運動器の機能解剖，下肢巻．井原秀俊訳．協同医書出版社；1986．p.99-100.
14）Kapandji IA：カラー版カパンジー機能解剖学．II下肢，原著第 6 版．塩田悦仁訳．医歯薬出版；2006．p.98-101.
15）Khasawneh RR, et al.：Measurement of the quadriceps（Q）angle with respect to various body parameters in young Arab population. PloS One 2019；14：e0218387.
16）Neumann DA：筋骨格系のキネシオロジー，原著第 3 版．Andrew PD ほか監訳．医歯薬出版；2018．p.589-650.
17）Oatis CA：オーチスのキネシオロジー―身体運動の力学と病態力学，原著第 2 版．山崎　敦ほか監訳．ラウンドフラット；2012．p.752-81, 782-806.

MEMO

膝関節に代表的な外傷・障害

変形性膝関節症：直接的軟骨基質障害と軟骨細胞の代謝障害を引き起こし，関節破壊にいたる関節疾患である．変形性股関節症では二次性関節症が多いのに対し，変形性膝関節症では一次性関節症が多く，発症と進行の要因の一つに力学的負荷があるとされている．変形性膝関節症は罹患部位により内側型，外側型，膝蓋型に分類され，本邦では内側型が多い．内側型の変形性膝関節症では膝関節内反変形が進行していく．荷重運動時の疼痛，膝関節水腫，可動域制限や筋力低下が生じ，歩行などの日常生活活動にも影響をきたす．

半月板損傷：スポーツにおいて跳躍の着地時や疾走における急激な方向転換やストップなど，膝関節への強い負荷により半月板を損傷することが多い．前十字靱帯損傷に合併することがある．症状が膝の疼痛，ひっかかり，膝くずれ，ロッキングにより歩けなくなることもある．

膝靱帯損傷：p.65 MEMO 参照

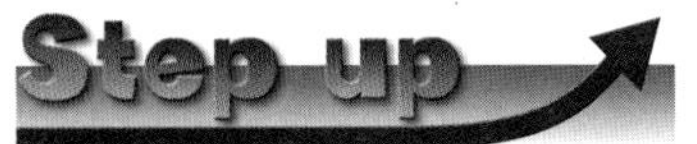

extension lag の病態力学

extension lag とは他動的な膝関節伸展は可能であるが，自動運動では一般的に最終伸展域の 15～20° を伸展できないことをいう[4]．extension lag が生じる原因としては以下の点があげられる．

1）大腿四頭筋の筋力低下

端座位で膝関節を伸展すると，膝関節が最終伸展域に近づくにつれて，膝関節伸展筋が発揮する伸展筋力は低下するが（図 1）[2]，下腿に加わる重力による屈曲方向へのトルクは増大する（図 2）[4]．そのため，大腿四頭筋に筋力低下がある場合，extension lag が生じる可能性がある．

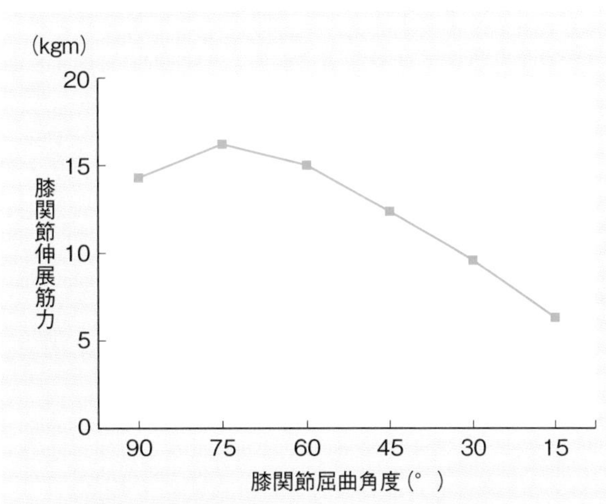

図 1　膝関節屈曲角度の違いによる最大等尺性収縮時の膝伸展筋力の変化
（市橋則明ほか：脚伸展動作と膝伸展動作の運動学的分析—Closed Kinetic Chain と Open Kinetic Chain の違い．理学療法学 1997；24(6)：341-6[2] をもとに作成）

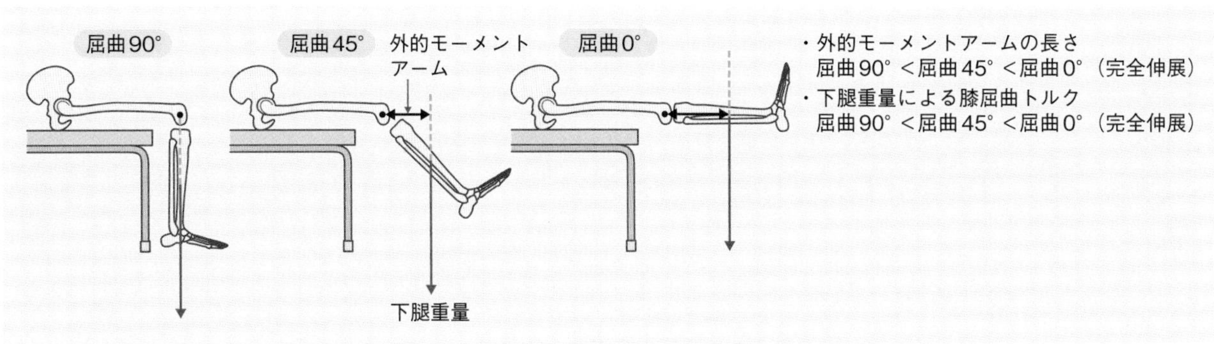

図 2　下腿重量による膝屈曲トルクの変化
（Neumann DA：筋骨格系のキネシオロジー，原著第 3 版．Andrew PD ほか監．医歯薬出版；2018．p.614[4] をもとに作成）

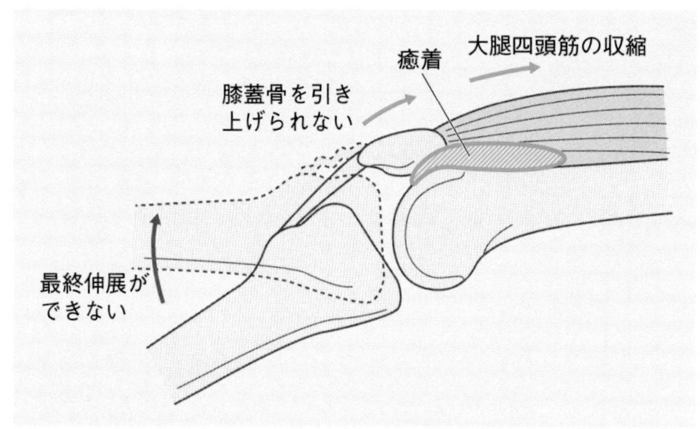

図3　膝蓋上包の癒着による extension lag
（整形外科リハビリテーション学会編：関節機能解剖学に基づく整形外科運動療法ナビゲーション—下肢，改訂第2版．メジカルビュー社；2014．p.61[3] をもとに作成）

2）膝関節の疼痛や腫脹

膝関節の疼痛や腫脹がある状態で膝関節を完全伸展すると，関節内圧の増加により大腿四頭筋の神経活動は反射的に抑制される．この大腿四頭筋に対する抑制によっても extension lag は生じる可能性がある．このような場合は関節水腫や疼痛に対する治療が必要である．

LECTURE 7

3）ハムストリングスの短縮

端座位では股関節が屈曲しているため，その状態から膝関節を伸展することで二関節筋であるハムストリングスが伸張される．ハムストリングスが伸張されることで生じる受動的な抵抗は，膝関節完全伸展を妨げる要因となる．

4）膝蓋上包の癒着

膝蓋上包に癒着がある場合，膝関節伸展筋の収縮が遠位へ伝達されない．これは膝関節伸展に伴う膝蓋骨の上方移動を妨げ，extension lag を生じる要因となりうる（図3）[3]．

■文献

1）市橋則明編：身体運動学—関節の制御機構と筋機能．メジカルビュー社；2017．p.247-72.
2）市橋則明ほか：脚伸展動作と膝伸展動作の運動学的分析—Closed Kinetic Chain と Open Kinetic Chain の違い．理学療法学 1997；24（6）：341-6.
3）整形外科リハビリテーション学会編：関節機能解剖学に基づく整形外科運動療法ナビゲーション—下肢，改訂第2版．メジカルビュー社；2014．p.60-3.
4）Neumann DA：筋骨格系のキネシオロジー，原著第3版．Andrew PD ほか監．医歯薬出版；2018．p.589-650.

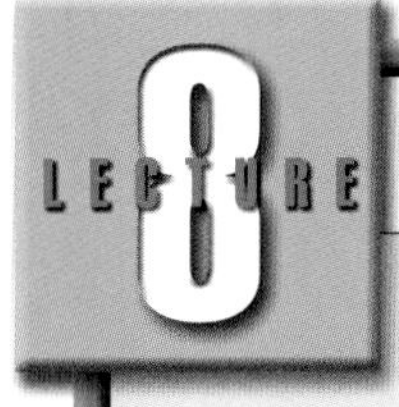

足関節・足部の運動学

到達目標

- 足関節・足部の関節運動を理解する.
- 足関節・足部における靱帯と筋の機能を理解する.
- 足部のアーチ構造とその役割を理解する.

この講義を理解するために

この講義では，足関節・足部における関節構造と機能について学びます．適切な理学療法・作業療法を展開するためには，その基礎となる運動学に関する知識の十分な理解が欠かせません．足関節・足部の運動を単に覚えるのではなく，なぜそのような運動が可能なのかを足関節・足部の構造と機能からとらえて理解することが大切です．そのためには，足関節・足部がどのような関節構造になっているのか，それぞれの関節ではどのような関節運動が可能なのか，足関節・足部の関節運動を靱帯や筋がどのように制御しているのかなどを正しく理解する必要があります．

足関節・足部の運動学を学ぶにあたり，以下の項目をあらかじめ確認・整理しておきましょう．

□ 足関節・足部の構造を復習しておく．
□ 足関節・足部の解剖学的名称を復習しておく．

LECTURE 8

講義を終えて確認すること

□ 足関節・足部の骨運動と関節包内運動を理解できた．
□ 足関節・足部における靱帯と筋の機能を理解できた．
□ 足部のアーチとその役割を理解できた．

講義

1. 足関節・足部

足関節・足部の主要な機能は，立位で体重を支持しながら，平地や不整地での歩行時の衝撃を吸収し，身体に推進力を与えることである．これらの機能は，足関節・足部の骨格や関節の構造および運動を制御する靱帯や骨格筋のはたらきによって提供される．

> **MEMO**
> 一般的に足部（foot）は脛骨および腓骨以遠のすべての構造を，足関節（ankle）は距腿関節を示す用語として扱う．

2. 足関節・足部の基本構造

1）足関節・足部を構成する骨と関節

足部は7個の足根骨（距骨，踵骨，舟状骨，立方骨，内側楔状骨，中間楔状骨，外側楔状骨），5個の中足骨（第1〜5中足骨），14個の趾節骨（第1〜5基節骨，第2〜5中節骨，第1〜5末節骨）の計26個の骨と種子骨，副骨（過剰骨）で構成される（**図1**）．これらの骨は全体重を支持する合成体としての立体構造をとる（**図2**）．臨床的には距骨，踵骨を後足部，舟状骨，立方骨，内側楔状骨，中間楔状骨，外側楔状骨を中足部，中足骨と趾節骨を前足部としてとらえる（**図1**）．

> **MEMO**
> **距骨**
> 距骨は足関節運動の中心をなすが，腱の付着はなく，その2/3が関節軟骨で覆われており，関節構造と靱帯によってのみ安定性を得ている．
>
> 後足部（rear foot）
>
> 中足部（mid foot）
>
> 前足部（fore foot）

足部の主要な関節は狭義の足関節である距腿関節，距骨下関節，横足根関節（ショパール関節），足根中足関節（リスフラン関節），中足趾節関節，趾節間関節である（**図3**）．距腿関節が運動の中心となるが，それぞれが単独で運動することは少なく，いくつかの関節が共同ではたらきをなす．

LECTURE 8

> **MEMO**
> 遠位脛腓関節の可動性は水中生活や掘削生活をする哺乳類には認められないとされ，不整地での地上生活に適応するための適合であると考えられている．

（1）距腿関節

脛骨の下関節面および内果と腓骨の外果からなる果間関節窩に距骨滑車がはまり込むかたちのらせん関節で，内果下端と外果下端を結ぶ運動軸まわりでの底屈と背屈が可能である．果間関節窩は距骨の形態に合わせて下方および前方に広い構造をしていて，背屈に伴い距骨滑車の前部が果間関節窩にはまり込み関節窩に相対することで安定する．

（2）距骨下関節

距骨の下面を関節窩，踵骨の上前面および舟状骨の一部を関節頭とする顆状関節で，距踵関節と距舟関節が同じ運動単位としてはたらくため，合わせて距骨下関節という．踵骨と舟状骨は足部の前内方から距骨下関節を通り踵の後外方へ斜め45°に走る運動軸に対して一塊となって蝶番関節で生じるような回旋運動が起こることで回内・外に関与する．おもな運動は内・外がえしと内・外転であり，背・底屈はわ

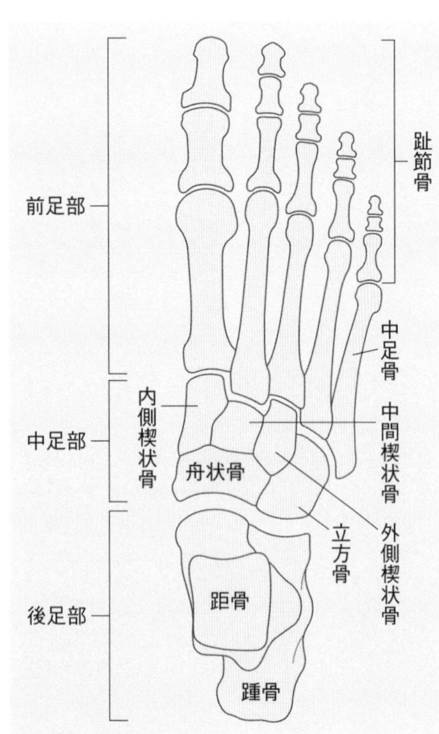

図1　足部を構成する骨（背面）

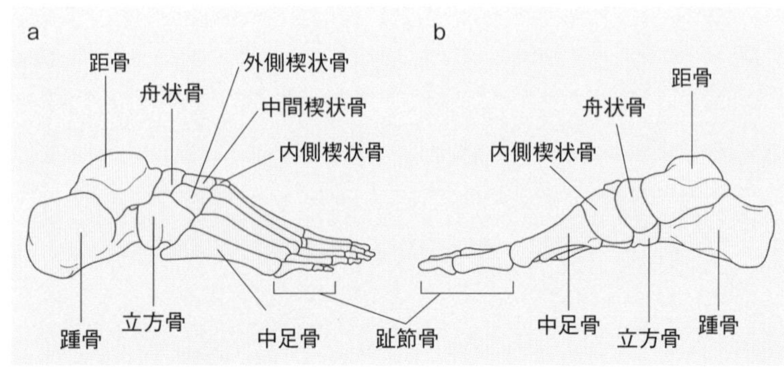

図2　骨格の立体構造
a：外側面　b：内側面

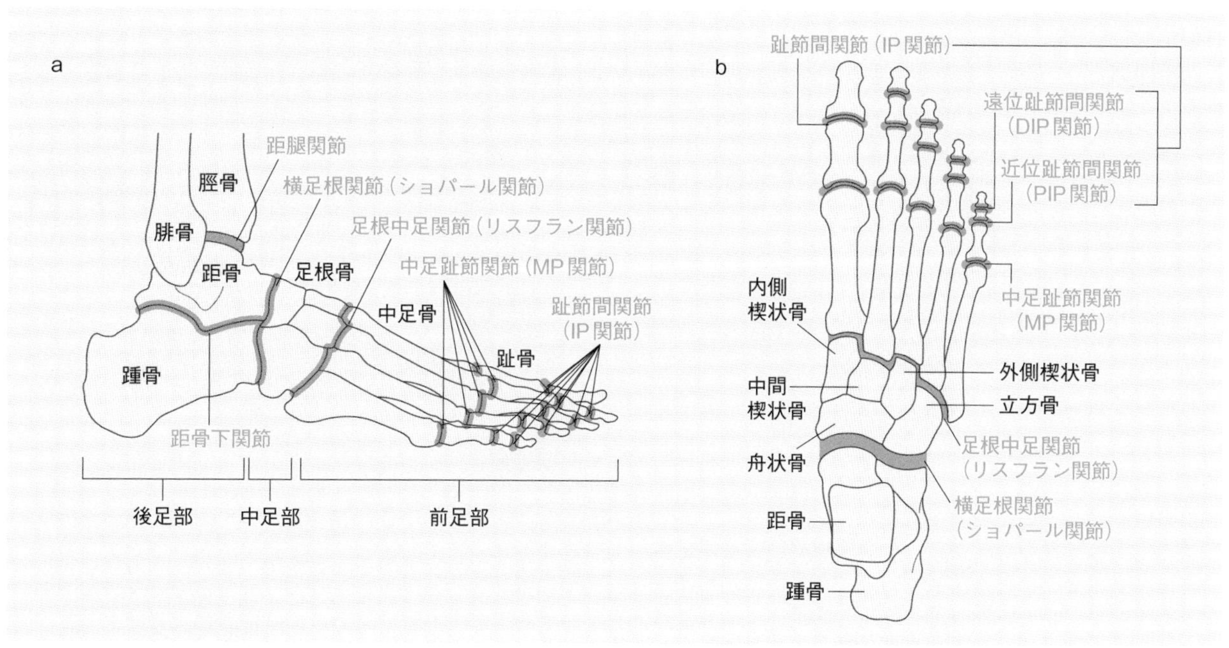

図３ 足部を構成する関節
a：外側面 b：背面

ずかである．距骨下関節の重要な役割の一つは体重を支持する場面で下肢の回旋を吸収することである．

回内（pronation）
回外（supination）

(3) 横足根関節（ショパール関節）

横足根関節（transverse tarsal joint）
ショパール関節（Chopart joint）
外がえし（eversion）
内がえし（inversion）

外側の踵立方関節，内側の距舟関節の２つの関節からなり，互いに逆の凹凸を示す．外科的切断部位としてショパール関節とよばれ，後足部と中足部を分ける．距骨下関節とのあいだに強い機能的関連をもち，それら周辺関節の運動に伴って内・外がえしと内・外転を中心として回内・外に関与する．外がえし時には距骨と踵骨を通る２つの関節軸の方向が平行となるため可動性が生じて地面の形状への適応を許すが，内がえしでは軸が交わるため可動性が著しく制限される．

(4) 足根中足関節（リスフラン関節）

足根中足関節（tarsometatarsal joint）
リスフラン関節（Lisfranc joint）

内側楔状骨と第１中足骨，中間楔状骨と第２中足骨，外側楔状骨と第３中足骨，立方骨と第４，５中足骨のあいだにある関節の総称で，わずかな底屈と背屈，内転と外転が可能である．外科的切断部位としてリスフラン関節とよばれ，中足部と前足部を分ける．

(5) 中足趾節関節

中足趾節関節（metatarsophalangeal joint：MP 関節）

中足骨頭と足趾基節骨近位端の浅い窪みで形成される関節で，屈曲と伸展，わずかな内転と外転が可能である．屈曲よりも伸展の可動域が大きく，後述する足アーチの巻き上げ機構に関係し，歩行の蹴り出しに重要な役割を果たす．

(6) 趾節間関節

趾節間関節（interphalangeal joint：IP 関節）
近位趾節間関節（proximal interphalangeal joint：PIP 関節）
遠位趾節間関節（distal interphalangeal joint：DIP 関節）

第１趾では基節骨と末節骨が趾節間関節を，第2〜5趾では基節骨と中節骨が近位趾節間関節，中節骨と末節骨が遠位趾節間関節を形成する．いずれも蝶番関節であり，屈曲と伸展を行う．

2) 足関節・足部の靱帯 （図４）

(1) 距腿関節の靱帯

前距腓靱帯（anterior talofibular ligament：ATFL）
踵腓靱帯（calcaneofibuar ligament：CFL）
後距腓靱帯（posterior talofibular ligament：PTFL）

距腿関節の内側には脛舟部，脛踵部，前脛距部，後脛距部からなる内側側副靱帯（三角靱帯）が存在し，足部の外がえしにより緊張を示す．距腿関節の外側には前距腓靱帯，踵腓靱帯，後距腓靱帯を合わせた外側側副靱帯が存在する．前距腓靱帯は距腿関節の内がえし・底屈，後距腓靱帯は内がえし・背屈により緊張を示す．踵腓靱帯

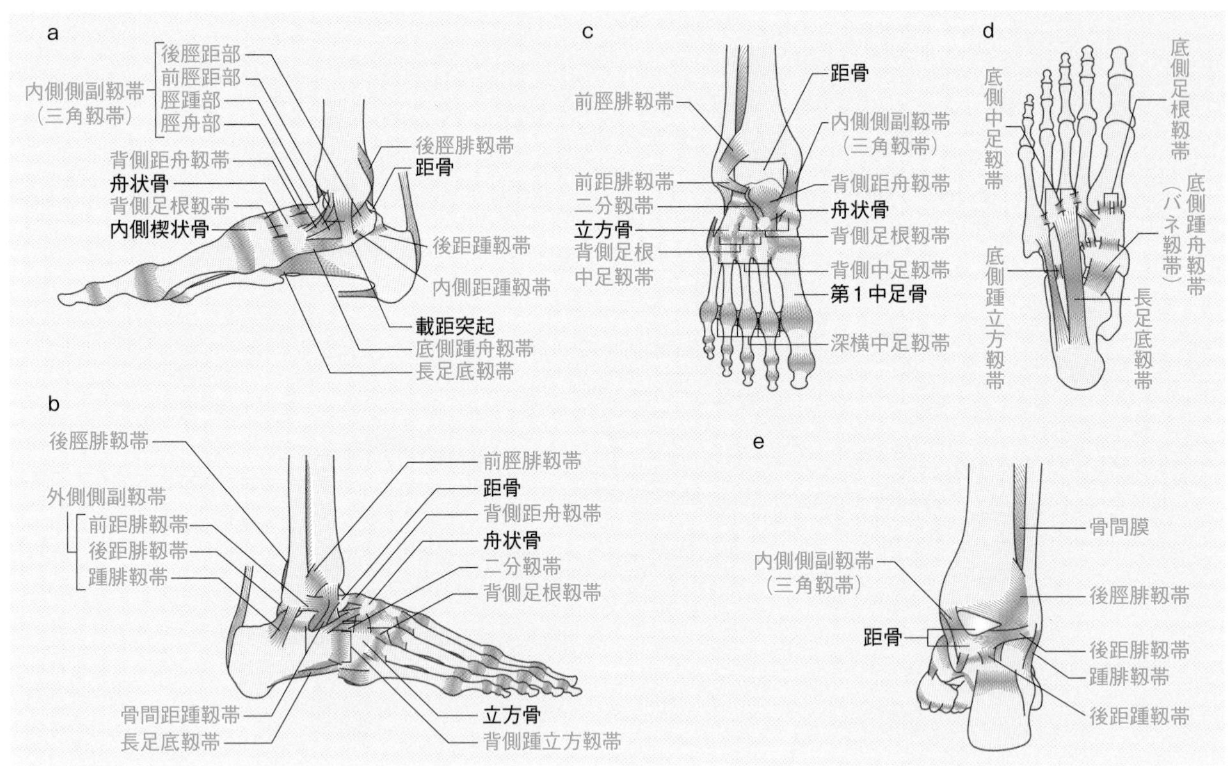

図4　足部の靱帯
a：内側面　b：外側面　c：背面　d：底面　e：後面

表1　距腿関節の靱帯の緊張度

靱帯		緊張を高める運動
内側側副靱帯（MCL）		外がえし
外側側副靱帯（LCL）	前距腓靱帯（ATFL）	内がえし・底屈
	踵腓靱帯（CFL）	内がえし
	後距腓靱帯（PTFL）	内がえし・背屈

LECTURE 8

は底屈や背屈に関係なく一定の緊張を保ち，内がえしに対する制動組織となる（**表1**）．

(2) 距骨下関節の靱帯

距骨下関節の内側には内側距踵靱帯，外側には外側距踵靱帯，後方には後距踵靱帯，足根洞の内部には骨間距踵靱帯が存在する．

(3) 横足根関節（ショパール関節）の靱帯

横足根関節の背側には背側距舟靱帯，外側線維束の踵立方靱帯と内側線維束の踵舟靱帯に分かれる二分靱帯，背側踵立方靱帯，底側には底側踵立方靱帯，底側踵舟靱帯（バネ靱帯），長足底靱帯が存在する．

▶21
足関節の靱帯

(4) その他の靱帯

足根中足関節の背側を背側足根中足靱帯と背側足根靱帯，底側を底側足根靱帯，骨間を骨間楔中足靱帯が補強する．中足間関節の背側は背側中足靱帯，底側は底側中足靱帯，骨間は骨間中足靱帯で補強される．中足趾節関節の内側を内側側副靱帯，外側を外側側副靱帯，底側を底側靱帯，中足骨頭間を深横中足靱帯が補強する．趾節間関節の内側は内側側副靱帯，外側は外側側副靱帯で補強される．

3. 足関節・足部の関節運動

1) 底屈，背屈

底屈と背屈は内外側軸周りでの矢状面での動きであり，ほとんどが距腿関節で行われる．背屈では距骨の上面が下腿に対して前方に転がると同時に後方へ滑り，底屈では距骨の上面が後方に転がると同時に前方へ滑る（**図5**）．最大背屈位で関節面相互の接触が最大となり周囲の関節包や靱帯が緊張する傾向にあり，中間位では関節面相互の接触が少なくなるため関節包や靱帯の緊張が緩み，筋が弛緩した状態では他動的な関節面相互の滑りや離開が容易となる．

正常では20°の背屈と45°の底屈が可能であるが，外果が内果より後下方に位置し

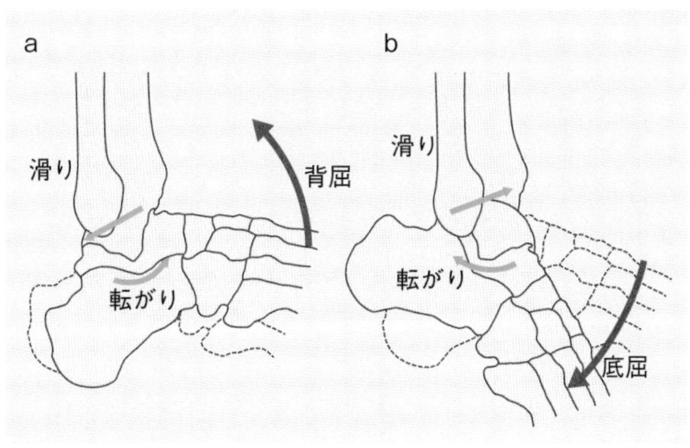

図５　距腿関節の関節包内運動
a：背屈　b：底屈

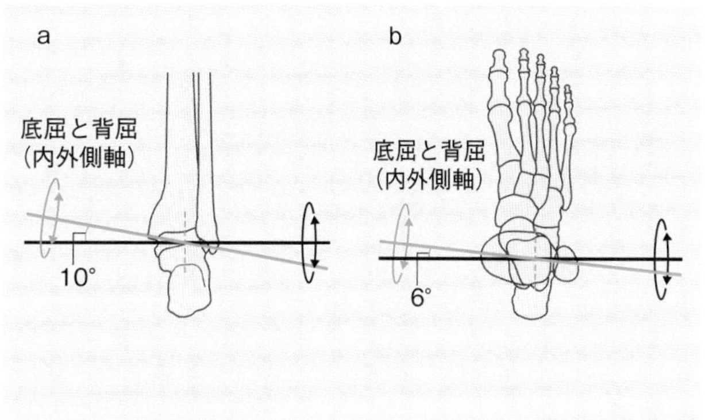

図６　距腿関節の運動軸
a：後面　b：背面

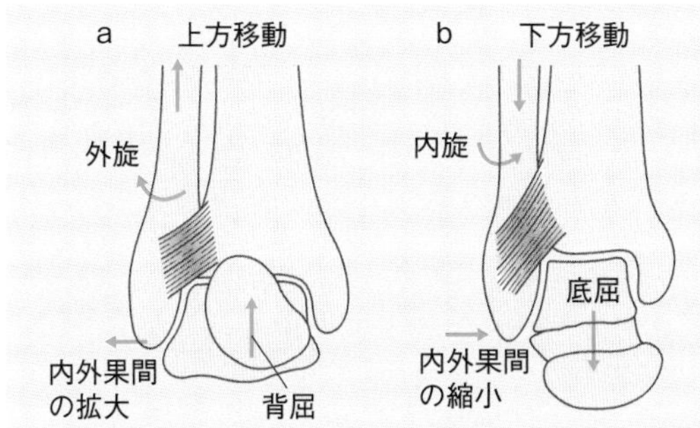

図７　距腿関節の底屈と背屈に伴う腓骨の動き
a：背屈　b：底屈

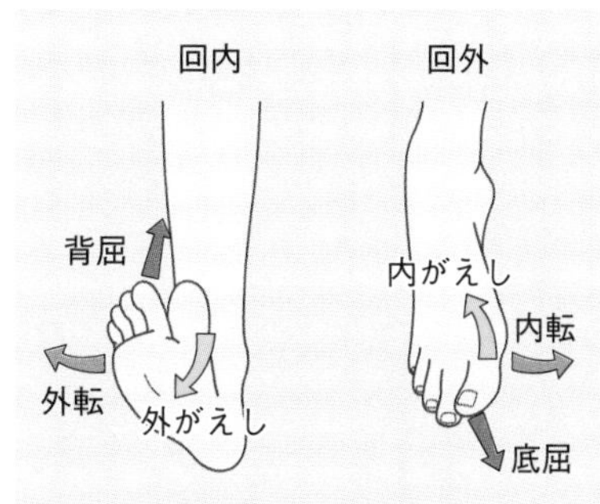

図９　足部の回内と回外

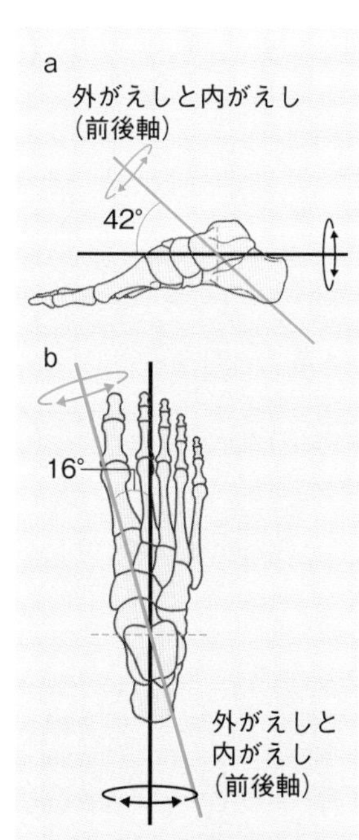

図８　距骨下関節の運動軸
a：内側面　b：背面

距腿関節の運動軸が前額面で10°，水平面で6°ずれるため（**図６**），背屈にはわずかな外転と外がえしを，底屈にはわずかな内転と内がえしを伴う．距骨滑車面の前部は後部よりわずかに幅広く，背屈時には腓骨間を押し広げる力が加わることで内外果間が広がり腓骨が上方移動し外旋するが，腓骨間の靱帯と骨間膜がその接合を保持するように作用して距腿関節に安定性が付与される（**図７**）．底屈時にはその逆が生じるためやや不安定となり，足関節捻挫と関連する．

2）外がえし，内がえし

外がえしと内がえしは前後軸周りの前額面の動きであり，おもに距骨下関節で行われる．距骨下関節の運動軸は水平面から42°，矢状面から16°ずれるため（**図８**），踵骨は距骨に対して運動軸と直交する面内での動きとなり，複合運動のうち，外がえしと外転，内がえしと内転が明らかとなる．正常では20°の外がえしと30°の内がえしが可能である．

3）外転，内転

外転と内転は主に横足根関節（ショパール関節）で行われ，正常では10°の外転と20°の内転が可能である．

4）回内，回外

回内は外がえし，外転，背屈からなる複合運動，回外は内がえし，内転，底屈からなる複合運動である（**図９**）．回内では背屈，外転，外がえしが組み合わさりながら踵骨が距骨の関節面に後内方へ滑り，回外では底屈，内転，内がえしが組み合わさりながら踵骨が距骨の関節面に対して前外方へ滑る．足根骨間の関節は最大回外位で関節面の接触が最大となり周囲の関節包や靱帯が緊張する傾向にあり，軽度回内位では関節面相互の接触が少なくなるため関節包や靱帯の緊張が緩み，筋が弛緩した状態では関節面相互の他動的な滑りや離開が容易となる．これら３平面での複合運動は斜め

▶22 
足関節・足部の関節運動

MEMO
関節可動域表示ならびに測定法については，巻末資料の表２を参照．

LECTURE 8

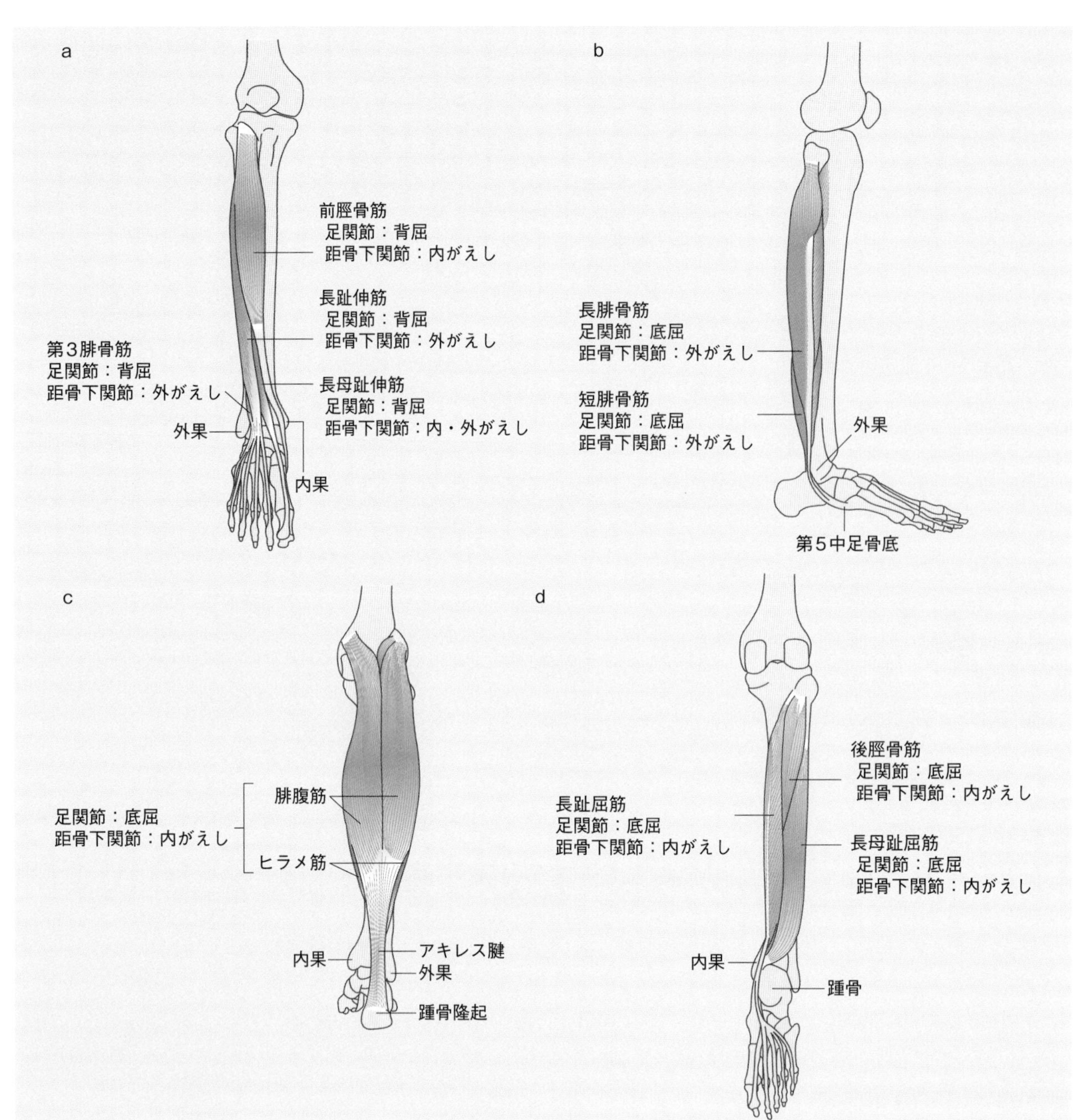

図10　足部の筋（外在筋）
a：前方筋群　b：外側筋群　c：後方筋群（浅層）　d：後方筋群（深層）

LECTURE 8

に走る軸の周りでの運動の組み合わせによって生じるもので，関節が運動自由度3をもつというわけではない．

4. 足関節・足部の運動に関与する筋

足部の筋は，下腿に起始をもつ外在筋と，足部に起始と停止をもつ内在筋に大別される．外在筋は，下腿の走行部位によって前方筋群，外側筋群，後方筋群（浅層・深層）に分けられ（**図10**），距腿関節，距骨下関節の運動軸に対する筋の位置や距離によって関与する運動が決まる（**図11**）[10]．内在筋は，足部の安定性や足趾の運動に関与する．

1）前方筋群

前脛骨筋（tibialis anterior muscle）

長母趾伸筋（extensor hallucis longus muscle）

長趾伸筋（extensor digitorum longus muscle）

第3腓骨筋（peroneus tertius muscle）

内側から外側に向かって前脛骨筋，長母趾伸筋，長趾伸筋，第3腓骨筋が配列する（**図10a**）．前脛骨筋は脛骨外側の上2/3から起こり，内側楔状骨の内側面，第1中足骨底に付着する．長母趾伸筋は腓骨前面の内側中央から起こり，母趾末節骨底の背面

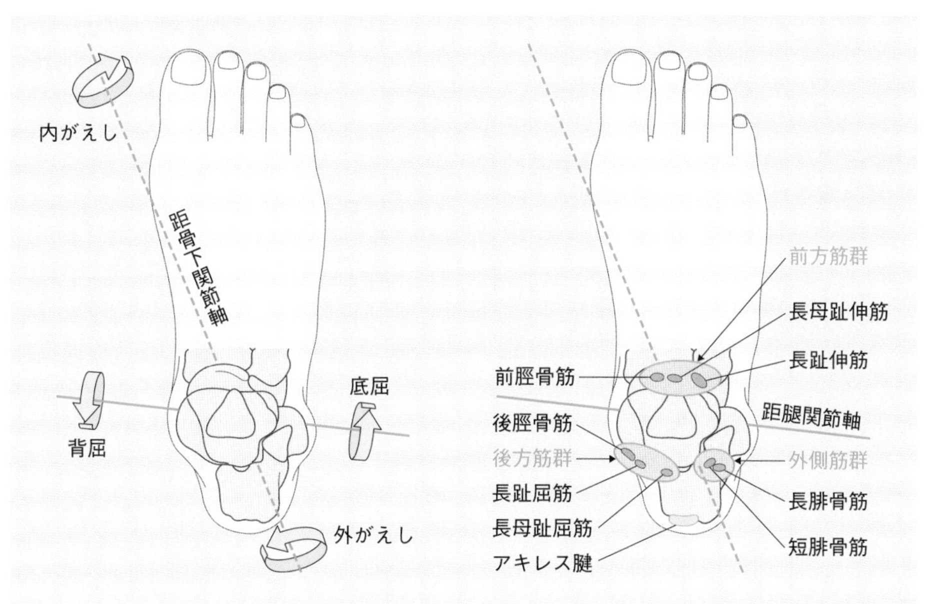

図 11 距腿関節・距骨下関節の関節軸と筋の関係
(Mann RA : Atlas of Orthotics, 3rd ed. CV Mosby ; 1997[10])

に付着する．長趾伸筋は脛骨外側顆，腓骨頭，腓骨前面の上 2/3 から起こり，第 2～5 趾中節骨と末節骨の背面に付着する．第 3 腓骨筋は腓骨前面の下 1/3 から起こり，第 5 中足骨底の背面に付着する．いずれも背屈に関与する．また，前脛骨筋は 内がえしに，長趾伸筋，第 3 腓骨筋は外がえしに作用する．

2) 外側筋群

表層に長腓骨筋，深層に短腓骨筋が存在する（**図 10b**）．長腓骨筋は腓骨頭，腓骨外側の上 1/2 から起こり，外果を滑車として走行を変え，足底に入り第 1 中足骨底の外側面と内側楔状骨に付着する．短腓骨筋は腓骨外側の下 2/3 から起こり，長腓骨筋と併走しながら，第 5 中足骨底に付着する．いずれも底屈と外がえしに作用する．

3) 後方筋群

浅層に腓腹筋とヒラメ筋，深層に後脛骨筋，長趾屈筋，長母趾屈筋が存在する（**図 10c，d**）．腓腹筋は大腿骨内側顆後面（内側頭）および外側顆後面（外側頭）から，アキレス腱を介して踵骨隆起に付着する．ヒラメ筋は脛骨，腓骨後面の上 1/3 から起こり，腓腹筋と同様にアキレス腱を介して踵骨隆起に付着する．

後脛骨筋は脛骨，腓骨，骨間膜後面の上 1/2 から起こり，内果と踵骨のあいだに張る屈筋支帯によって形成される足根管を通って足底へ向かい，舟状骨，3 つの楔状骨の骨底内側，立方骨，第 2～5 中足骨底に付着する．長趾屈筋は脛骨後面の下 2/3 から起こり足根管を通って第 2～5 趾末節骨底に付着する．長母趾屈筋は腓骨後面の下 2/3 から起こり足根管を通って母趾末節骨底へ付着する．いずれも底屈と内がえしに作用する．

4) 内在筋

背側筋群と底側筋群に大別される．背側筋群は短趾伸筋，短母趾伸筋からなり，足趾の伸展に関与する．底側筋群は表層から第 1 層の母趾外転筋，短趾屈筋，小趾外転筋，第 2 層の虫様筋，足底方形筋，第 3 層の短母趾屈筋，母趾内転筋，短小趾屈筋，第 4 層の底側骨間筋，背側骨間筋に分けられる．足趾の屈曲，中足趾節関節の内転と外転に関与する．なお，これら内在筋の機能は足部が非荷重位で足趾が自由に動くことが前提であり，足部が接地した状態での機能とはそれほど関連しない．

長腓骨筋（peroneus longus muscle）
短腓骨筋（peroneus brevis muscle）
腓腹筋（gastrocnemius muscle）
ヒラメ筋（soleus muscle）
後脛骨筋（tibialis posterior muscle）
長趾屈筋（flexor digitorum longus muscle）
長母趾屈筋（flexor hallucis longus muscle）
短趾伸筋（extensor digitorum brevis muscle）
短母趾伸筋（extensor hallucis brevis muscle）
母趾外転筋（abductor hallucis muscle）
短趾屈筋（flexor digitorum brevis muscle）
小趾外転筋（abductor digiti minimi muscle）
虫様筋（lumbrical muscles）
足底方形筋（quadratus plantae muscle）
短母趾屈筋（flexor hallucis brevis muscle）
母趾内転筋（adductor hallucis muscle）
短小趾屈筋（flexor digiti minimi brevis muscle）
底側骨間筋（plantar interossei muscles）
背側骨間筋（dorsal interossei muscles）

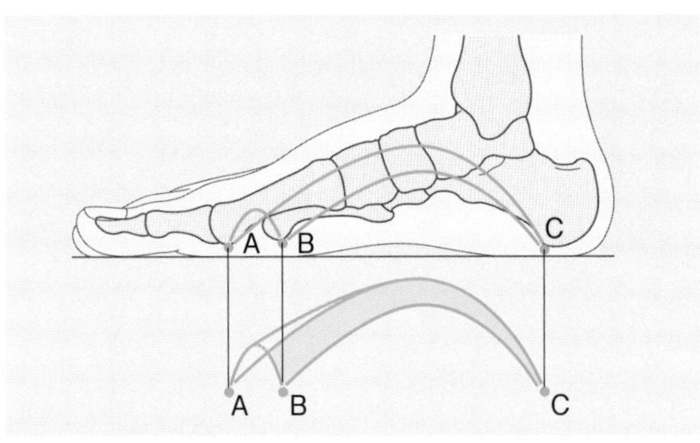

図 12　足部のアーチ
AC：内側縦アーチ　BC：外側縦アーチ
AB：横アーチ

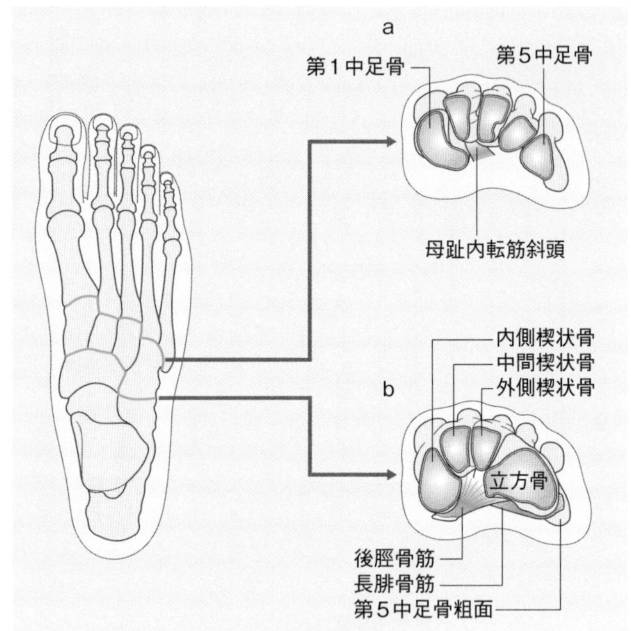

図 13　横アーチの動的・静的支持機構
a：第 1 中足骨頭レベル　b：内側楔状骨レベル

LECTURE 8

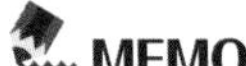 **MEMO**
現生のチンパンジーやゴリラを含むヒト以外の霊長類の足部は，母趾が他の足趾と平行ではなく物を掴める構造になっており踵骨は相対的に小さく傾きがみられず，足底はほぼ平らでアーチ構造を有していない．ヒトの足部化石や足跡化石から形態進化を調べてみると，猿人において萌芽的に足底アーチがみられ，原人においては現生人類とほぼ同様の形態が認められ，ヒトが直立二足歩行に適応をしてきたことがわかる．

▶23
足アーチのトラス（truss）構造

▶24
足アーチのウィンドラス（windlass）機構

5. 足部の機能

1）足部のアーチ構造

足部の骨格配列は上方に隆起した軽い彎曲を示し，靱帯と筋が組み合わさって力学的に合理的な荷重支持に役立つ構造を示す．外観から「土踏まず」として認められるヒトに特有のこの構造は，足部のアーチとよばれる．足部には内側縦アーチ，外側縦アーチ，横アーチの 3 種類が存在する（**図 12**）．

（1）内側縦アーチ

内側縦アーチを構成する骨は踵骨，距骨，舟状骨，内側楔状骨，第 1 中足骨で，舟状骨を頂点とする．内側縦アーチは底側踵舟靱帯，距踵靱帯，楔舟靱帯，足根中足靱帯により補強され，その保持には後脛骨筋，前脛骨筋，長母趾屈筋，長趾屈筋，母趾外転筋が関与する．

（2）外側縦アーチ

外側縦アーチを構成する骨は踵骨，立方骨，第 5 中足骨である．外側縦アーチは長足底靱帯，踵立方靱帯，足根中足靱帯により補強される．外側縦アーチの保持に関与する筋は長腓骨筋，短腓骨筋，小趾外転筋である．

（3）横アーチ

横アーチは内側縦アーチと外側縦アーチのあいだにできるもので，第 2 中足骨頭を頂点として第 1～5 中足骨で構成される部分（**図 13a**）と，中間楔状骨を頂点として内側・中間・外側楔状骨で構成される部分（**図 13b**）がある．前者は深横中足靱帯で補強され，アーチの保持には母趾内転筋横頭が関与する．後者は楔間靱帯，楔立方靱帯で補強され，アーチの保持には長腓骨筋が関与する．

2）立位での荷重負荷とアーチ保持機構（図 14）

足部には荷重負荷時にアーチを保持し体重を支えるためのトラス構造やウィンドラス機構が備わっており，踵骨内側結節から起こり強靱な腱膜となって各趾の基節骨底部に付着する足底腱膜がその機能に重要な役割を果たす．

トラスとは屋根や橋などを支える梁のことで，アーチを構成する骨格および関節，

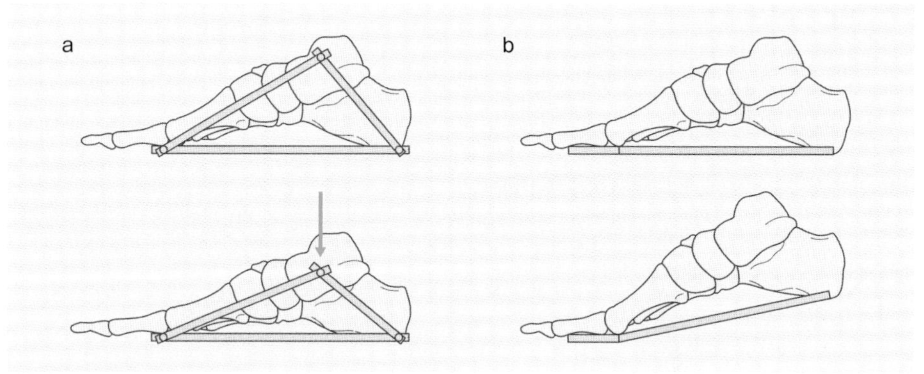

図 14 足部のトラス構造・ウィンドラス機構
a：トラス構造 b：ウィンドラス機構

靱帯といった伸縮しない上辺に負荷下でわずかに伸びる足底腱膜が底辺として組み合わさった三角構造をさす．荷重負荷に対してトラス構造が沈み込むことで体重を支持し，足底腱膜が引っ張られることで骨格および関節，靱帯と足底腱膜の張力が組み合わさって合理的な荷重の分散と吸収を行い，足部接地の衝撃を吸収することができる．

ウィンドラスとは投錨中の錨を揚収するために用いられる巻き上げ機のことである．足趾の背屈に伴って足底腱膜が緊張することで機械的に内側縦アーチが挙上する機構を意味する．踵離地により踵が地面から離れて前足部に体重が移行し中足趾節関節が背屈するときに，足底腱膜が緊張して後足部，中足部の安定化が図られ，蹴り出しの力を効率的に地面に伝えることができる．

静止立位での足部への荷重は下腿から距骨を経て，2/3 が踵骨へ，1/3 が内側および外側縦アーチに沿って前足部へ分散する．前額面において踵骨にかかる床反力は距骨下関節の回転軸よりも外側に位置するため足部がやや外がえし位となって舟状骨はわずかに降下する．そのため，後脛骨筋，長趾屈筋，長母趾屈筋などの内がえし筋がそれに拮抗して緊張を保ち安定化を図ることになる．静的な状態では筋活動によるアーチ保持の必要性は少ないが，動的な状態ではアーチの保持に前脛骨筋や後脛骨筋，足部の内在筋などが積極的に関与する．

MEMO

足底の代表的な外傷・障害

足底腱膜炎：オーバーユースにより足底筋膜の踵骨付着部に炎症を起こし疼痛が発生する．

扁平足障害：足部のアーチ構造が破綻し，土踏まずが消失した状態を総称して扁平足という．成人期の扁平足には，後脛骨筋腱機能不全，変形性関節症，関節リウマチ，骨関節外傷などさまざまな原因がある．

凹足（おうそく）：足底筋の緊張が強く縦アーチが通常よりも高い状態で，足底部や踵部に疼痛が生じる．原因には遺伝的要因や骨格の形態異常，神経筋疾患などがある．

LECTURE 8

■文献

1) 内田淳正監：標準整形外科学，第 11 版．医学書院；2011.
2) 嶋田智明：足関節・足部の機能解剖と運動学．嶋田智明編著．関節可動域障害―その評価と理学療法・作業療法．メディカルプレス；1990．p.79-90.
3) 高倉義典：運動学．越智隆弘総編集．最新整形外科学大系 18 下腿・足関節・足部．中山書店；2007．p.2-6.
4) 高倉義典編：足の解剖と機能．足の診療ガイドブック．南江堂；2001．p.1-9.
5) 銅治英雄ほか：足部運動表示における内がえし（inversion）/外がえし（eversion）の定義― tri plane motion か，coronal plane motion か？ Jpn J Rehabil Med 2007；44（5）：286-92.
6) 中村隆一ほか：下肢帯と下肢の運動．基礎運動学，第 6 版．医歯薬出版；2003．p.235-61.
7) 日本リハビリテーション医学会評価基準委員会ほか：関節可動域表示ならびに測定法（平成 7 年 4 月改訂）．リハビリテーション医学 1995；32（4）：207-17.
8) 橋本健史：足アーチ構造の機能．慶應医学 2004；81（1）：17-21.
9) 藤井英夫ほか：足の形態と機能．足診療マニュアル，第 2 版．医歯薬出版；2004．p.1-26.
10) Mann RA：American Academy of Orthopaedic Surgeons, 3rd ed. CV Mosby；1997.
11) Neumann DA：足関節と足部．嶋田智明ほか監訳．筋骨格系のキネシオロジー．医歯薬出版；2005．p.501-46.

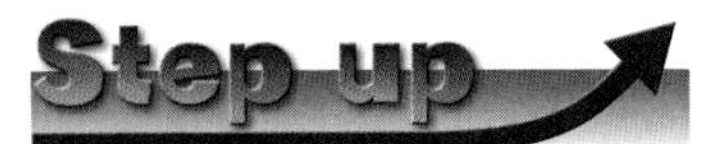

1. 足関節捻挫

捻挫とは，関節に生理的可動域を超えた運動が強制された場合に発生する靱帯損傷で，損傷の程度により3段階に分けられる（表1）．足部での捻挫は，ほとんどが内がえしの強制による外側側副靱帯損傷であり，最も損傷を受けやすい靱帯は前距腓靱帯である．この理由として，三角靱帯によって強固な安定性が保たれる内側に比べ靱帯構造の面で外側が劣ることに加えて，内果が外果より短く骨性の制動が小さいこと，外がえし筋力と比較して内がえし筋力のほうが大きいこと，底屈位では距骨が不安定になりやすく外がえし作用をもつ腓骨筋群が機能しにくいことなどが影響していると考えられる．

表1　足関節捻挫の重症度

	Ⅰ度：軽症	Ⅱ度：中等症	Ⅲ度：重症
靱帯の損傷	瞬間的伸張による靱帯の部分損傷	靱帯の部分断裂 関節不安定性（＋）	靱帯の完全断裂 関節不安定性（＋＋）
関節包の損傷	関節包は温存	損傷されることが多い	関節包断裂を伴う
疼痛	あってもわずか	急性期は強い	急性期は強い
腫脹	あっても軽度	軽度～重度（判断が難しい）	重度
治療方法	安静（特に不要）	理学療法	理学療法 観血的治療
スポーツ復帰	1週間程度	2～6週間	2～3か月

足関節捻挫はスポーツ外傷のなかでも発生頻度が高いため治療が軽視されがちであるが，適切な医療処置が行われずに症状の悪化や再発を招く症例も多いことから，再発予防を含めた適切な理学療法を提供する必要がある．

2. 外反母趾

LECTURE 8

外反母趾とは，第1中足骨が第1足根中足関節で内反し，第1中足趾関節で基節骨が外反・回内し，中足骨頭が内側に突出した状態をさす．変形が著しくなると母趾が第2趾の下に滑り込み，第2趾を挙上させるcross fingerを認める．疼痛がなく日常生活に不便がなければ治療の対象となることは少ないが，変形が進行すると母趾周囲筋群の母趾に対する位置関係が変化し，筋のはたらき自体が変形を助長する因子となる．具体的には，母趾外転筋が底側に回り込むため母趾の外転ができなくなり，第1基節骨はもとの位置にとどまるが，長母趾伸筋腱および屈筋腱が外側へ移動しその機能を失うとともに，変形により短縮した母趾内転筋が第1中足骨を内反することで母趾の外反が助長される（図1）[3]．変形矯正や進行予防のためには筋の走行の変化を考慮した早期からの運動療法やストレッチングの提供が必要となる．

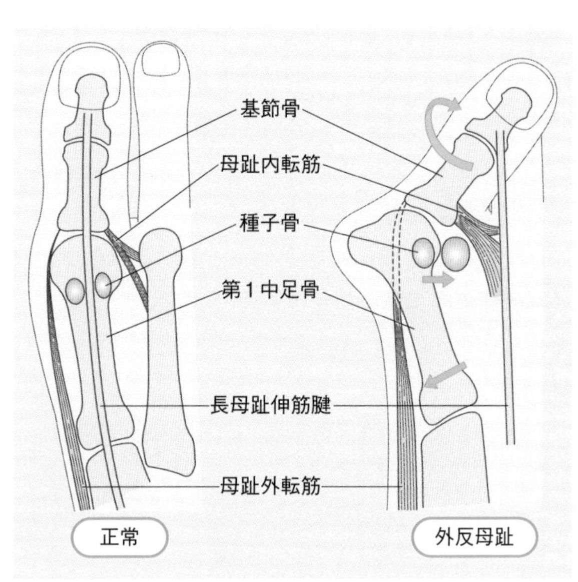

図1　外反母趾と母趾周囲筋群の走行の関係
（山本晴康：臨床リハ 1998；7（4）：388[3]）

■文献

1）浦辺幸夫ほか：足・足関節損傷後のリハビリテーション．越智光夫編．カラーアトラス　膝・足の外科．中外医学社；2010．p.562-81．
2）佐本憲宏：外反母趾に対する運動療法．MB Orthop 2008；21（12）：9-13．
3）山本晴康：外反母趾のリハビリテーション．臨床リハ 1998；7（4）：388-92．

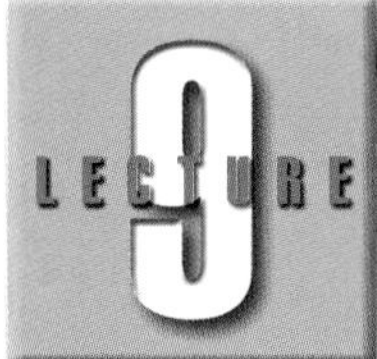

脊柱・体幹の運動学（1）

到達目標

- 脊柱の構造を理解する.
- 脊柱全体の運動と靱帯の機能を理解する.
- 頸椎の構造と機能から頸部の役割を理解する.

この講義を理解するために

この講義では，脊柱の運動がどのような骨格，関節の構造および筋の機能によってなされているのかについて学びます．適切な理学療法・作業療法を展開するためには，その基礎となる運動学に関する知識の十分な理解が欠かせません．脊柱の運動を単に覚えるのではなく，なぜそのような運動が可能なのかを脊柱の構造と機能からとらえて理解することが大切です．そのためには，脊柱の構造がどのようなものであるのか，椎骨間の結合によってどのような運動が可能であるのか，脊柱運動を靱帯や筋がどのように制御しているのかなどを正しく理解する必要があります．「脊柱・体幹の運動学」では，まず脊柱全体の構造と機能を学んだのち，脊柱を頸部，胸部，腰部に分けて，それぞれの部位が果たす役割についてさらに詳細に解説していきます．なお，Lecture 9 では脊柱全体と頸部を，Lecture 10 では胸部と腰部をそれぞれ取り上げます．

脊柱・体幹の運動学（1）を学ぶにあたり，以下の項目をあらかじめ確認・整理しておきましょう．

□ 脊柱と体幹の構造を復習しておく.
□ 脊柱と体幹の解剖学的名称を復習しておく.

講義を終えて確認すること

□ 脊柱の構造を理解できた.
□ 脊柱全体の運動と靱帯の作用を理解できた.
□ 頸部がもつ基本的な役割を理解できた.
□ 頸の運動をその構造と機能から理解できた.

講義

1．脊柱（図 1）

頸椎（cervical vertebrae）
胸椎（thoracic vertebrae）
腰椎（lumbar vertebrae）

脊柱は 32〜35 個の椎骨が上下に連結してできる軸性骨格である．成人では上から 7 個の頸椎（C1〜7），12 個の胸椎（T1〜12），5 個の腰椎（L1〜5），5 個の仙椎，3〜6 個の尾椎が連なる．頸椎，胸椎，腰椎は可動椎とよばれ，胸椎は肋骨，胸骨とともに胸郭を形成する．仙椎，尾椎は癒合して，それぞれ仙骨，尾骨となる．

覚えよう！
後彎要素は胎児期より存在するため第一次彎曲とよばれ，前彎要素は発達と関連するため第二次彎曲とよばれる．

矢状面ではＳ字型の生理的な彎曲を示し，静止立位では頸椎前彎 30〜35°，胸椎後彎 40°，腰椎前彎 40〜45° を呈する．このような脊柱の彎曲は直立歩行に適応するためと考えられている．負荷を静的に支えるのではなく，負荷を受けてわずかにたわむことで衝撃を吸収し，負荷のもとでわずかにしなる弾性力を提供するが，彎曲が変化する部分には剪断力が生じやすい．

MEMO
頸椎前彎は頸がすわって座位が可能となる生後 3〜6 か月，腰椎前彎は立位が可能となる生後 12 か月前後に増強する．

2．脊柱の基本構造

1）椎骨の形状（図 2）

MEMO
椎骨の形状はその部位が果たす役割によって異なり，椎体の体積は可動椎の重量と支える応力に比例して下位ほど増大する．

椎骨は一般的に前方にある円柱状の椎体と，その後方につく半環状の椎弓で構成される．椎弓は 3 種 7 個の突起をもち，椎体とつながる椎弓根から上下に 1 対の上・下関節突起，椎弓根の後部にある平たい椎弓板の後方から後下方へ棘突起，椎弓板の側方から外側方へ 1 対の横突起を出す．椎体と椎弓に囲まれた部分は椎孔とよばれ，椎孔が連なった脊柱管の中を脊髄が下降する．椎弓根にある上・下椎切痕という切れ込みが上下の椎骨間で合わさって椎間孔を形成し，脊髄神経が脊柱管外へ出るための通路となる．

2）椎骨間の結合（図 3）

上下にある椎骨同士は前方を椎体間に存在する椎間板，後方を隣接する上位椎骨の下関節突起と下位椎骨の上関節突起が合わさってできた 1 対の椎間関節によって連結される．

LECTURE 9

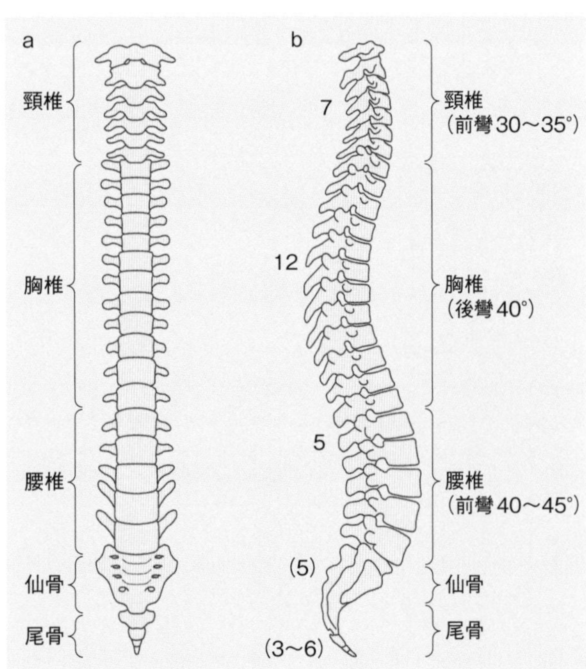

図 1　脊柱の形状
a：正面　b：右外側面

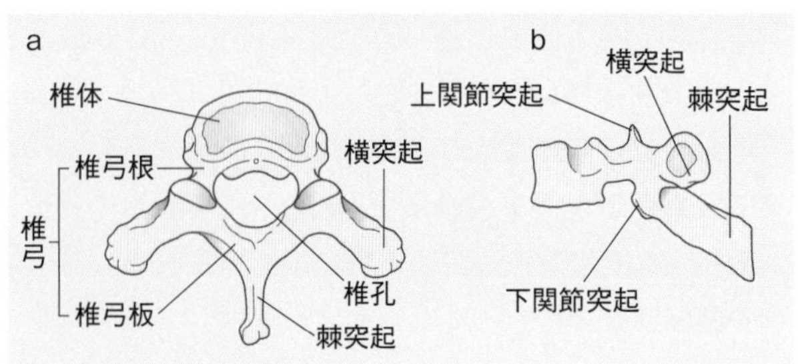

図 2　典型的な椎骨の構造
a：上面　b：左外側面

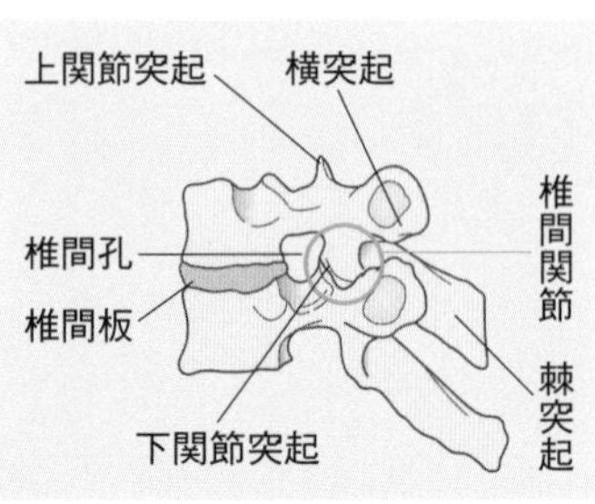

図 3　椎骨間の結合の模式図

（1）椎間板

椎間板は中心部にある軟らかい膠様の半液状塊である髄核とそれを囲む丈夫な結合組織線維層である線維輪で構成される（**図4**）．椎体間を連結することで機械的負荷に対する緩衝作用を有し，脊柱の肢位にもよるが椎骨間に加わる垂直荷重の80%は椎間板に伝わり，その3/4を髄核が，残り1/4を線維輪が負担する．運動時には椎体による圧迫を受けて変形し，髄核が線維輪内をわずかに移動することで脊柱に可動性を与えるため椎体間関節ともよばれる．脊柱の屈曲では椎間板の前方が圧迫されて髄核が後方へ動き線維輪の後部を押し，伸展では反対に髄核が前方へ移動して線維輪の前部を押す（**図5**）．

ここがポイント！
椎間板は，小さな圧迫負荷に対してはほとんど抵抗力を示さないが，大きな圧迫負荷に対しては強い抵抗力を示すことから，低圧では可動性を，高圧では支持性を提供する．

（2）椎間関節

椎間関節は上・下関節突起の向かい合う関節面によって形成される滑膜関節である．脊柱の運動に関与するとともに，椎骨間に加わる垂直荷重の20%を負担する．基本的には平面関節に分類されるが，上位頸椎と腰椎の関節面にはわずかに彎曲を認める．関節面の向きと傾斜は脊柱の部位によって異なり，これら形状の違いが椎間関節の可動性に影響を与える．関節面の向きが前額面に近いほど側屈に対する制動が，矢状面に近いほど前後屈に対する制動が少ない．ただし，関節面の傾斜が水平面に近いほど前方変位や回旋に対する制動が少なくなる．一方，実際には関節面の向きと傾斜が互いに影響し合うとともに，椎間板の大きさなどが関与するため，関節面の形状のみで単純に運動の許容範囲が規定されるわけではない．

MEMO
胎児期にはすべての上関節突起は上後方，下関節突起は下前方を向くが，発達による適応のため，次第に分化して部位ごとにその形状を変える．

3）脊柱の靱帯

脊柱の靱帯は上下椎骨を結ぶ黄色靱帯，棘間靱帯，横突間靱帯と全椎骨を通して結ぶ前縦靱帯，後縦靱帯，棘上靱帯に大別される．

MEMO
棘間靱帯，横突間靱帯は主に腰椎でみられ，その他の部位ではほとんど認められない．

MEMO
頸部の項靱帯は若年の痩身女性では体表から容易に観察される．

（1）黄色靱帯（**図6**）

上位椎弓板の前面下縁から起こり，下位椎弓の上縁に付着する靱帯で，きわめて高い弾性をもち，屈曲の制限因子となる．

（2）前縦靱帯（**図6**）

後頭骨から仙椎を含む椎体の前面を覆う強力な靱帯で，伸展の制限因子となる．その幅は尾側で広く，一部は隣接する椎間板に混入してこれを補強する．

（3）後縦靱帯（**図6**）

後頭骨から仙椎までの椎体の後面を覆う靱帯で，屈曲の制限因子となる．脊柱管内で脊髄のすぐ前方に存在し，前縦靱帯とは逆に，その幅は尾側にいくほど狭くなる．

（4）棘間靱帯（**図7**）

上下椎骨の棘突起間に張る薄い靱帯で，屈曲の制限因子となる．

（5）横突間靱帯（**図7**）

上下椎骨の横突起間に張る靱帯で，反対側への側屈の制限因子となる．

（6）棘上靱帯（**図7**）

外後頭隆起から仙骨までの椎骨の棘突起を結ぶ靱帯で，屈曲の制限因子となる．頸部の棘上靱帯は項靱帯とよばれ，頭部の重心が頸椎の前方にあることで生じる頸部の屈曲を支持するための重要な構造の一つである．

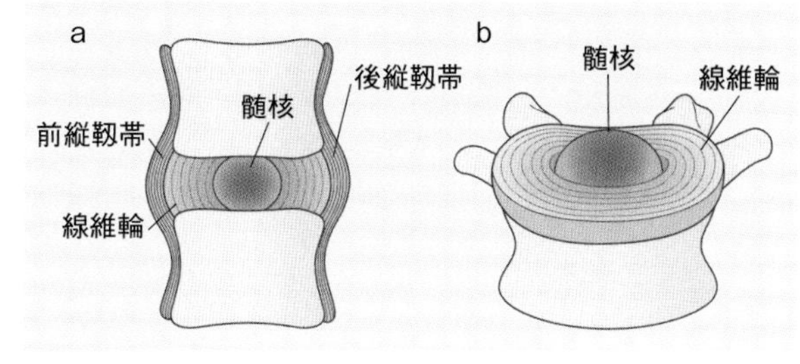

図4　椎間板
a：側面　b：前面

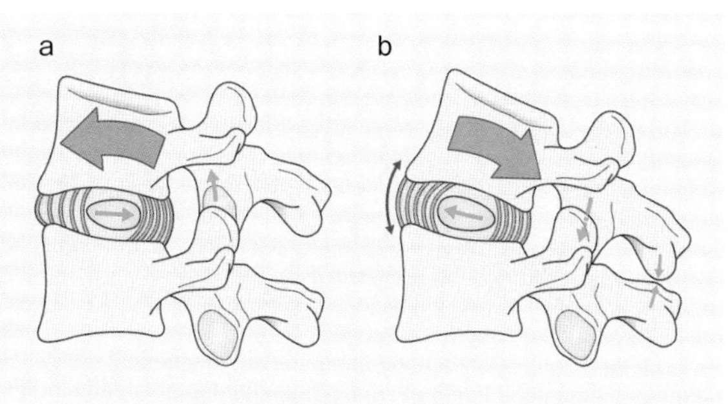

図5　屈曲・伸展に伴う椎間板の移動
a：屈曲　b：伸展
脊柱の屈曲では，上位椎体が前方へずれて椎間板の前方を圧迫することで髄核が後方に移動し，線維輪後部が押される．脊柱の伸展では，反対に上位椎体が後方へずれて髄核が前方へ移動し，線維輪前部が押される．

LECTURE 9

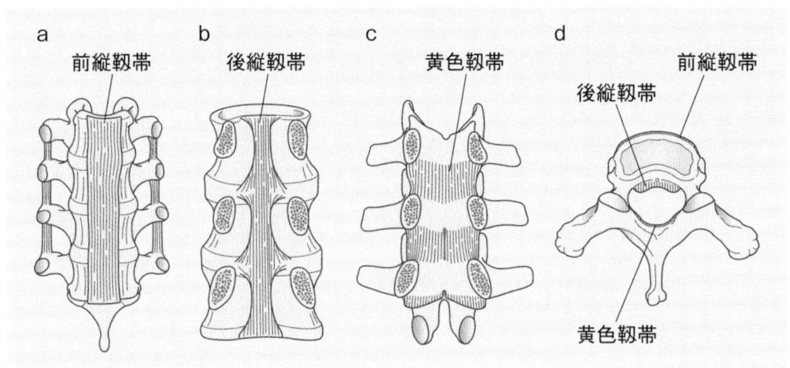

図6 前縦靱帯，後縦靱帯，黄色靱帯
a：椎骨前面 b：椎骨後面（椎弓を切除した状態） c：椎骨前面（椎体を切除した状態） d：椎骨上面

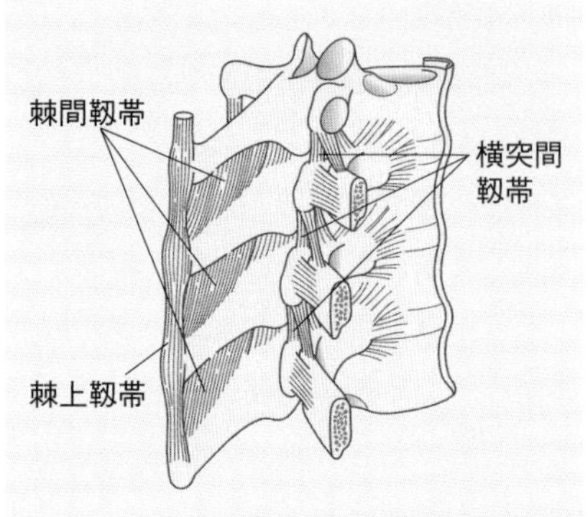

図7 棘上靱帯，棘間靱帯，横突間靱帯

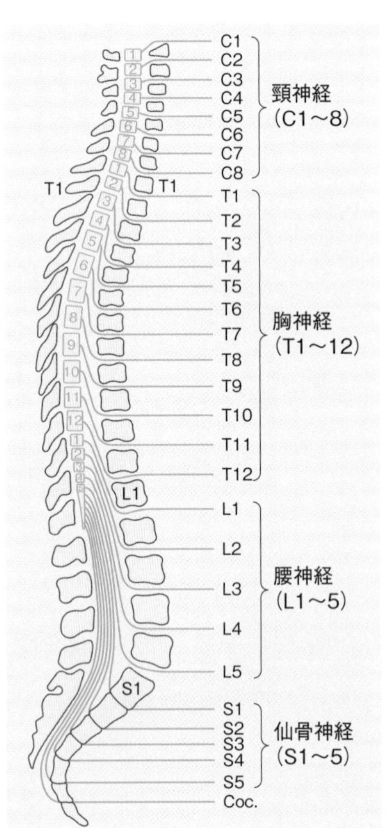

図8 脊髄神経

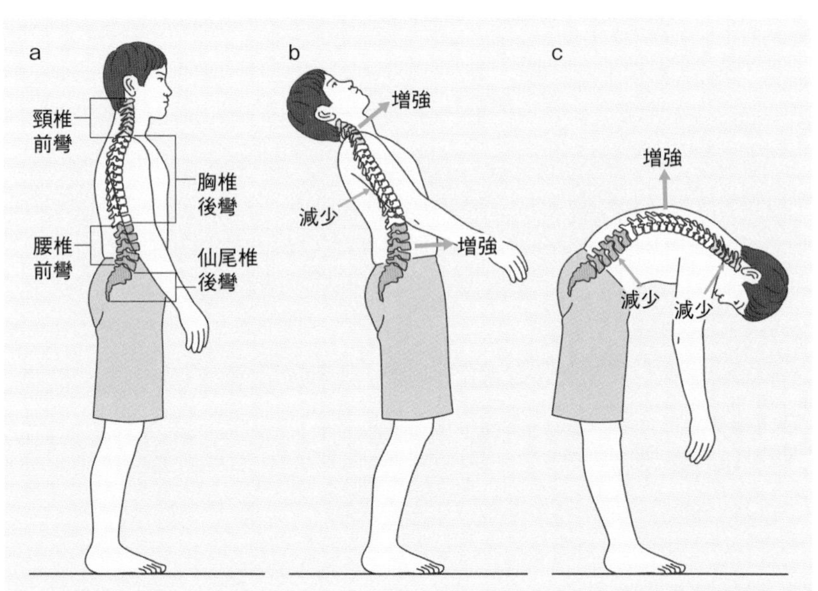

図9 運動による脊柱彎曲の変化
a：安静 b：伸展 c：屈曲

4）脊髄神経 （図8）

脊柱管内には脳から身体各部に至る脊髄神経が下降し，脊椎の椎間孔に一致して頸椎から8対，胸椎部から12対，腰椎部から5対，仙骨部から5対，尾骨部から1対の神経根を出す．脊髄の下降は第1腰椎の高さで終わり，それ以遠は前後両根が走行する馬尾となる．脊柱と脊髄の長さが異なるため，脊髄神経は脊髄下部ほど相当する椎間孔に達するまで長い距離を下降しなければならない．

覚えよう！

ある面での脊柱の動きは他の面での自動的かつ非認知的な脊椎カップリングとよばれる動きを伴う．この力学的現象については多くのパターンが示されているが，共通する点は回旋と側屈の関連性である．

3．脊柱の運動

脊柱では個々の椎骨間での運動が積み重なって，脊柱全体としての屈曲（前屈），伸展（後屈），側屈，回旋を行う．その際，脊柱彎曲の程度が変化し，屈曲時には頸椎と腰椎の前彎が減少して胸椎の後彎が増強する．一方，伸展時には頸椎と腰椎の前彎は増強して胸椎の後彎が減少する（**図9**）．椎骨の可動範囲は個人差が大きく，そ

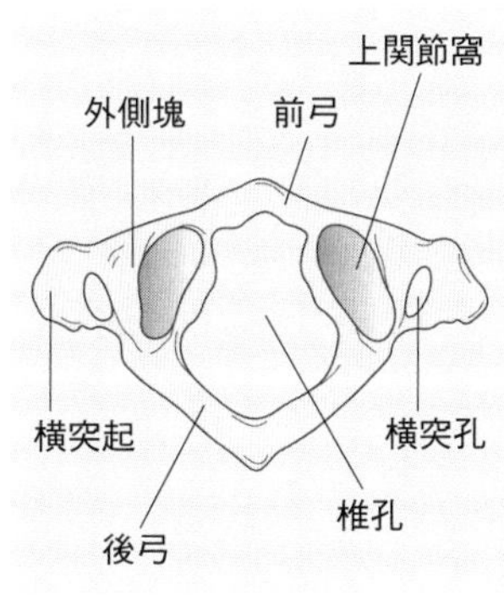

図 10　環椎（上面）

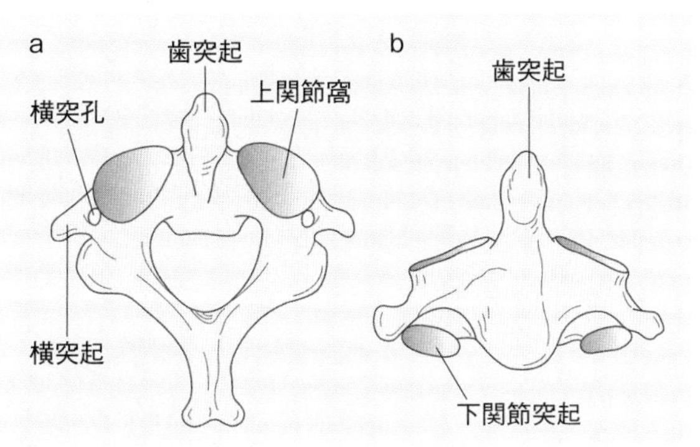

図 11　軸椎
a：上面　b：前面

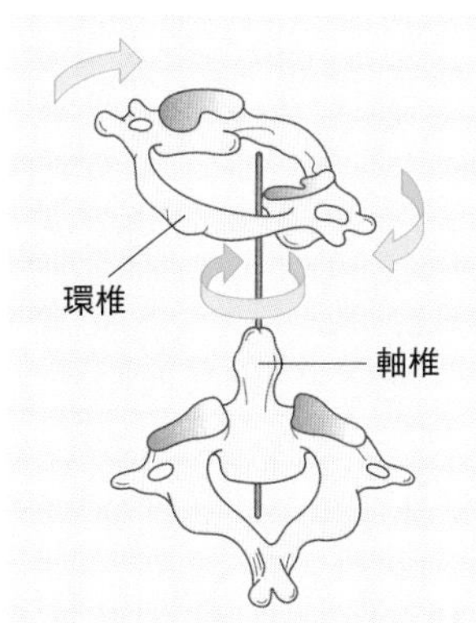

図 12　環椎と軸椎の動き

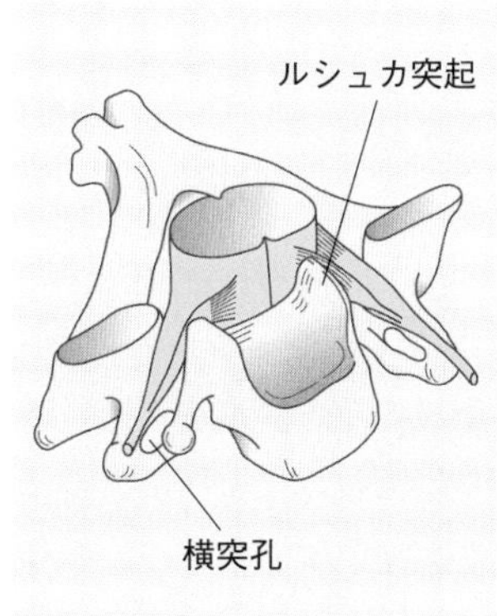

図 13　ルシュカ突起と横突孔

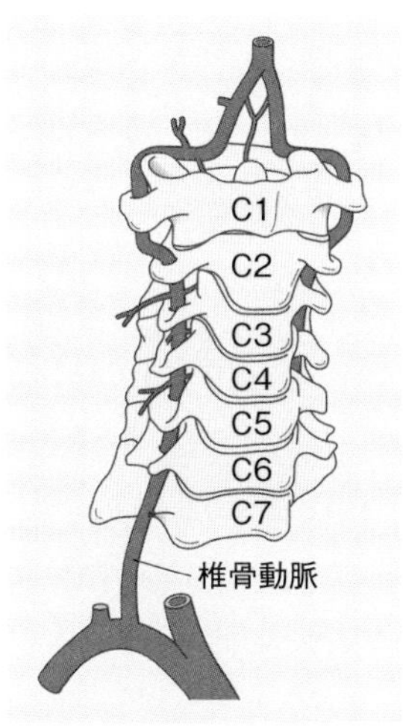

図 14　横突孔を通過する椎骨動脈

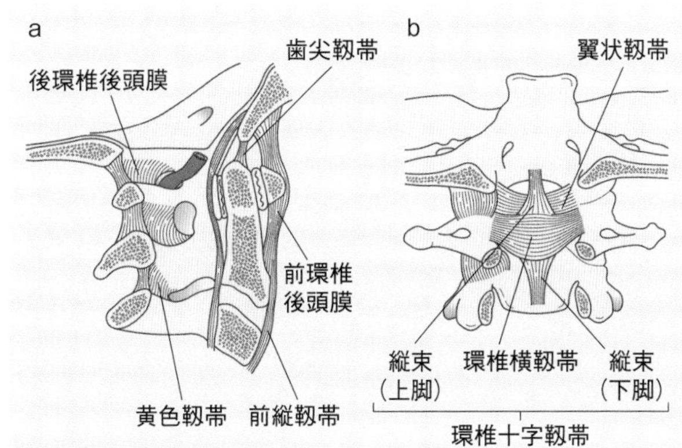

図 15　上位頸椎の靱帯
a：矢状断面　b：後面

の運動には骨盤や股関節の動きを伴うことから，脊椎の可動性を正確に測定することは非常に困難である．日本整形外科学会ならびに日本リハビリテーション医学会で定められた関節可動域測定法による頸部および胸腰部の参考可動域を**巻末資料 表2**に示す．

4. 頸部・頸椎の構造と機能

頸部には，①肩甲帯とともに上肢を懸垂しつつ頭部を支持する，②脊髄を保護するとともに椎骨動脈の通路となる，③視覚，平衡感覚などに関係した頭部位置の制御にかかわる，という3つの重要な機能があり，頸椎はそのために高度に分化した形態を呈する．

1）頸椎の構造

第1頸椎は環椎とよばれる．椎体や棘突起が存在せず全体で輪状となり，前弓と後弓の結合部は肥厚し上・下関節突起に相当する外側塊を形成する（**図 10**）．第2頸椎は軸椎とよばれる．椎体前部から上方へ直立する歯突起をもち（**図 11**），これが環椎前弓内にはまり込むことで頸部の大きな回旋の軸となる（**図 12**）．第3～7頸椎は下位頸椎とよばれる．頸椎に特有の構造として椎体上部には後外側方向に隆起したルシュカ突起（鉤状突起）をもち（**図 13**），横突起には椎骨動静脈が通過するための横突孔が存在する（**図 14**）．

環椎（atlas）
軸椎（axis）

MEMO
第7頸椎の棘突起は大きく突出しており，皮下にて容易に触知でき，椎骨の位置を定める基準点となるため隆椎とよばれる．

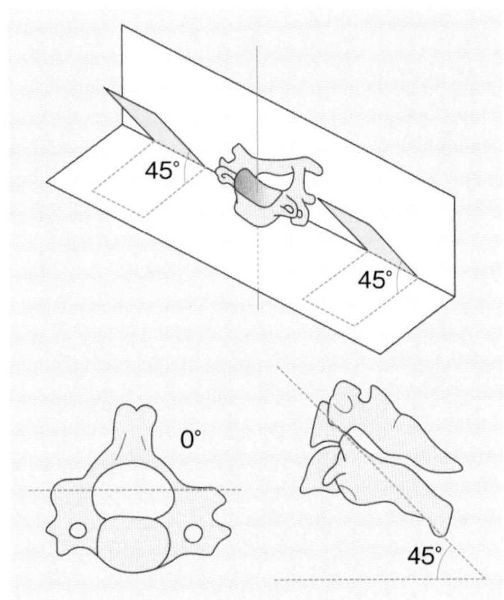

図 16　頸椎の椎間関節面の形状

2）頸椎間の関節

（1）環椎後頭関節

頭蓋骨と環椎は環椎後頭関節で連結され，歯尖靱帯と翼状靱帯が後頭骨と軸椎の歯突起のあいだを補強する．さらに，前縦靱帯につづく前環椎後頭膜が環椎の前弓，黄色靱帯のつづく後環椎後頭膜が環椎の後弓につき靱帯様に機能する（**図 15a**）．

（2）正中環軸関節，外側環軸関節

環椎と軸椎は正中環軸関節および外側環軸関節で連結される．歯突起を後面から覆う環椎十字靱帯の縦束が後頭骨と軸椎を結ぶ（**図 15b**）．

（3）椎間関節（図 16）

軸椎と第 3 頸椎以下の椎骨間は椎間関節で連結される．椎間関節面は前額面に一致して（0°），水平面に対して 45° 傾くため，すべての方向への運動が可能である．また，頸椎に特有のルシュカ突起は隣接する上位椎体とのあいだに関節を形成し，可動性が要求される椎間結合に安定性を与える役割を担うとされる．

MEMO
ルシュカ突起は椎間板の変性に伴い骨棘を形成しやすく，椎間孔に近いこともあって神経根障害の原因となりやすい．

3）頸部の運動

頸部は頭部の位置制御にかかわるために脊柱のなかで最も大きな可動性を有し，正常では 60° の屈曲，50° の伸展，左右に各 50° の側屈，60° の回旋を行う．屈曲と伸展の 20〜25％は環椎後頭関節と環軸関節，残りは第 2〜7 頸椎の椎間関節で生じる．環椎後頭関節では後頭顆が環椎の上関節面に対して屈曲では前方へ，伸展では後方へ転がる．環軸関節では輪形の環椎が頭蓋骨と軸椎を軸として屈曲では前方へ，伸展では後方に傾く．第 2〜7 頸椎の椎間関節では上位椎体の下関節面が下位椎体の上関節面に対して屈曲では上前方へ，伸展では下後方へ滑り，椎間関節の傾斜した関節面上を動く運動の円弧として屈曲と伸展が生じる．椎間関節面の接触および荷重負荷は最大伸展位で最大となるが，その場合に周囲の関節包や靱帯が緊張する大部分の滑膜関節とは異なって上位椎体の関節面が下方へ滑ることで関節包が弛緩する傾向にある．

MEMO
頸椎の関節包内運動については，**巻末資料 図 1a** に示す．

側屈はほとんどが第 2〜7 頸椎の椎間関節で行われる．第 2〜7 頸椎の椎間関節では側屈側の下関節面が下やや後方へ滑るとともに反対側の下関節面が上やや前方へ滑る．回旋の 50％は環軸関節で，残り半分は第 2〜7 頸椎の椎間関節で生じる．環軸関節では輪形の環椎が歯突起の周りを体軸回旋する．第 2〜7 頸椎の椎間関節では回旋方向と同側の下関節面が後やや下方，対側の下関節面が前やや上方へと滑る．回旋の範囲は上位頸椎ほど大きい．また，頸椎では頭頸移行部の伸展に応じて下位頸椎が屈曲する頭蓋骨の前突と，頭頸移行部の屈曲に応じて下位頸椎が伸展する頭蓋骨の後退が可能である．

4）頸部の運動に関与する筋（**表 1**）

屈曲には胸鎖乳突筋（**図 17**），椎前筋群（**図 18**）が主に関与する．胸鎖乳突筋はその走行から上位頸椎には伸筋，下位頸椎には屈筋としてはたらき，頸部の肢位によっては屈曲，伸展のいずれにも作用するが，相対的には屈曲が強い．椎前筋群は頸長筋，頭長筋，前頭直筋で構成される．伸展には後頭下筋群（**図 19**），頭・頸板状筋，脊柱起立筋群，横突棘筋群が主に関与する．後頭下筋群は大・小後頭直筋，上・下頭斜筋で構成される．脊柱起立筋群は外側の腸肋筋，中間の最長筋，内側の棘筋からなり，下後鋸筋，頭・頸板状筋および大・小菱形筋の深層に位置する．横突棘筋群は浅層の半棘筋，中間層の多裂筋，深層の回旋筋で構成され，脊柱起立筋群の深層に位置する．

表 1　頸部の運動に関与する筋

	屈曲	伸展	側屈	回旋（同側）	回旋（反対側）
胸鎖乳突筋	○	△	○		○
舌骨筋群	△				
椎前筋群	○		△		
斜角筋群	△		○		○
後頭下筋群		○	○	○	
頭・頸板状筋		○	○	○	
脊柱起立筋群		○	○	○	
横突棘筋群		○	○		○
横突間筋			△		
棘間筋		△			

○：主作用　△：補助作用

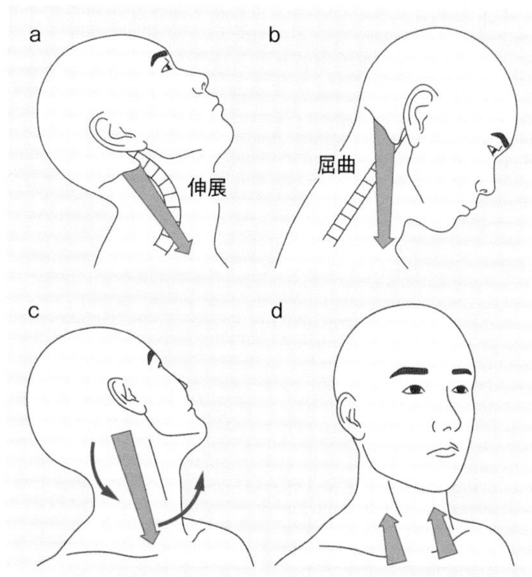

図 17　胸鎖乳突筋のはたらき
a：伸展　b：屈曲　c：収縮側への側屈，反対側への回旋
d：胸郭の引き上げ

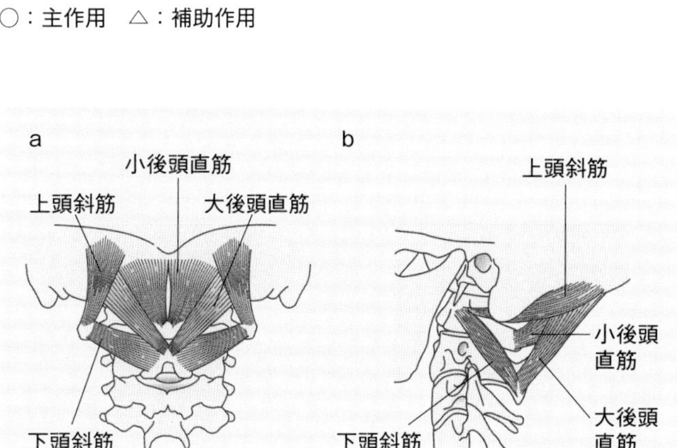
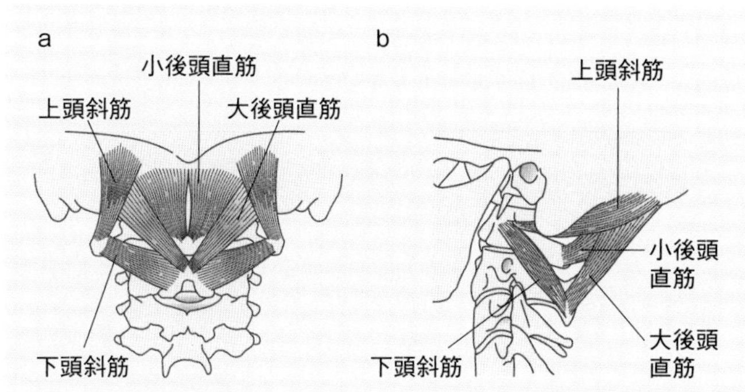

図 19　後頭下筋群
a：後面　b：側面

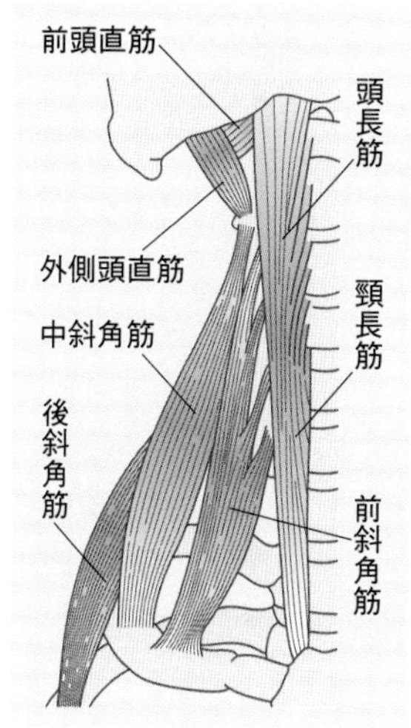

図 18　椎前筋群と斜角筋群（前面）

側屈には胸鎖乳突筋，斜角筋群（**図 18**），後頭下筋群，頭・頸板状筋，脊柱起立筋群，横突棘筋群が主に関与する．斜角筋群は前・中・後斜角筋で構成される．同側への回旋には頭・頸板状筋，脊柱起立筋群，後頭下筋群が，反対側への回旋には胸鎖乳突筋，斜角筋群，横突棘筋群が主に関与する．回旋する方向の違いは筋の付着部に影響を受け，棘突起に起始をもつ頭・頸板状筋，脊柱起立筋群，後頭下筋群では収縮側と同側への回旋が，横突起に起始をもつ横突棘筋群では収縮側と反対側への回旋が生じる．また，胸鎖乳突筋は片側が収縮すれば収縮側への側屈と反対側への回旋を生じる（**図 17**）．

MEMO
いわゆる「寝違え」
朝起きると頸部が痛くて動かしにくいという日常的に経験する「寝違え」だが，正確な原因は不明である．画像検査では異常がなく，頸部の筋の阻血，筋痙攣，頸椎関節の関節包の炎症などが考えられている．急性疼痛性頸部拘縮ともいう．治療には，安静を保ち，抗炎症鎮痛作用のある貼付剤が有効なことが多い．

■文献

1）柿田謙三ほか編：脊柱の機能解剖と運動学．関節可動域障害―その評価と理学療法・作業療法．メディカルプレス；1990．p.180-90．
2）菊地臣一ほか監：胸椎，腰椎．標準整形外科学，第 7 版．医学書院；1990．p.424-65．
3）国分正一ほか監：胸郭．標準整形外科学，第 7 版．医学書院；1990．p.419-23．
4）Castaing J, et al.：脊柱．図解 関節・運動器の機能解剖―上肢・脊柱編．井原秀俊ほか訳．協同医書出版社；1986．p.107-89．
5）Hodges PW, et al.：Inefficient muscular stabilization of the lumber spine associated with low back pain. A motor control evaluation of transcersus abdominis. Spine 1996；21：2640-50.
6）Neumann DA：体幹骨格―筋と関節の相互作用．筋骨格系のキネシオロジー．嶋田智明ほか監訳．医歯薬出版；2005．p.329-70．

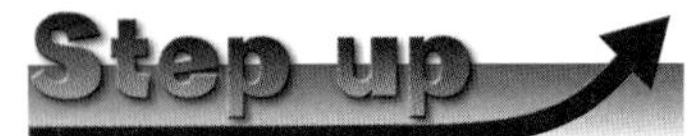

1. 脊柱側彎

脊柱側彎とは前額面で脊柱が側方へ彎曲した状態をいい，椎骨自体の形状変化を伴わない機能的な側彎と構築性の側彎に区別される．後者の70〜80%は特発性側彎症であり，なかでも10歳以上の思春期に発症する症例が最も多い．典型例では右凸の胸椎側彎を呈し，その85%が女子で，急速な進行を示すことも少なくない．脊柱側彎は立位で背部を観察することによりスクリーニングが可能であり，以下の4点をチェックするとよい（図1）．

①両肩の高さの左右差

②脇線（ウエストライン）の左右非対称

③両側肩甲骨の高さや位置の左右非対称

④前屈したときにみられる背中や腰の高さの左右非対称

なお，背中や腰の盛り上がりをそれぞれ肋骨隆起（rib hump），腰部隆起（lumbar hump）という．

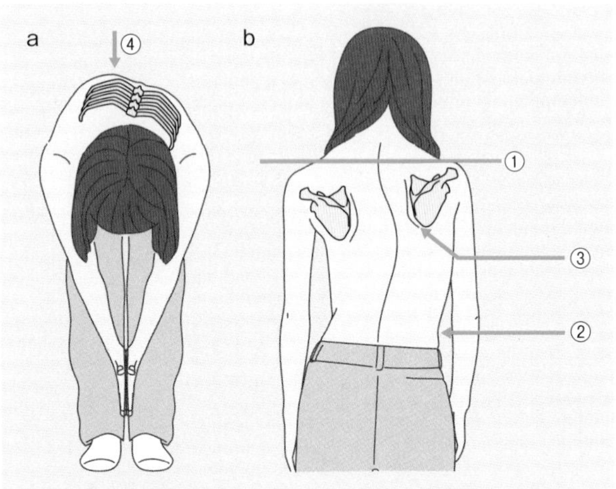

図1　脊柱側彎の診かた

LECTURE 9

2. 頸椎症性脊髄症

日本では加齢変化による脊柱管狭窄によって脊髄が圧迫されて四肢の痺れ，両手の巧緻運動障害，歩行障害などを呈する頸椎症性脊髄症の増加が問題となっている．脊柱の変性変化において脊髄の圧迫に関与する因子としては，脊髄前方での椎間板の膨隆や骨棘の形成，後方での黄色靱帯の肥厚などがあげられ，椎間板による前脊髄動脈も圧迫に影響する．一方，高齢者における頸椎症性脊髄症の特徴として脊柱管前後径の狭小化によらないC3-4，C4-5椎体間の椎体すべりを伴う動的な脊髄の圧迫の重要性が指摘されている．高齢者頸椎症性脊髄症患者ではC3-4，C4-5で脊髄が圧迫されることが多いが，この理由として加齢によりC5-6，C6-7の椎間可動性が著しく減少するため，椎間板腔の保たれたC3-4，C4-5での代償的な可動域の増大が不安定性につながり脊髄を圧迫すると考えられている．

■文献

1）日本側弯症学会編：側弯症のしおり—知っておきたい脊柱側弯症．インテルナ出版；2003.
2）橋本光宏ほか：高齢者頸髄症の病態と治療．千葉医学 2011；87（3）：87-97.

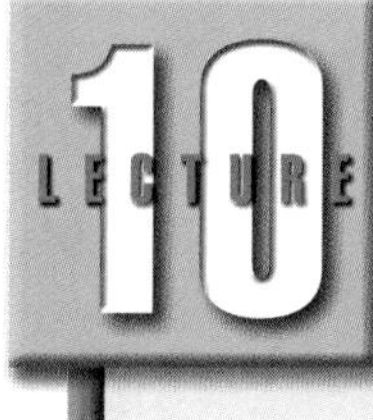

脊柱・体幹の運動学 (2)

到達目標

- 胸郭の構造と機能から胸部の役割を理解する.
- 腰椎および骨盤の構造と機能から腰部の役割を理解する.

この講義を理解するために

この講義では，脊柱を頸部，胸部，腰部に分けたうち，胸部と腰部が果たす役割を学びます．適切な理学療法・作業療法を展開するためには，その基礎となる運動学に関する知識の十分な理解が欠かせません．脊柱全体としての運動を理解するだけでなく，それぞれの部位がもつ役割からそれぞれの構造と機能をとらえて運動を理解することが大切です．そのためには，呼吸を行うために胸郭はどのような構造と機能をもつのか，体重を支持しながら歩行を中心とした下肢運動を可能とするために腰椎および骨盤はどのような構造と機能をもつのかなどを正しく理解する必要があります．

脊柱・体幹の運動学 (2) を学ぶにあたり，以下の項目をあらかじめ確認・整理しておきましょう．

□ 脊柱と体幹の構造を復習しておく.

□ 脊柱と体幹の解剖学的名称を復習しておく.

講義を終えて確認すること

□ 胸部がもつ基本的な役割を理解できた.

□ 胸郭の運動をその構造と機能から理解できた.

□ 腰部がもつ基本的な役割を理解できた.

□ 腰仙椎および骨盤の運動をその構造と機能から理解できた.

講義

胸骨 (sternum)
肋骨 (rib)
胸郭 (thorax)

胸骨柄 (manubrium of sternum)
胸骨体 (body of sternum)
剣状突起 (xiphodynia)

1．胸部の構造と機能

胸部には，①頭部の制御を適切に行う基盤を提供する，②重要な臓器を保護する，③呼吸運動にかかわる，という3つの重要な機能がある．そのために胸椎は，胸骨，肋骨と胸郭を形成して力学的に安定した構造を呈する．

1）胸郭を構成する骨

胸郭は12個の胸椎，1個の胸骨，12対の肋骨で構成される（**図1**）．胸椎の形態は一般的な椎骨の形状とほぼ一致する．胸骨は胸郭前面に位置し，上から胸骨柄，胸骨体，剣状突起が結合する．胸骨柄の側縁には鎖骨と接する鎖骨切痕，第1肋軟骨と接する肋骨切痕が，胸骨体の側縁には第2～7肋軟骨と接する肋骨切痕がある（**図2**）．

肋骨は胸郭の側壁を形成する．第1～7肋骨は肋軟骨を介して直接胸骨に連結するため真肋とよばれる．第8～12肋骨は直接胸骨に連結しないため仮肋とよばれる．第8～10肋骨はすぐ上の肋軟骨に接続するが，第11，12肋骨は末端が遊離した状態にあるため浮肋ともいう．胸郭後面には第2肋骨を上端，第7，8肋骨を下端として肩甲骨が位置する．

2）胸郭の関節

（1）椎間関節（図3）

MEMO
胸椎の関節包内運動については，**巻末資料 図1b** に示す

胸椎の椎骨間は椎間関節で連結される．椎間関節面の向きは前額面に近く（20°），60°の傾きをもつため側屈に対して制動は少ないが，胸骨，肋骨を含む胸郭での運動

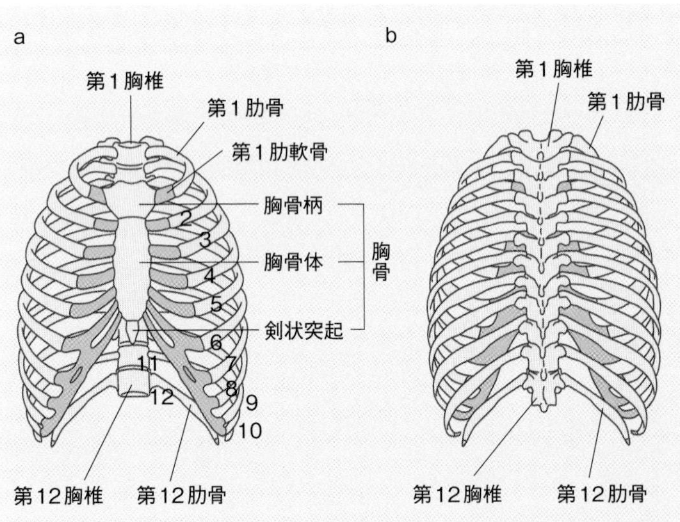

図1　胸郭の構造
a：正面　b：背面

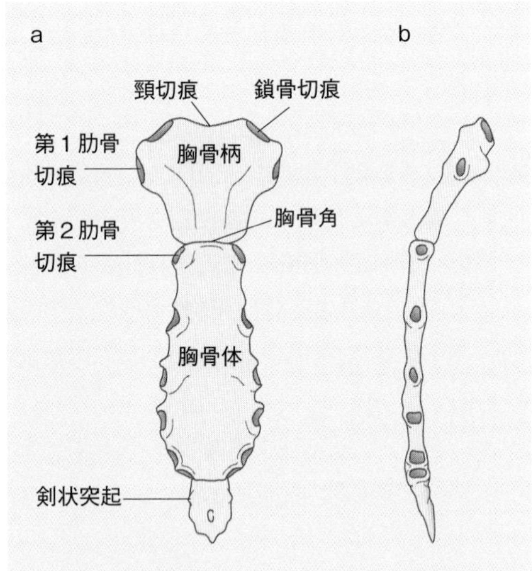

図2　胸骨の構造
a：前面　b：左外側面

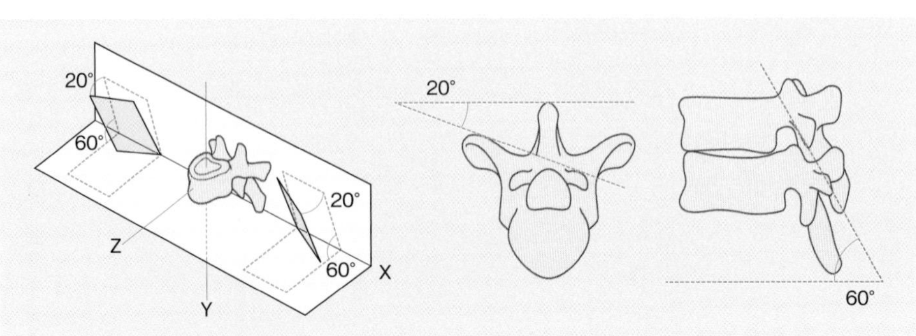

図3　胸椎の椎間関節面の形状

図４　肋椎関節

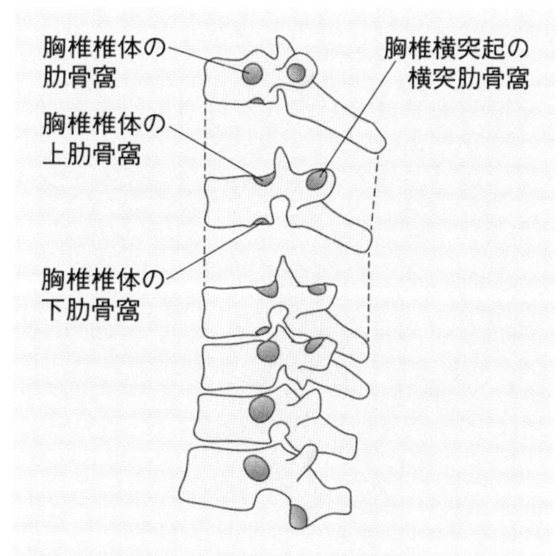

図５　胸椎側面と肋骨の関節面

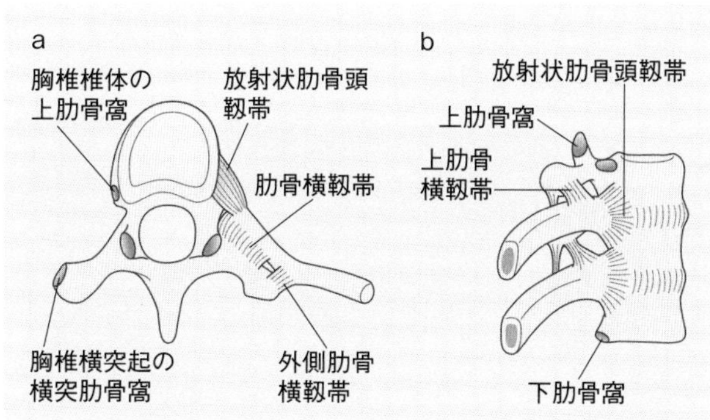

図６　肋椎関節と靱帯
a：上面　b：右外側面

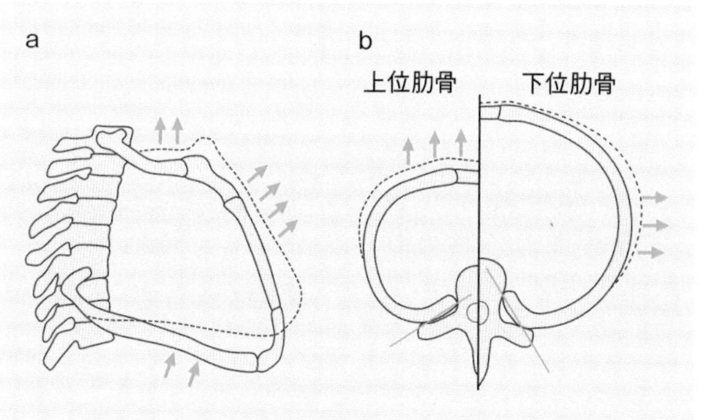

図７　呼吸による胸郭の動き
a：上下方向　b：前後・左右方向

となるため運動が制限され，個々の椎間関節での可動性は小さくなる．

（2）肋椎関節（図４）

肋骨と胸椎は，肋骨頭関節と肋横突関節からなる肋椎関節で連結される．肋骨頭関節は，第１，11，12肋骨頭と第１，11，12胸椎椎体の肋骨窩および第２～10肋骨頭と第１～10胸椎の上・下肋骨窩で構成され，放射状肋骨頭靱帯により補強される（図５，６）．肋骨頭関節の動きはわずかだが，長さがある肋骨末端で起こる運動はより大きなものとなる．肋横突関節は，第１～10肋骨の肋骨結節と第１～10胸椎横突起の横突肋骨窩で構成され，肋骨横靱帯により補強されている．肋横突関節では肋骨の回転運動が中心であり，その動きは上位胸椎でより明らかである．

（3）胸肋結合

胸骨と肋骨は胸肋関節，肋軟骨間関節，胸骨軟骨結合で連結される．

３）胸郭の運動（呼吸運動）

呼吸運動の吸気に伴って，胸郭の上下径，前後径，左右径は拡大する（図７）．胸郭の上下径の拡大は，横隔膜の収縮によって生じる腱中心を頂点としたドームの下降および第１～２肋骨の挙上による．胸郭の前後径，左右径の拡大は肋骨と胸骨の挙上や下制による．上部胸郭では主に前後径が，下位胸郭では前後径と左右径はほぼ同じ比率で拡大する．このような上部胸郭と下部胸郭の運動の違いは，肋骨頭関節と肋横突関節の２点を結ぶ線を回転軸とした後方からのわずかな回転によって，肋骨の挙上が引き起こされることによる．上位肋骨では運動軸が前額面に近いため，その挙上が胸郭の前後径の増大に作用し，胸骨を前上方に挙上して胸郭を拡大する．下位肋骨で

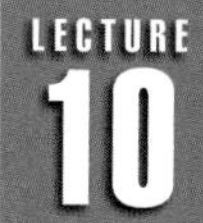

MEMO
第１，11，12肋骨を除き，肋骨の内側の下縁には肋骨溝という浅い溝があり，それに沿って肋間神経・肋間動脈・肋間静脈が走る．

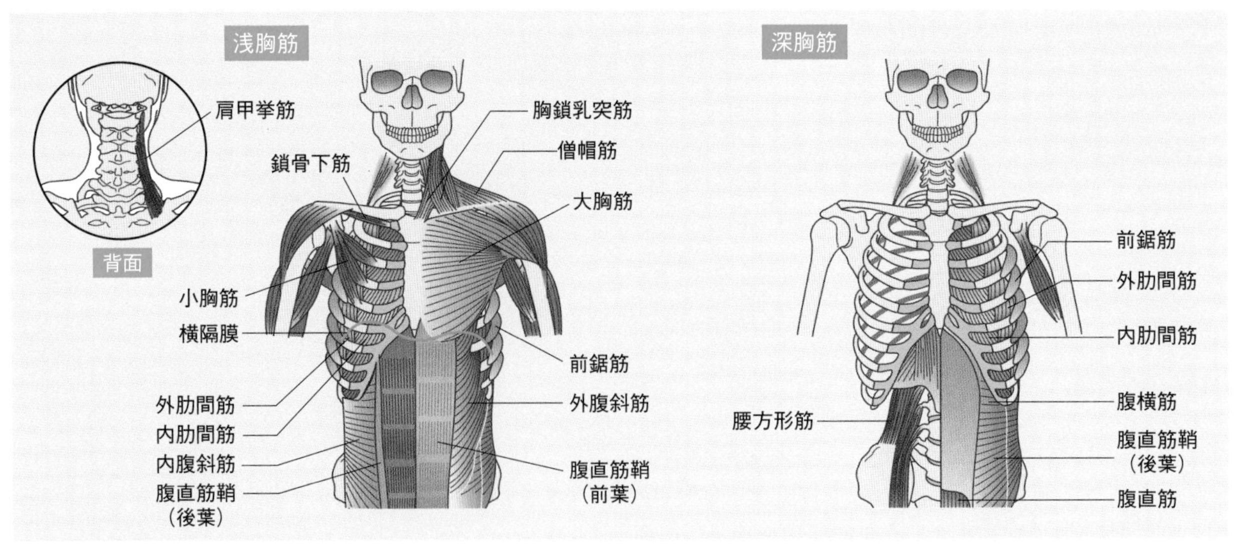

図8　呼吸運動に関与する筋

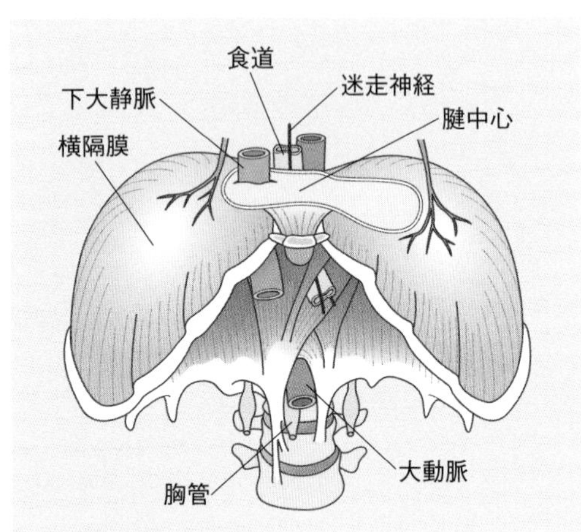

図9　横隔膜の構造

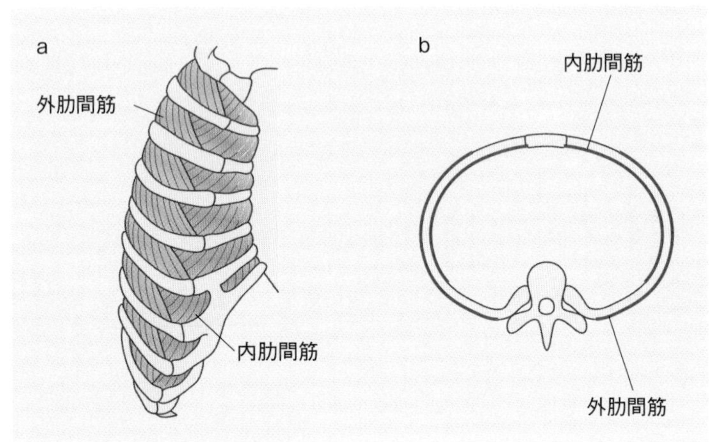

図10　内肋間筋と外肋間筋
a：胸郭前壁　b：水平断面

LECTURE 10

は肋骨頭関節と肋横突関節を結んだ運動軸が矢状面に近いため，その挙上が胸郭の左右径の拡大に作用し，横隔膜を伸張して収縮力を増大させる．

なお，呼吸は胸式呼吸と腹式呼吸に分けられ，腹式呼吸は横隔膜呼吸ともよばれる．一般に安静時では腹式呼吸が換気量の70%に関与するとされるが，性別や体型，体位によってそのパターンは変化するため，健常者においてそれらを厳密に区別する臨床的意義は少ない．

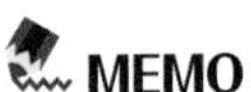 MEMO

横隔膜と肋間筋

横隔膜と肋間筋の呼吸筋は横紋筋で構成される（横隔膜の中央部は腱中心という腱膜である）．呼吸運動の特徴は随意性の呼吸筋が自動的・周期的に運動を繰り返す点にあり，睡眠時でも呼吸筋が自律的にはたらくことで呼吸が可能となる．ただ心臓などとは異なり呼吸筋自身に自動性があるわけではないので，上部脊髄が完全に切断され運動神経活動が途絶えると，随意性であれ，不随意性であれ呼吸運動の遂行は不可能となる．

4）胸郭の運動（呼吸運動）に関与する筋　（図8）

(1) 安静呼吸

安静吸気では横隔膜と外肋間筋がはたらき，内肋間筋の前方線維も胸骨下方の挙上にはたらくため吸気に関与する．横隔膜は胸腔と腹腔を分けるドーム型の薄い筋で，胸骨剣状突起および第6～12肋骨と肋軟骨の内面から起こり，ドーム中央にあたる腱中心に向かう（**図9**）．腱中心は骨には付着しておらず，横隔膜収縮時には腹腔側へ下がることで胸腔を陰圧として吸気を行う．安静呼気は胸郭の弾性によるため筋の関与はない．

(2) 努力呼吸

努力吸気では安静吸気筋に加えて胸鎖乳突筋，斜角筋群，大・小胸筋，肋骨挙筋，僧帽筋と肩甲挙筋が補助動筋としてはたらく．胸鎖乳突筋は胸骨と鎖骨を挙上し，斜

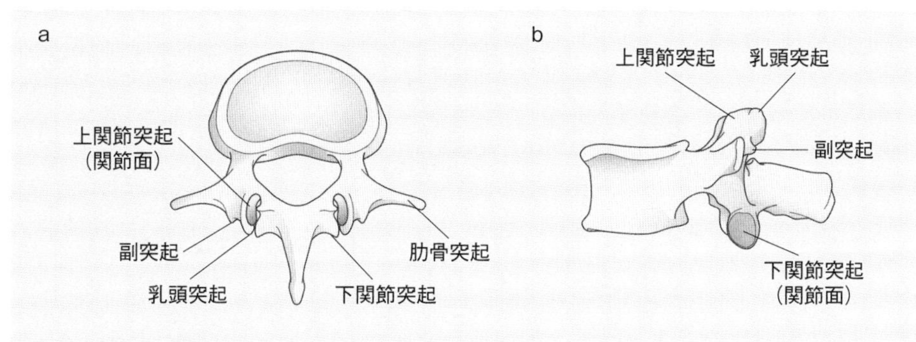

図 11　腰椎の構造
a：上面　b：左外側面

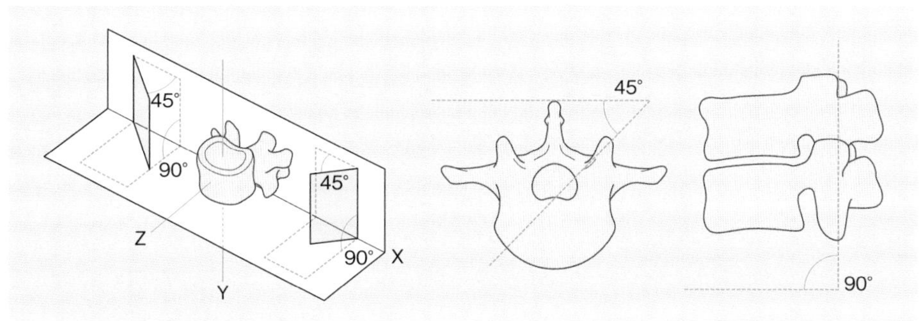

図 12　腰椎の椎間関節面の形状

角筋群は第 1，2 肋骨を挙上する．大・小胸筋と肋骨挙筋は肋骨の挙上に関与し，僧帽筋と肩甲挙筋は上肢帯を引き上げることで胸郭の拡大に関与する．

努力呼気では内肋間筋，腹筋群が重要な役割を果たす．内肋間筋は外肋間筋の深層で，内側胸骨縁から肋骨角にかけての肋骨間に存在する（**図 10**）．外肋間筋と拮抗する線維の走行をもつため，内肋間筋が収縮すると胸郭の前後径，左右径が短縮して肺内の空気が呼出される．腹筋群は収縮することで内臓を圧迫して横隔膜を押し上げることで呼気に関与する．胸横筋，肋下筋も呼気の補助動筋として作用する．

2．腰部の構造と機能

腰部には，①頭部，体幹，上肢の重量を支持する，②脊柱の運動の起点となる，③下肢と連結してはたらく，という 3 つの重要な機能がある．そのため，腰椎は力学的に強固な構造を呈し，体幹の基底を構成する骨盤を通じて股関節の動きと連動することで体重を支持しながら，歩行を中心とした下肢運動を行う．

1）腰部を構成する骨

腰部は腰椎と骨盤で構成される．腰椎は脊椎のなかで最も大きく，5 つの腰椎の重量は 7 つの頸椎の重量の約 2 倍にもなる．その形態は一般的な椎骨の形状とほぼ一致するが，上関節突起の後面に乳頭突起をもつ（**図 11**）．骨盤は左右の寛骨（腸骨，恥骨，坐骨），仙骨および尾骨からなり，腰椎を通じて脊柱と下肢を連結する．

2）腰部の関節

（1）椎間関節（図 12）

腰椎間および腰椎と仙骨は椎間関節で連結される．関節面の向きは最も矢状面に近く（45°），傾きはほぼ垂直（90°）であるため屈曲と伸展に対して制動は少ないが，回旋にはほとんど関与しない．また，他の椎骨より下関節突起が下方に位置するため，上下椎体間の距離が広く椎骨間の可動性が大きい．しかし，その分だけ下関節突起に

MEMO
腰椎の乳頭突起
腰椎の乳頭突起は，多裂筋の付着を有利にするために存在すると考えられている．

MEMO
腰椎の位置の確認
体表から腰椎の位置を確認するには，左右の腸骨稜を結んだヤコビー線が第 4，5 腰椎間に一致することを利用する．

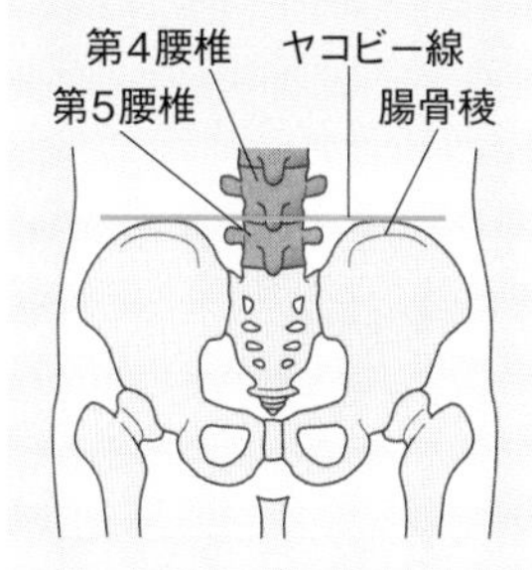

骨盤（pelvis）

ここがポイント！
腰椎は，横突孔がないことで頸椎と，肋骨関節面をもたないことで胸椎と区別できる．

MEMO
上位腰椎の関節面の向きは矢状面に近いが下位腰椎は胸椎と同様に前額面に近くなるため，胸椎から上位腰椎の移行部で関節面の向きが急激に変化する．

LECTURE 10

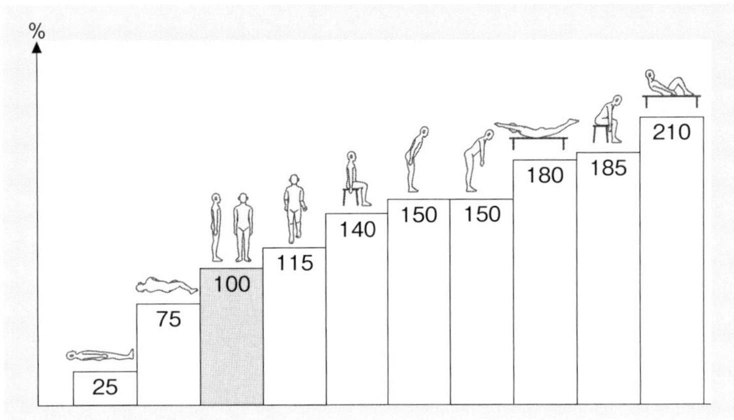

図 13　椎間板に加わる圧力
体重 70 kg の成人の第 3 腰椎椎間板内圧
（Nachemson AL：Spine 1976；1：59-71[6] をもとに作成）

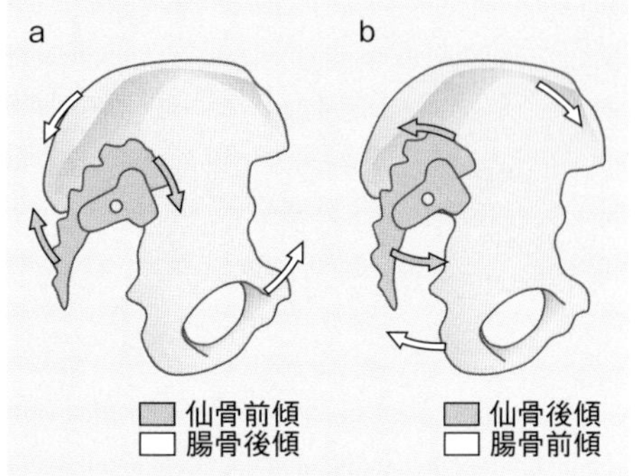

図 14　仙腸関節での前屈と後屈
a：前屈（うなずき）運動　b：後屈（起き上がり）運動

負荷がかかりやすい．特に，腰仙連結部は仙骨基底部が前下方に傾斜し椎間板がくさび形を呈すため，椎間関節自体に非常に大きな剪断力が加わり，臨床的には脊椎分離症やすべり症の好発部位となる．

立位時に椎間板にかかる圧力は体重の 2 倍にも及ぶ．**図 13**[6] に立位における第 3 腰椎の椎間板内圧を 100％としたときの，さまざまな体位での椎間板内圧の変化を示す．これをみると，椎間板内圧は，腰椎を屈曲することで著明に上昇している．

MEMO
体位による椎間板内圧の変化については長らくナッケムソン（Nachemson）[6] のデータ（**図 13**）が古典的バイブルとされてきた．しかし，近年ウィルケ（Wilke）ら[7] が側臥位と背臥位の椎間板内に差はなく，座位のほうが立位より椎間板内圧が低いことを報告し，ナッケムソンらのデータのなかで臨床上疑問が残る点について一石を投じている．

（2）仙腸関節

仙骨と腸骨は関節包が骨膜と強固に結合し靱帯に覆われた半関節を形成する．直立姿勢では床反力が股関節の後方，仙腸関節の前方を通過するため，腸骨の後方回旋に伴って仙腸関節では仙骨底部が腸骨に対して相対的に前傾する前屈（うなずき）運動がみられる．前屈姿勢をとると体幹前傾に伴い腸骨は前方回旋し，仙腸関節では仙骨底部が腸骨に対して相対的に後傾する後屈（起き上がり）運動がみられる（**図 14**）．このように仙腸関節は荷重応力の減少に重要な役割を果たすと考えられるが，その可動性はきわめて小さく，構造や機能についてさまざまな見解があり，臨床的にその意義が過小もしくは過大に評価されている．

前屈（nutation）

後屈（counter nutation）

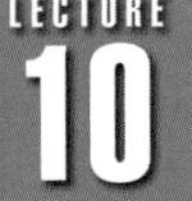

3）腰部の運動

腰椎は，脊柱の運動で回転の中心としてはたらくため，胸腰部を合わせた可動域で示すことが一般的で，胸腰部で 45° の屈曲，30° の伸展，左右に各 50° の側屈，各 40° の回旋が可能である．胸腰椎の椎間関節では上位椎間の下関節面が下位椎体の上関節に対して屈曲では上やや前方へ，伸展では下やや後方へ滑る．椎間関節面の接触および荷重負荷は最大伸展位で最大となるが，そのような場合に周囲の関節包や靱帯が緊張する大部分の滑膜関節とは異なり，上位椎体の関節面が下方へ滑ることで関節包が弛緩する傾向にある．腰部の運動は股関節と連動し，立位で膝伸展位を保持した状態から体幹を屈曲すると腰椎屈曲 40° に対して股関節屈曲 70° を伴う．このような運動学的関係は腰椎骨盤リズムとよばれる（**図 15**）．

MEMO
関節可動域表示ならびに測定法については巻末資料の**表 2** を，腰椎の関節包内運動については巻末資料 **図 1c** に示す

腰椎骨盤リズムは，骨盤と腰椎が同じ方向に回転する同側方向骨盤リズムと反対方向に回転する対側方向骨盤リズムに分けられる．**図 16** に一例を示すが，同側方向骨盤リズムは下肢に対する体幹の運動を大きくして上肢のリーチを広げる必要がある場合などにみられる．一方，対側方向骨盤リズムは，骨盤が大腿骨上を回転するときに第 1 腰椎より上位の部分はほとんど動かないため，腰椎より上部の体幹を骨盤の回転と独立して空間に固定する必要がある場合などにみられる．

腰椎骨盤リズム

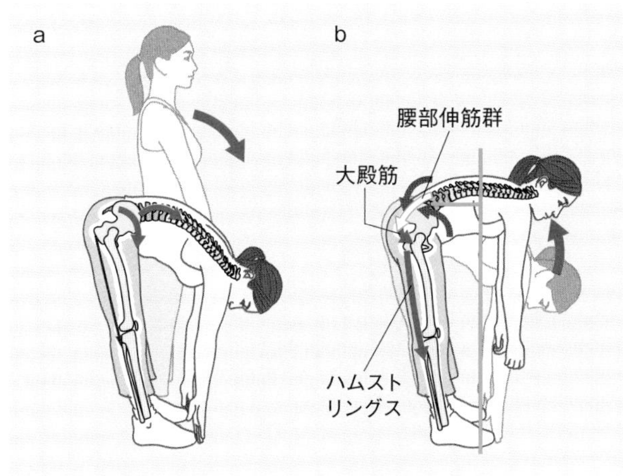

図 15　体幹の屈曲，伸展による腰椎骨盤リズム
a：屈曲　b：伸展

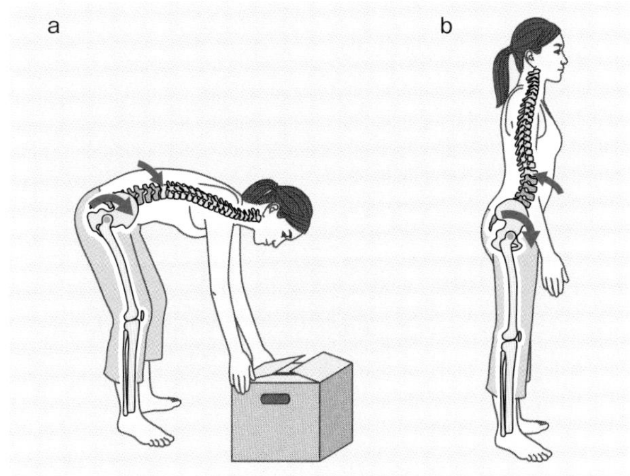

図 16　同側および対側方向腰椎骨盤リズム
a：同側方向腰椎骨盤リズム　b：対側方向腰椎骨盤リズム

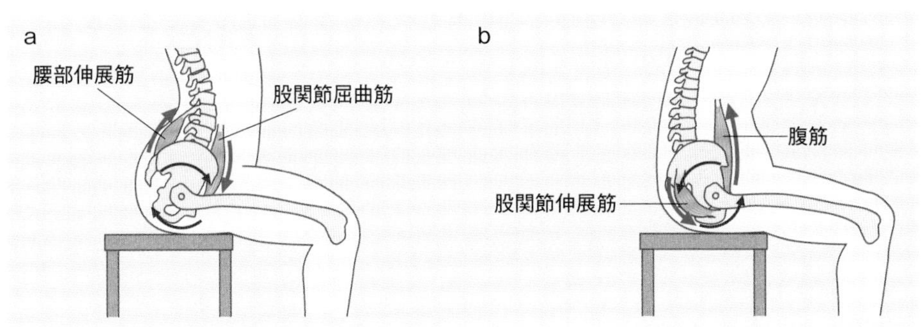

図 17　骨盤の前傾，後傾が腰椎に与える影響
a：骨盤の前傾　b：骨盤の後傾

また，腰椎の屈曲と伸展は大腿部に対して体幹および上肢を動かすことだけでなく，体幹を静止した状態で骨盤を傾斜させることによっても生じ（**図 17**），骨盤の前傾は腰椎前彎の増強に，骨盤の後傾は腰椎前彎の減少に関与する．

▶26
立位における骨盤前傾/後傾位での腰椎前彎変化

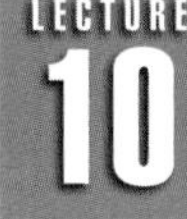

4）腰部の運動に関与する筋

（1）屈曲

腰部の屈曲には腹直筋，内・外腹斜筋が関与する（**図 18**）．腹直筋は腹部の前壁の中央に恥骨結合から剣状突起へ縦走する腱組織である白線の左右にあり，体幹の屈曲だけでなく，股関節伸筋とともに骨盤の後傾に関与する．外腹斜筋の線維は腹直筋と広背筋のあいだで後上方から前下方に走る．内腹斜筋の線維は外腹斜筋の深部を下外方から上内方へ走り，腹側部で両筋はほぼ直角に交差する．腹横筋の線維は，水平に走るため脊柱の運動にはほとんど関与しないが，腹腔内圧を高める重要な作用をもつ．また，立位での上下肢の運動に際して姿勢保持のために最初に活動することが知られている．なお，体幹直立位からの屈曲は背部の筋の遠心性収縮によって制御され，腹部の筋は立位や座位といった姿勢や骨盤の傾斜などに影響を受けてさまざまな筋活動を呈する．

（2）伸展

腰部の伸展には脊柱起立筋群およびその深部にある横突棘筋群，横突間筋が関与する（**図 19**）．脊柱起立筋群は多くの椎間分節にまたがって付着し，脊柱の安定と運動に全体的に作用するとともに，股関節屈曲筋とともに骨盤の前傾に関与する．横突棘筋群は少ない椎間分節にまたがって付着し，個々の椎骨間の関節の安定性や運動には

MEMO
脊柱起立筋群
脊柱起立筋群は脊柱の近くから棘筋，最長筋，腸肋筋が並び，最も盛り上がる部分が最長筋で，その外側のやや平坦な部分が腸肋筋，最長筋と棘突起のあいだの硬い部分が棘筋である．

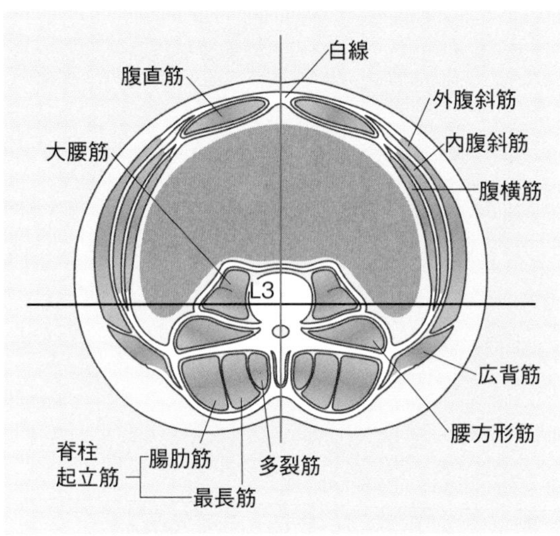

図18　第3腰椎レベルでの体幹の水平断面における筋の位置関係

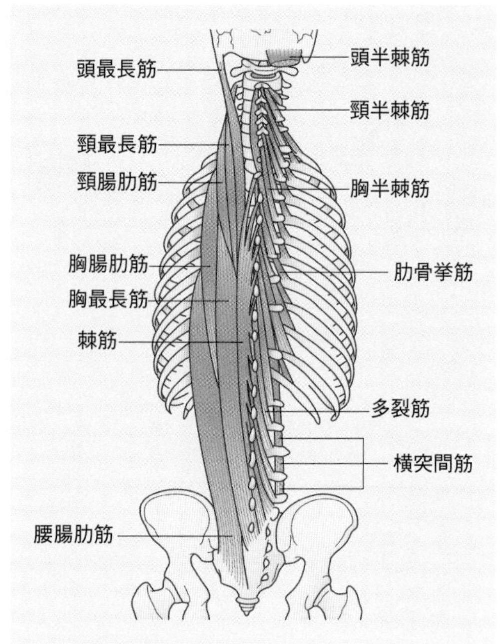

図19　後方筋群
脊柱起立筋群と横突棘筋群から成る．図中に回旋筋は示していない．

MEMO
横突棘筋群
半棘筋，多裂筋，回旋筋の総称．半棘筋が最も浅層にあり，多裂筋は中間層に，回旋筋は最も深層にある．

MEMO
回旋筋，棘間筋，横突間筋などの深部の小さな筋は，筋としてのはたらき以上に豊富な筋紡錘を介して固有感覚受容器としての役割が強い．

LECTURE 10

たらく．なかでも多裂筋は腰部で最も発達しており，遠心性収縮によって脊柱の屈曲や前方剪断力を制御する重要な役目を果たす．棘突起間に連続して付着する棘間筋は非常に小さく伸展への関与は少ない．なお，体幹直立位からの伸展は腹部の筋の遠心性収縮によって制御され，背部の筋は立位や座位といった姿勢や骨盤の傾斜などに影響を受けてさまざまな筋活動を呈する．

(3) 側屈，回旋

側屈には内・外腹斜筋，腰方形筋，脊柱起立筋群，横突棘筋群，回旋には内・外腹斜筋，脊柱起立筋群，横突棘筋群が関与する．内・外腹斜筋は主要な体幹の回旋筋であり，体幹の屈曲と左回旋を組み合わせて斜めに起き上がるときには右側の外腹斜筋と左側の内腹斜筋の活動が生じる．腰方形筋は，両側の収縮で腰椎の伸展に，片側の収縮で体幹の側屈または骨盤の挙上に関与する．脊柱起立筋群は収縮側と同側，横突棘筋群は収縮側と反対側への回旋に作用する．横突起に連続して付着する横突間筋は非常に小さく伸展への関与は少ない．

■文献

1) 伊藤俊一ほか：腰椎・腰部のバイオメカニクス的特性．理学療法 2011；28：680-7.
2) 菊地臣一：胸椎，腰椎．標準整形外科学，第7版．寺山和彦ほか監．医学書院；1990．p.424-65.
3) 国分正一：胸郭．標準整形外科学，第7版．寺山和彦ほか監．医学書院；1990．p.419-23.
4) 小柳貴裕：脊椎・椎間板のバイオメカニクス．戸山芳昭専門編集，越智隆弘総編集．最新整形外科学大系 10　脊椎・脊髄．中山書店；1990．p.86-98.
5) 齋藤昭彦：腰椎椎間板および腰椎椎間関節の機能解剖学的理解の要点．理学療法 2011；28：666-73.
6) Nachemson AL：The lumbar spine：An orthopaedic challenge. Spine 1976；1：59-71.
7) Wilke HJ, et al.：New in vivo measurements of pressures in the intervertebral disc in daily life. Spine 1999；24：755-62.

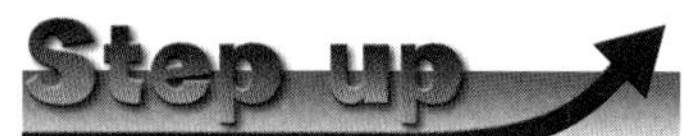

1．椎間板変性

ヒトの椎間板（図 1-1）は直立歩行による荷重負荷にさらされ続けるため，個人差があるが 20 歳を過ぎると髄核に変性が始まる．線維輪が微小断裂を起こし，椎間板腔が狭くなることで線維輪が圧迫される（図 1-2）．腰椎の屈曲に伴って髄核が後方へ移動することから，後方線維輪に損傷があると髄核が脱出して脊髄神経根を圧迫して腰痛や下肢放散痛が出現する可能性がある（図 1-3 上）．一方，椎間関節突起部に変形を生じると，脊柱の支持性が損なわれて関節可動性に異常を生じて不安定性を呈する（図 1-3 下）．いずれにせよ変形が進行すると椎骨に骨棘が生じ脊柱の可動性が減少することで相対的に脊柱は安定するが，脊柱管が狭小化するため脊髄圧迫の危険性は高まる（図 1-4）．

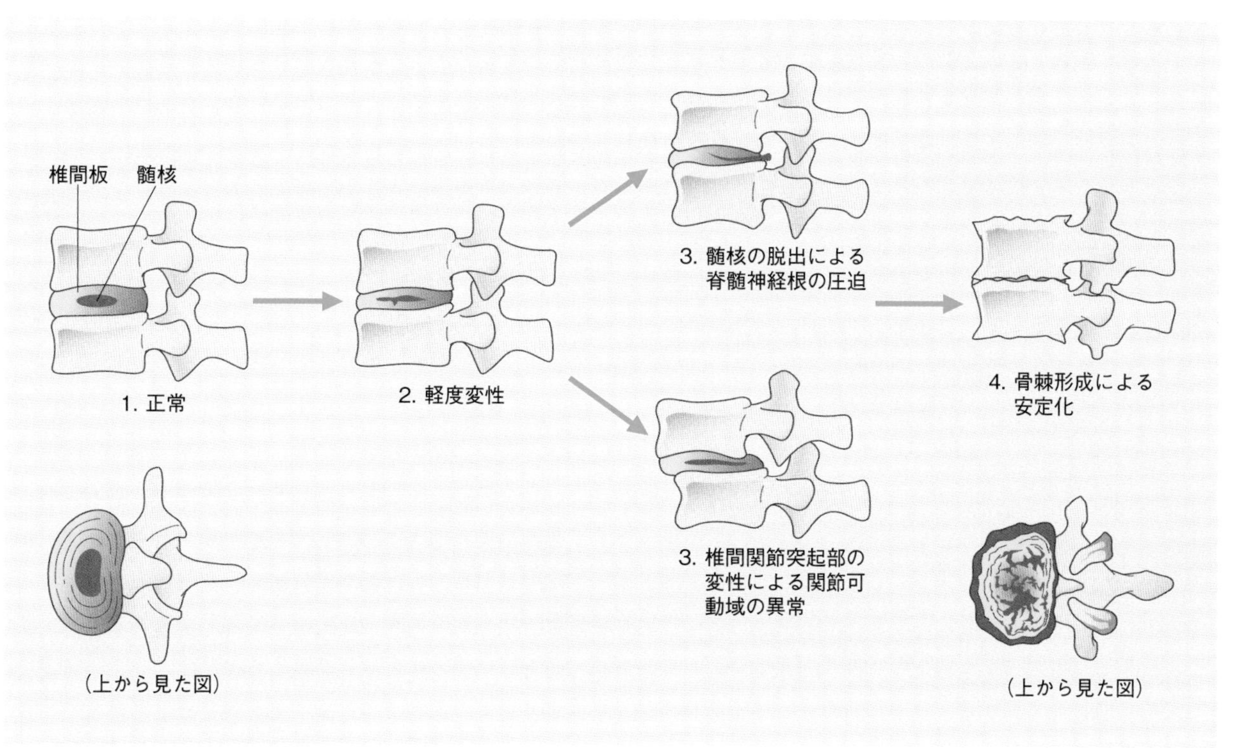

図 1　変形性脊椎症の進行過程
椎間板の変性に始まった脊柱の進行変性は，途中，椎間板ヘルニアやすべり症などの椎間不安定性を生じる時期を経た後，さらに進み，椎骨のところどころに骨棘が形成されて安定するが，その結果として脊柱管は狭くなる．

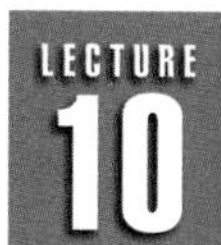

2．腰椎椎間板ヘルニア

腰椎椎間板ヘルニアは脱出した椎間板組織が神経根を圧迫して疼痛を引き起こす疾患である．加齢に伴う椎間板の退行変性の過程で引き起こされるが，スポーツによる力学的負荷がきっかけとなる例も少なくない．椎間板ヘルニアは後縦靱帯の最も弱い部分である後外側に突出しやすく（図 2），神経根が椎間孔後壁に徐々に押しつけられて腰部痛および片側の下肢痛をきたしたり，ヘルニアの高位に一致した神経根圧迫症状を呈したりすることが多い．そのため，椎間板ヘルニアによる腰部痛や下肢痛が運動に与える影響や好発部位での神経根圧迫症状について知っておく必要がある．

一側の神経根がヘルニアによって圧迫されている場合，ヘルニアを神経根から遠ざけて疼痛を回避しようとする防御的反応として脊柱の側屈を認めることがある．また，脊柱の屈曲では上位椎体が前方へずれて椎間板の前方を

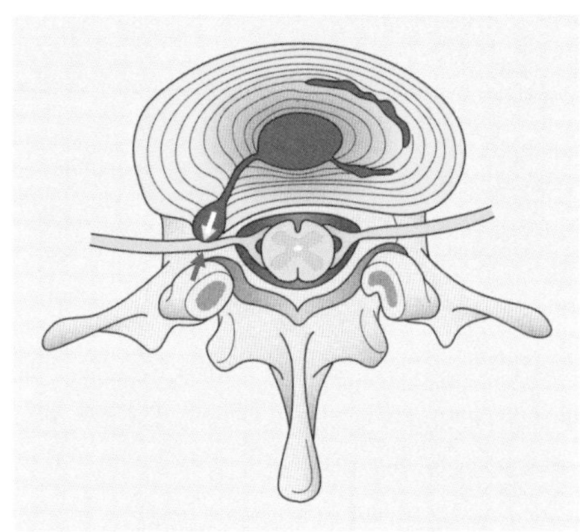

図2　椎間板ヘルニアによる神経根の圧迫

表1　ヘルニアの高位と神経根圧迫症状

障害椎間板	障害神経根	深部腱反射の減弱	筋力の低下	感覚の障害
L3-4	L4	膝蓋腱反射	前脛骨筋	下腿内側
L4-5	L5	アキレス腱反射	長母趾伸筋	下腿外側，足背
L5-S1	S1		長・短腓骨筋	足外側

圧迫することで髄核が後方へ移動して症状の悪化を招くことや，脊柱の伸展では髄核は前方へ移動するが脊柱管および椎間孔が狭くなるため神経根への圧迫が増す可能性があることから脊柱の運動が制限されやすい．脊椎のアライメント不良や可動域制限は頸胸椎や股関節などに代償的に過剰な運動を強いることで2次的な疼痛の原因ともなり，症状の慢性化を招くことがある．

神経根圧迫症状ではヘルニアの高位より下の椎間板腔を通る神経根が損傷を受け，知覚障害，筋力低下，深部腱反射の減弱・消失などが出現する（表1）．L3-4椎間板ヘルニアでは障害される神経根高位はL4で下腿前下部から下腿内側，母趾の内側の感覚鈍麻，前脛骨筋の筋力低下，膝蓋腱反射の減弱・消失を呈する．L4-5椎間板ヘルニアでは障害される神経根高位はL5で下腿外側から足背，母趾から第4趾までの感覚鈍麻，長母趾伸筋の筋力低下を呈する．L5-S1椎間板ヘルニアでは障害される神経根高位はS1で第5趾，足外側，踵部の感覚鈍麻，長・短腓骨筋の筋力低下，アキレス腱反射の減弱・消失を認める．ただ，ヘルニアの大きさや突出部位によっては他の神経根を圧迫することもあるので，神経根圧迫症状と画像所見を統合して障害されている神経根を慎重に評価することが重要である．

■文献

1）磯崎弘司：腰椎椎間板ヘルニアの病期別理学療法ガイドライン．理学療法 2002；19（1）：144-52.
2）菊地臣一：胸椎，腰椎．標準整形外科学，第7版．寺山和彦ほか監．医学書院；1990．p.424-65.
3）清水富永ほか：加齢と疾患．中村利孝編，日野原重明監．看護のための最新医学講座18 運動器疾患．中山書店；2005．p.32-9.

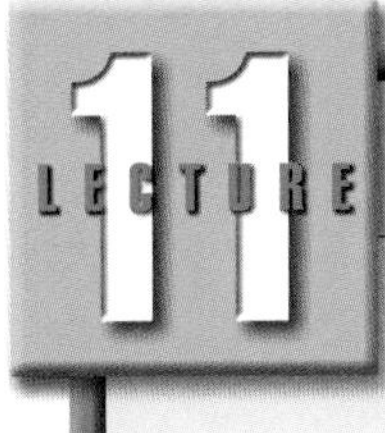

顎関節と顔面の運動学

到達目標

- 顎関節の構造を理解する.
- 顎関節の関節運動と筋の作用を理解する.
- 顔面の表情にかかわる筋を理解する.

この講義を理解するために

この講義では，顎関節の関節運動の特徴と，顔面の表情にかかわる筋について学びます．適切な理学療法・作業療法を展開するためには，その基礎となる運動学に関する知識の十分な理解が欠かせません．顎関節の関節運動と顔面の表情にかかわる筋を単に覚えるのではなく，なぜそのような関節運動や表情が可能になるのかを顎関節および顔面の構造や機能からとらえて理解することが大切です．そのためには，顎関節の関節構造がどのようなものであるか，関節を構成している組織にはどのような機能があるか，骨格筋は顎関節の関節運動や顔面の表情をどのように制御しているのかなど正しく理解する必要があります.

顎関節と顔面の運動学を学ぶにあたり，以下の項目について確認しておきましょう.

□ 顎関節の構造を復習しておく.

□ 顔面各部位の解剖学的名称を復習しておく.

講義を終えて確認すること

□ 顎関節の骨運動と関節包内運動を理解できた.

□ 顎関節の関節運動に作用する筋を理解できた.

□ 顔面の表情にかかわる筋を理解できた.

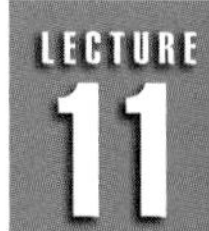

講義

1．顎関節

顎関節 (temporomandibular joint)

顎関節は，身体のなかで最も頻繁に使用される関節である．咀嚼，会話，嚥下，くしゃみのときなど，1日に1,500〜2,000回程度動かしていると推定される．

2．顎関節の関節構造と関節運動

MEMO
咀嚼
咀嚼とは，摂取した食物を歯で噛み粉砕し，飲み込むことができるよう食塊をつくる過程をいう．咀嚼には，顎運動だけでなく舌や顔面筋などの多くの器官による協調した運動を必要とする．

1）顎関節の関節構造

顎関節は，左右の側頭骨の下顎窩（およびその前縁の関節結節）と下顎骨の下顎頭で構成される顆状関節である（**図1**）．関節腔には関節円板があり，顎関節はこの関節円板によって上下の関節腔に分けられる．下方の関節は，関節円板の下面と下顎頭によって形成されて回転運動が起こり，上方の関節は関節円板の上面と下顎窩によって形成されて並進運動が起こる．

関節包は比較的緩かに関節を包んでおり，外側面は外側靱帯（**図2**）によって補強されている．外側靱帯は下顎の下制と後退を制動する．顎関節の内側に存在する副靱帯（蝶下顎靱帯，茎突下顎靱帯）は，関節包とは直接的な関連はない．これらの靱帯は下顎骨の前突を制動する．

2）顎関節の関節運動

試してみよう
顎関節の骨運動について鏡をみながら試してみよう．

下制 (depression)
挙上 (elevation)
前突 (protrusion)
後退 (retrusion)
側方運動 (lateral deviation)

顎関節の骨運動は，下制と挙上，前突と後退，側方運動である．

(1) 下制と挙上（図3）

下制とは開口する運動をいい，挙上とは閉口する運動をいう．最大に開口すると，上下前歯切端間の距離は正常で40〜50 mmになる．下制や挙上における関節包内運動は，滑りと転がり運動である．下制の前半では，関節円板下面に沿って下顎頭が後方に転がる．後半になると，下顎窩に沿って下顎頭および関節円板が前下方に滑る．挙上のときには，下制と逆の順に関節包内運動が起こる．

(2) 前突と後退（図4）

前突は下顎を前方へ突き出す運動をいい，後退はその逆方向への運動をいう．前突や後退における関節包内運動は，滑り運動である．前突では下顎頭および関節円板は下顎窩に沿って前下方に滑る．後退ではその逆方向へ滑り運動が起こる．

(3) 側方運動（図5）

LECTURE 11

側方運動は下顎の左右方向への移動をいう．一側への最大側方移動は正常で約

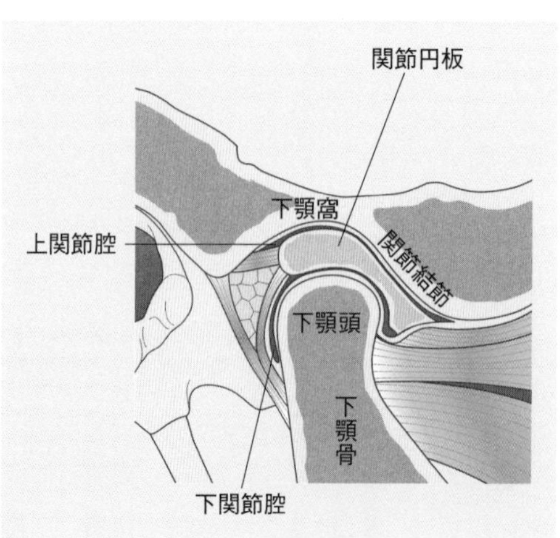

図1　顎関節の矢状断面外側（右）

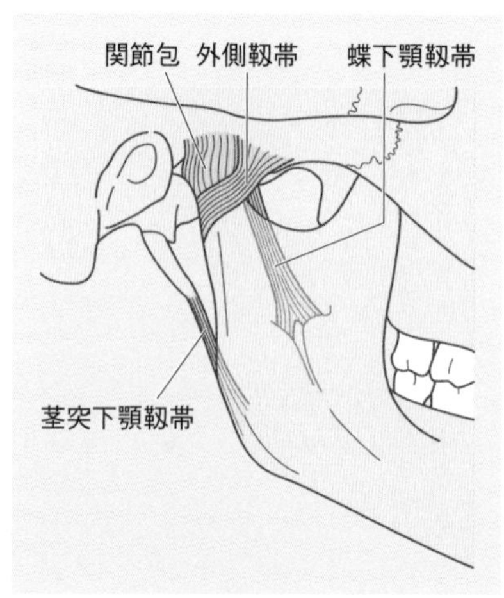

図2　顎関節の靱帯

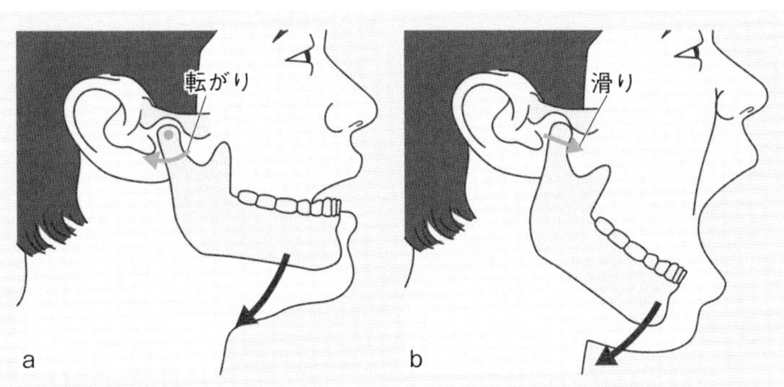

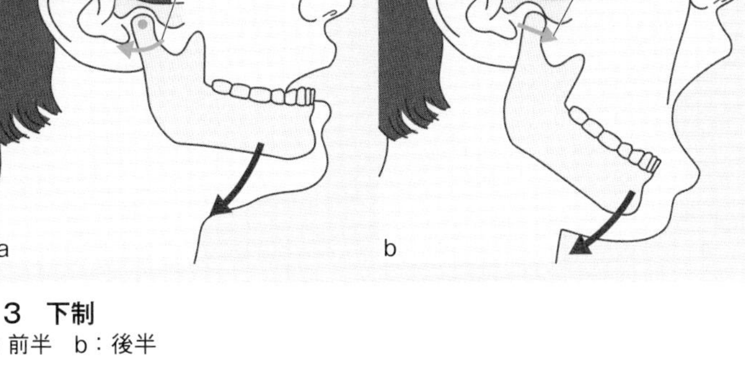

図3　下制
a：前半　b：後半

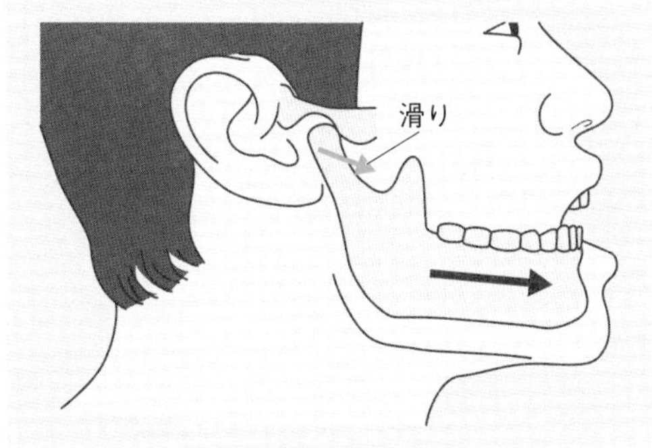

図4　前突

図5　側方運動

表1　顎関節の運動に関与する主な筋群

関節運動	動作筋
挙上	咬筋，内側翼突筋，側頭筋
下制	外側翼突筋（下頭），舌骨上筋群，舌骨下筋群
前突	咬筋，内側翼突筋，外側翼突筋
後退	側頭筋（後部線維），舌骨上筋群
側方運動	（同側）側頭筋，咬筋 （対側）内側翼突筋，外側翼突筋

8 mmである．側方運動における関節包内運動は，同側の下顎頭が垂直軸周りに外側へ軸回旋し，対側の下顎頭と関節円板は下顎窩に沿って前方，下方，内方に滑る．例えば，左方向への側方運動をする場合，右側の下顎頭と関節円板は下顎窩に沿って前方，下方，左方に滑り，左側の下顎頭は垂直軸回りに外側へ軸回旋する．

3．顎関節の運動に関与する筋

顎関節の運動に関与する筋を**表1**に示した．

閉口（挙上）は主に咬筋，内側翼突筋，側頭筋の収縮によって行われる（**図6**）．また，外側翼突筋の上頭にも閉口時に筋活動がみられる．

側頭筋の筋活動が減少すると，重力の影響によって口は開口（下制）する．開口時に抵抗がある場合には，外側翼突筋の下頭と舌骨上筋群が収縮する（**図7**）．舌骨上筋群は下顎骨の下制を補助し，舌骨下筋群は舌骨を固定して舌骨上筋群を引き下げる作用をする．

前突は，咬筋，内側翼突筋，外側翼突筋が両側性に収縮することによって行われる（**図8**）．一方，後退は側頭筋後部線維の両側性収縮と，舌骨上筋群（オトガイ舌骨筋，顎舌骨筋，顎二腹筋の前腹）の補助的な収縮によって行われる（**図9**）．

側方運動は，同側の側頭筋と咬筋，対側の内側翼突筋と外側翼突筋の収縮によって行われる（**図10**）．

咬筋（masseter muscle）

内側翼突筋（medial pterygoid muscle）

側頭筋（temporalis muscle）

外側翼突筋（lateral pterygoid muscle）

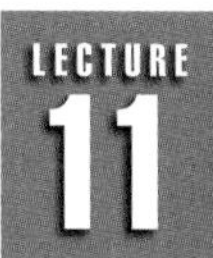

MEMO

舌骨上筋群，舌骨下筋群
舌骨上筋群は舌骨の上方を走行する筋群で，顎舌骨筋，顎二腹筋，茎突舌骨筋，オトガイ舌骨筋からなる．舌骨下筋群は舌骨の下方を走行する筋群で，胸骨舌骨筋，肩甲舌骨筋，胸骨甲状筋，甲状舌骨筋からなる．

4．咀嚼時の下顎運動

咀嚼時に下顎は挙上と下制だけでなく，一側への側方運動を伴う．その運動経路は，前額面からみると涙滴状の軌跡を描く（**図11**）[3]．

1回の咀嚼運動では，初めに最も噛み合わせが安定した咬頭嵌合位から始まって開

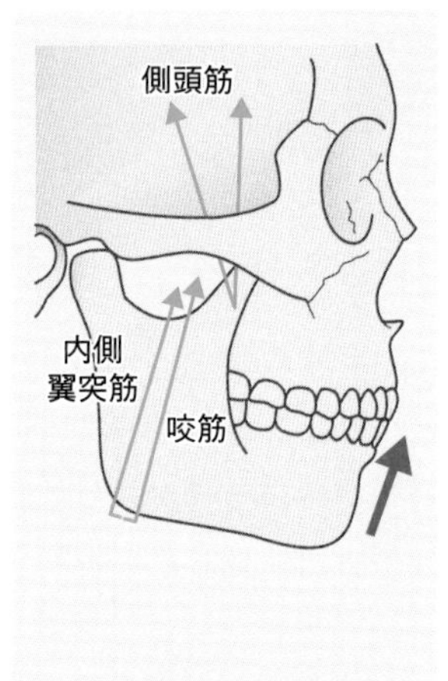

図６　顎関節の挙上時に作用する筋

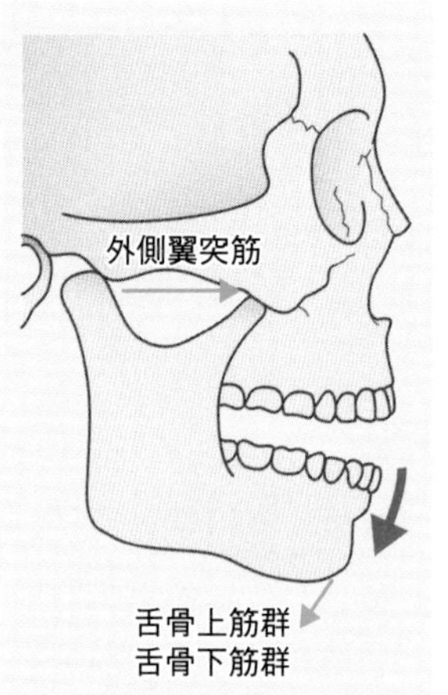

図７　顎関節の下制時に作用する筋

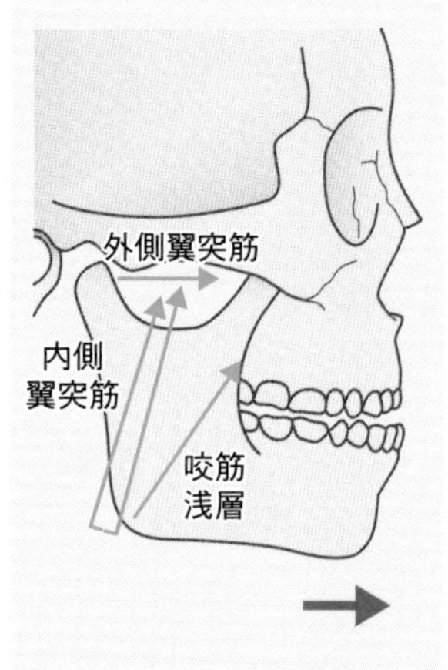

図８　顎関節の前突時に作用する筋

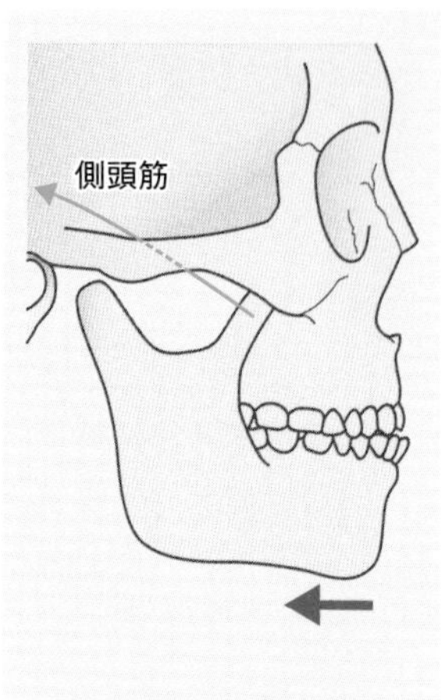

図９　顎関節の後退時に作用する筋

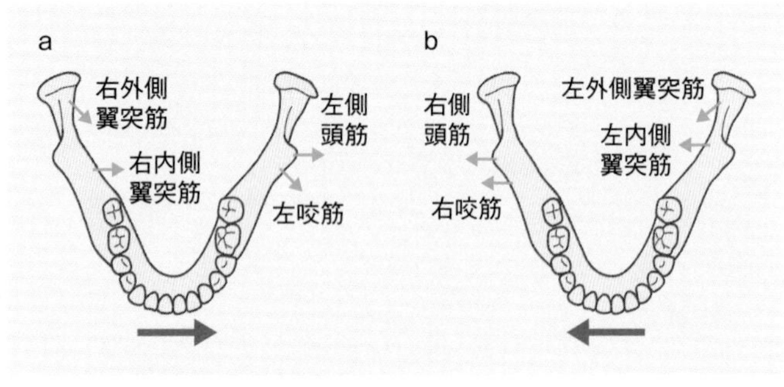

図 10　顎関節の側方運動時に作用する筋
a：左外方への運動　b：右外方への運動

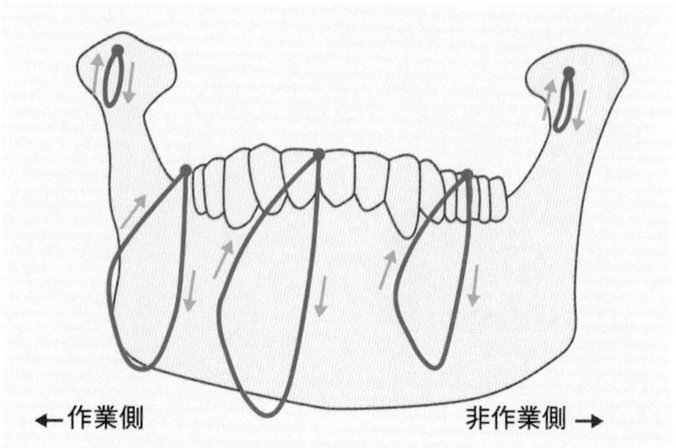

図 11　前額面からみた咀嚼運動時の下顎各部位の運動経路
（大橋　靖ほか編：かむこと，のむこと，たべること—咀嚼の科学．医歯薬出版；1996．p.31-7[3]）

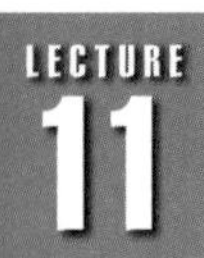

口する．このとき，下顎はまっすぐ開口せずに咀嚼が行われる側（作業側）に少し偏って開口する．食物が口腔内に入ると，下顎は作業側に向かって閉口し始めて，上下の歯列のあいだに食物が挟まる．さらに，下顎は側方移動をしながら食物を粉砕し，再び咬頭嵌合位に戻る．

また，この運動経路は咀嚼する食物によっても異なる．例えば，ピーナッツなどの硬い食物を咀嚼する場合には，上下の歯列のあいだですりつぶす下顎の側方運動が大きくなるのに対して，リンゴなどの比較的切断しやすい食物を咀嚼する場合には，下顎の運動は開口した位置からほぼ直線的に咬頭嵌合位まで戻る運動経路になるといわれている．

5．表情筋

表情筋は顔面の皮下にあり，頭蓋骨から起こり皮膚に停止する皮筋である．したがって，筋の収縮により顔面の皮膚を動かし，さまざまな表情をつくる．

1）頭蓋表面の筋

後頭前頭筋（occipitofrontalis muscle）

側頭頭頂筋（temporoparietalis muscle）

前頭筋は，眉を上げて額に横皺をつくり，驚いたときの表情を表す（図 12）．後頭筋は頭皮を後方に引く．前頭筋と後頭筋は帽状腱膜で連結し，後頭前頭筋を構成する．

側頭頭頂筋は，耳介を上方に引く．作用は退化のため，ほとんどみられない．

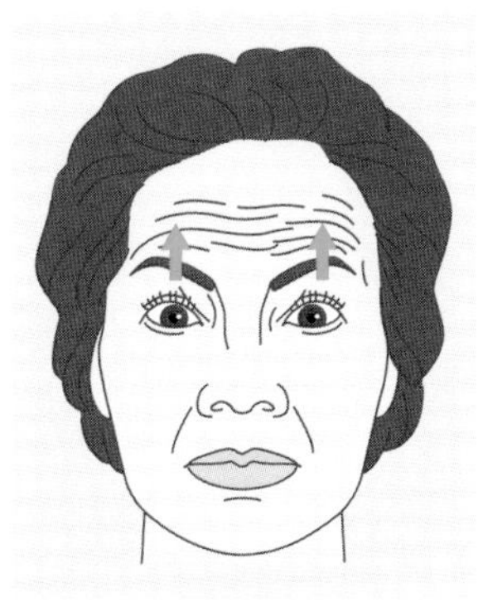
図 12 前頭筋の収縮

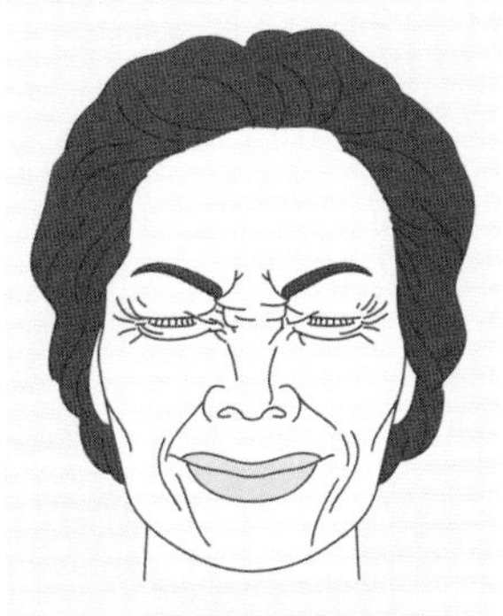
図 13 眼輪筋の収縮

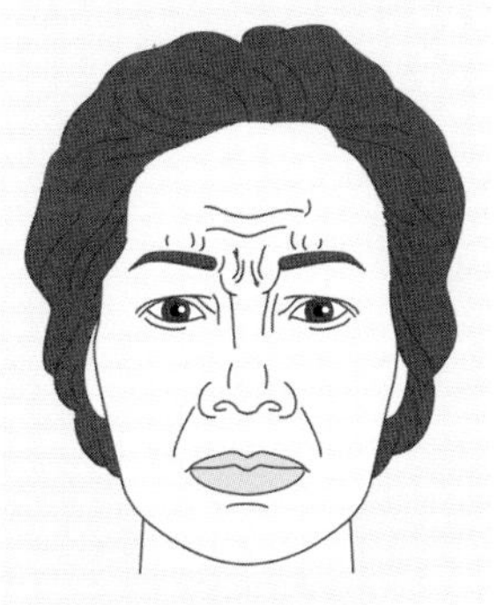
図 14 皺眉筋の収縮

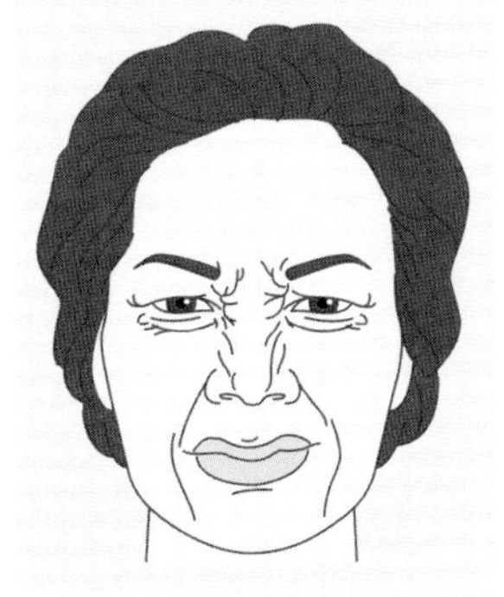
図 15 鼻根筋の収縮

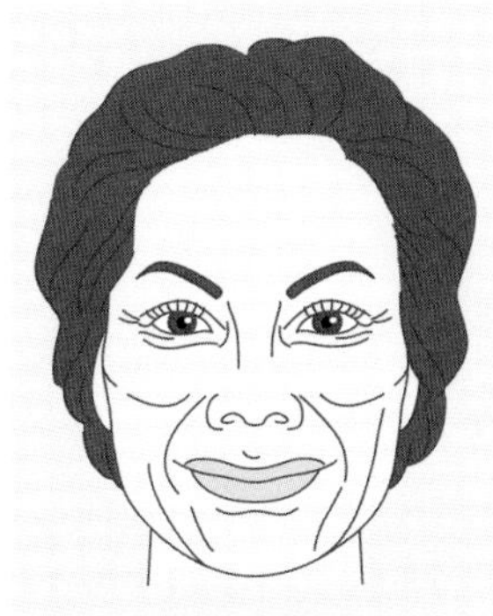
図 16 大頬骨筋の収縮

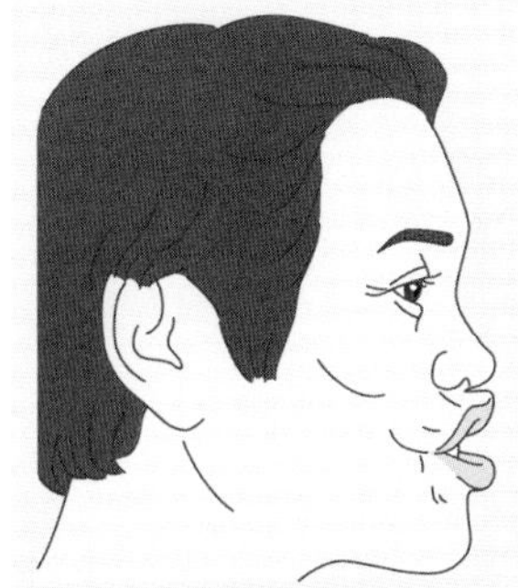
図 17 上唇方形筋の収縮

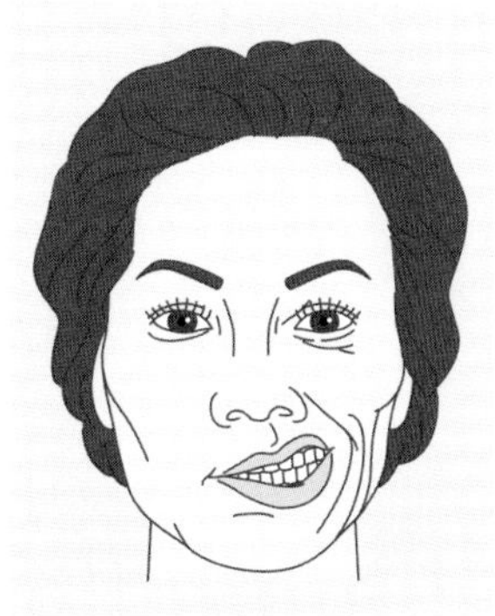
図 18 口角挙筋の収縮

2) 眼部の筋

眼輪筋は，眼瞼部，眼窩部，涙嚢部に分けられる．眼瞼部で，軽く眼裂を閉じる作用がある．眼窩部では，強く眼裂を閉じる作用がある．涙嚢部では，涙を吸い込ませる作用がある．すべてが収縮すれば，目は強く閉じる（図 13）．

上眼瞼挙筋は，上眼瞼を持ち上げて眼を開く作用がある．

皺眉筋は，眉を内下方に引いて眉間に縦皺をつくる．眉をひそめ，険しい表情を表す（図 14）．

3) 耳介の筋

耳介の筋は退化しているため，ほとんど耳介を動かすことはできない．前耳介筋は耳介を前方に，上耳介筋は耳介を上方に，後耳介筋は耳介を後方にそれぞれ引く作用がある．

4) 鼻部の筋

鼻根筋は，眉間の皮膚を引き下げて，鼻根に横皺をつくる．嫌悪の表情を表す（図 15）．

鼻筋は，横部（鼻孔縮小部）で鼻孔を狭くし，鼻翼部（鼻孔拡大部）で鼻孔を広げる．

鼻中隔下制筋は，鼻中隔を引き下げて鼻孔を広げる．

5) 頬と口部周辺の筋

大頬骨筋は，笑うときのように口角を外上方に引く（図 16）．

小頬骨筋，上唇挙筋，上唇鼻翼挙筋を合わせて上唇方形筋という．上唇と鼻翼を引き上げて鼻唇溝をつくる（図 17）．

口角挙筋は，口角を引き上げる．笑うときに歯をみせる表情を示す．一側だけ作用すると，冷笑の表情になる（図 18）．

笑筋は，口角を外方に引いてえくぼをつくる（図 19）．

口輪筋は，口裂を閉じたり口をとがらせたりする（図 20）．

MEMO

眼部の名称

眼瞼：まぶた

眼瞼裂：上眼瞼と下眼瞼の合わせ目

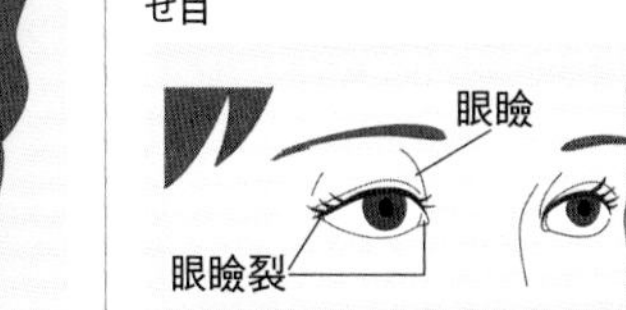

眼輪筋（orbicularis oculi muscle）

皺眉筋（corrugator supercilii muscle）

前耳介筋（anterior auricular muscle）

上耳介筋（superior auricular muscle）

後耳介筋（posterior auricular muscle）

MEMO

鼻部の名称

鼻根：鼻根点の下の凹み

鼻翼：外鼻孔を取り巻く部分

鼻中隔：左右の鼻腔を隔てる部分

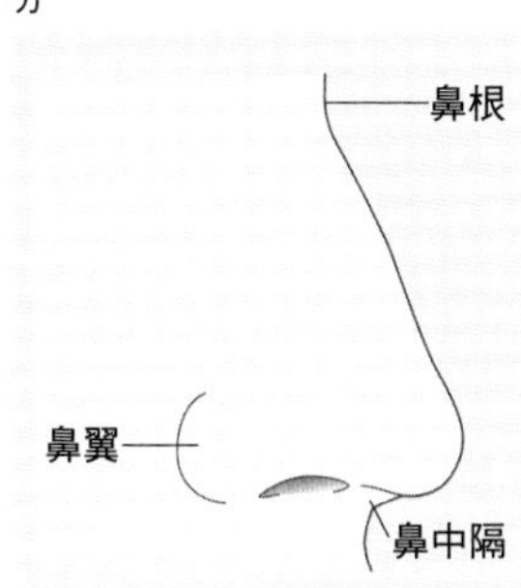

鼻根筋（procerus muscle）

鼻筋（nasalis muscle）

鼻中隔下制筋（depressor septi muscle）

大頬骨筋（zygomaticus major muscle）

小頬骨筋（zygomaticus minor muscle）

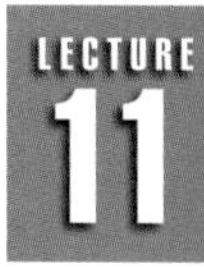

MEMO

口部の名称

口唇：口裂を挟む上唇と下唇

口角：上唇と下唇の左右両方のつなぎ目部分

鼻唇溝：口角の外側にできるハの字型の皮膚溝

オトガイ部：下顎底の正中部を占める隆起部

口腔前庭：口唇および頬の内面と相対する歯，歯肉，歯槽部粘膜の頬側面とのあいだの間隙

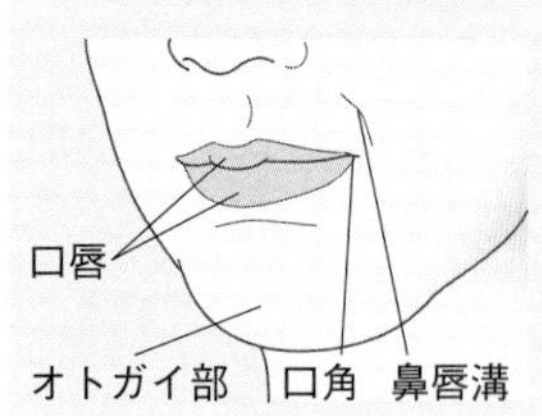

上唇挙筋（levator labii superioris muscle）

上唇鼻翼挙筋（levator labii superioris alaeque nasi muscle）

口角挙筋（levator anguli oris muscle）

笑筋（risorius muscle）

口輪筋（orbicularis oris muscle）

口角下制筋（depressor anguli oris muscle）

下唇下制筋（depressor labii inferioris muscle）

オトガイ筋（mentalis muscle）

頬筋（buccinator muscle）

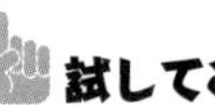

試してみよう

鏡をみながら，各表情筋を収縮させてどんな表情になるかを確かめてみよう．

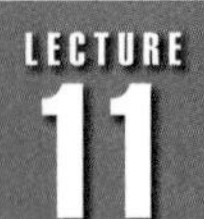

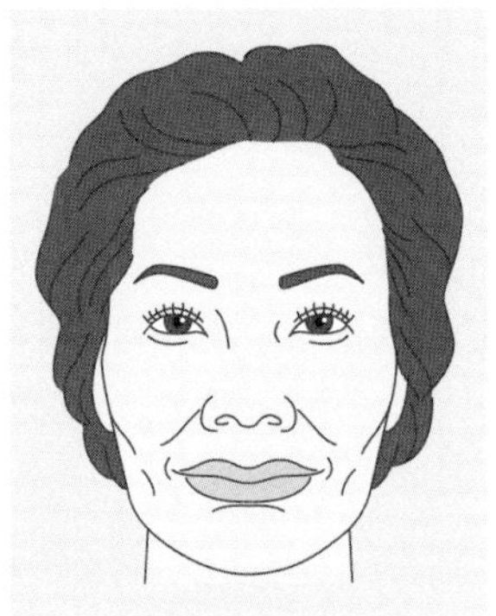

図 19　笑筋の収縮

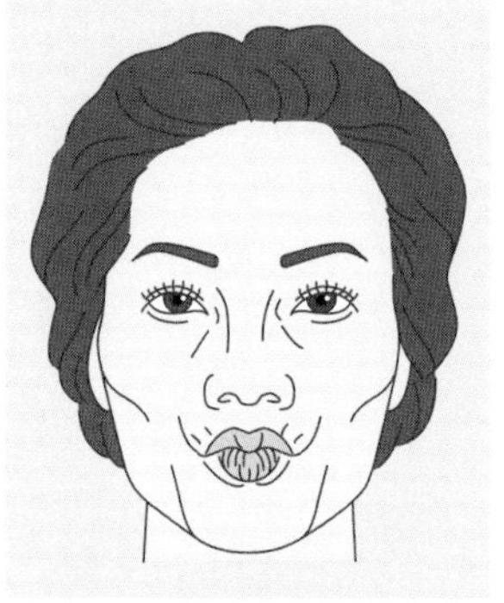

図 20　口輪筋の収縮

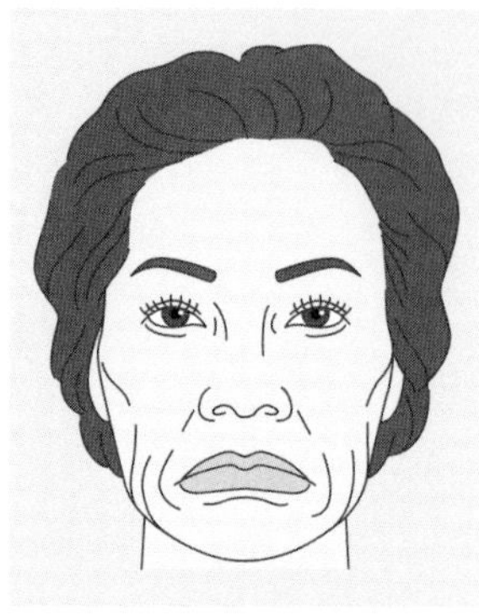

図 21　口角下制筋の収縮

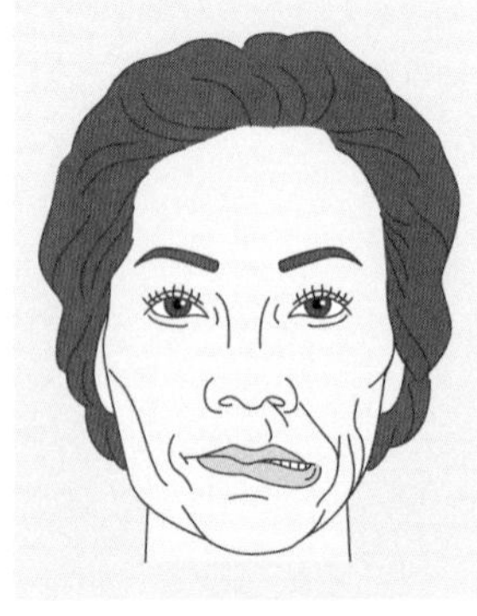

図 22　下唇下制筋の収縮

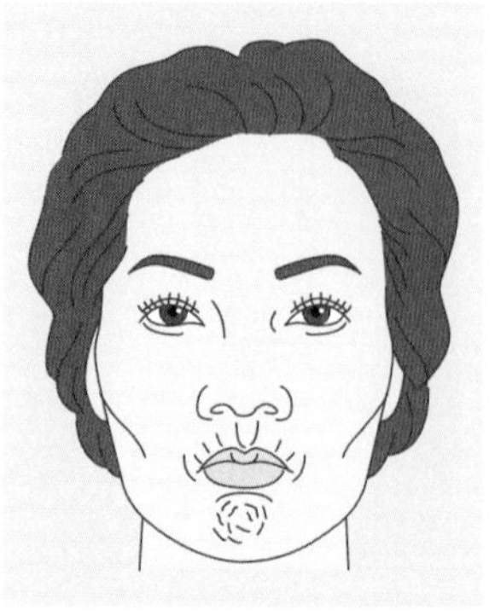

図 23　オトガイ筋の収縮

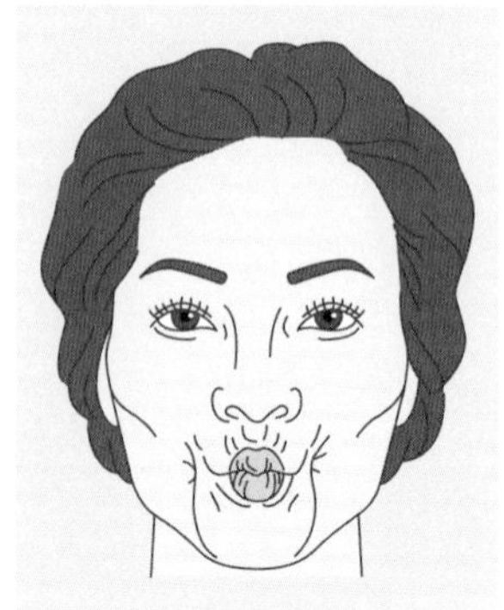

図 24　頬筋の収縮

口角下制筋は，口角を引き下げる．両側が作用すれば口がへの字になり，一側だけが作用すると口が同側に下がる（**図 21**）．

下唇下制筋は，下唇を下外方に引く．憂鬱な表情を表す（**図 22**）．

オトガイ筋は，オトガイ部の皮膚を引き上げて隆起をつくったり，下唇を突き出したりする．ふくれ面やすねた表情を表す（**図 23**）．

頬筋は，口角を外方に引いて口を閉じる．また，頬を歯列に押しつけることにより咀嚼された食物が口腔前庭側に落ちないようにする働きがある．頬をふくらませてから息を吹きかけたり，吹奏楽器を演奏したりするときに必要な筋である（**図 24**）．

■文献

1）井出吉信編：咀嚼の事典．朝倉書店；2007．p.45-6．
2）鵜尾泰輔ほか：リハビリテーションのための解剖学ポケットブック．中山書店；2009．p.145-64．
3）大橋　靖ほか編：かむこと，のむこと，たべること—咀嚼の科学．医歯薬出版；1996．p.31-7．
4）高橋和人ほか編：口腔の解剖．南山堂；1990．p.133-46．
5）中村隆一ほか：基礎運動学，第 6 版補訂．医歯薬出版；2003．p.293-6．
6）野村　嶬編：標準理学療法学・作業療法学．専門基礎分野—解剖学，第 4 版．医学書院；2015．p.104-5．
7）星野一正：臨床に役立つ生体の観察—体表解剖と局所解剖，第 2 版．医歯薬出版；1984．p.72-138
8）Dale A, Marybeth B：新・徒手筋力検査法．原著第 10 版．津山直一ほか訳．協同医書出版社；2020．p.314-29．
9）Drake RL, et al.：グレイ解剖学，原著第 2 版．塩田浩平ほか訳．エルゼビア・ジャパン；2011．p.920-30．
10）Houglum PA, et al.：ブルンストローム臨床運動学，原著第 6 版．武田功統括監訳．医歯薬出版；2013．p.326-9．
11）Neumann DA：筋骨格系のキネシオロジー，原著第 3 版．Andrew PD ほか監訳．医歯薬出版；2018．p.479-95．
12）Samuels V：運動学とバイオメカニクスの基礎．黒澤和生ほか監訳．南江堂；2019．p.133-41．

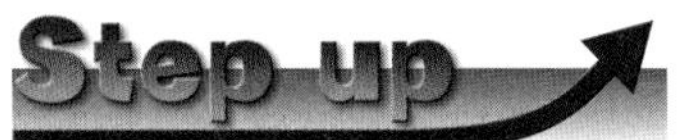

1．表情筋の麻痺

表情筋の麻痺は，表情や顔面の皺に変化を及ぼすだけでなく，咀嚼や会話機能などにも影響を与える．

1）前頭筋の麻痺　（図1）

前頭筋の麻痺により，眉を上げることが障害される．したがって，眉はいくぶん下がり，前頭部の皮膚は引っ張られ，皺が減少する．

2）眼輪筋の麻痺　（図2）

眼輪筋の麻痺によって，眼裂を閉じることができなくなる．

3）口輪筋の麻痺　（図3）

口輪筋の麻痺により，しっかりと口裂を閉じることができなくなる．したがって，よだれを垂らしたり，液体を口に保持することが困難になったりする．また，口笛を吹こうとすると麻痺側から息が漏れてしまう．会話においてもパ行の発音の不明瞭化がみられる．一側性の障害で口輪筋を収縮させると，口は健側に引かれる．

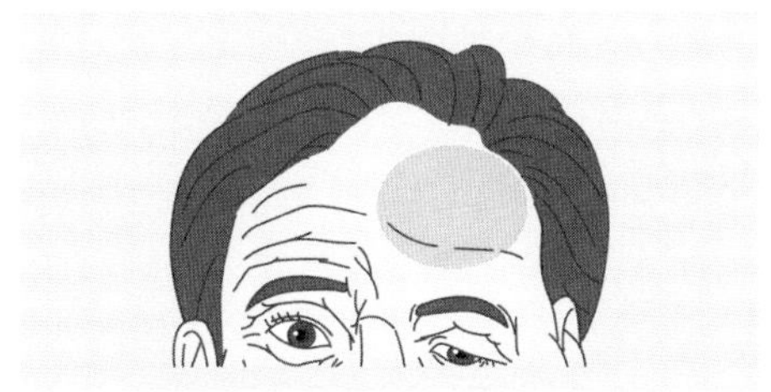

図1　前頭筋の麻痺（青色の範囲）による表情の特徴

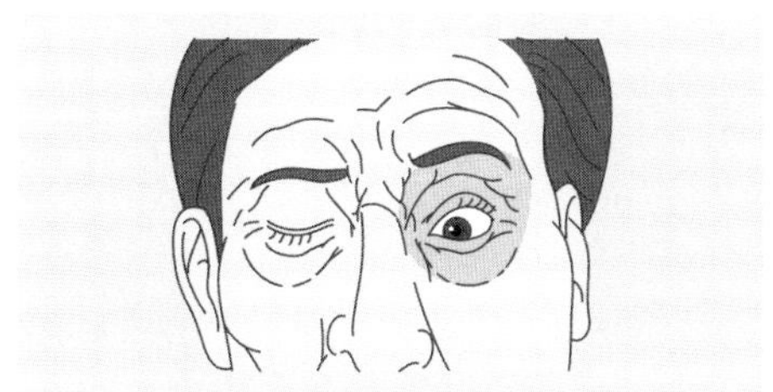

図2　眼輪筋の麻痺（青色の範囲）による表情の特徴

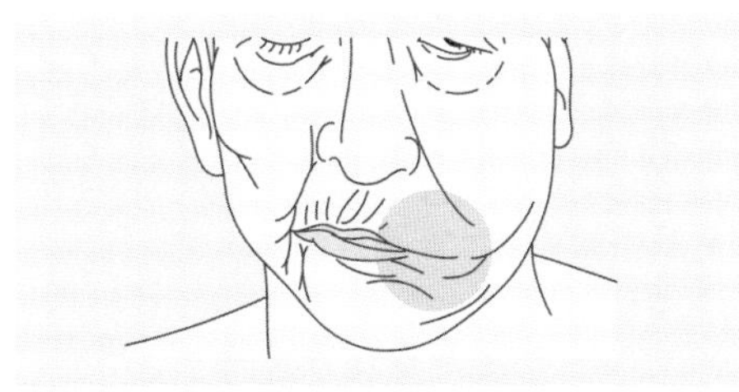

図3　口輪筋の麻痺（青色の範囲）による表情の特徴

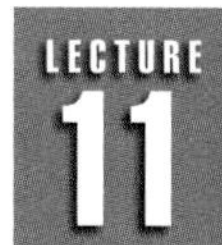

2．顔面神経麻痺

顔面神経麻痺には中枢性と末梢性がある．中枢性顔面神経麻痺とは，顔面神経の第一次ニューロンによる麻痺，すなわち核上性麻痺をいう．末梢性顔面神経麻痺とは，第二次ニューロンによる麻痺，すなわち核下性麻痺をいう．末梢性顔面神経麻痺の症例では，病変のある側のすべての顔面筋に弛緩性の麻痺が起こる．一方，中枢性顔面

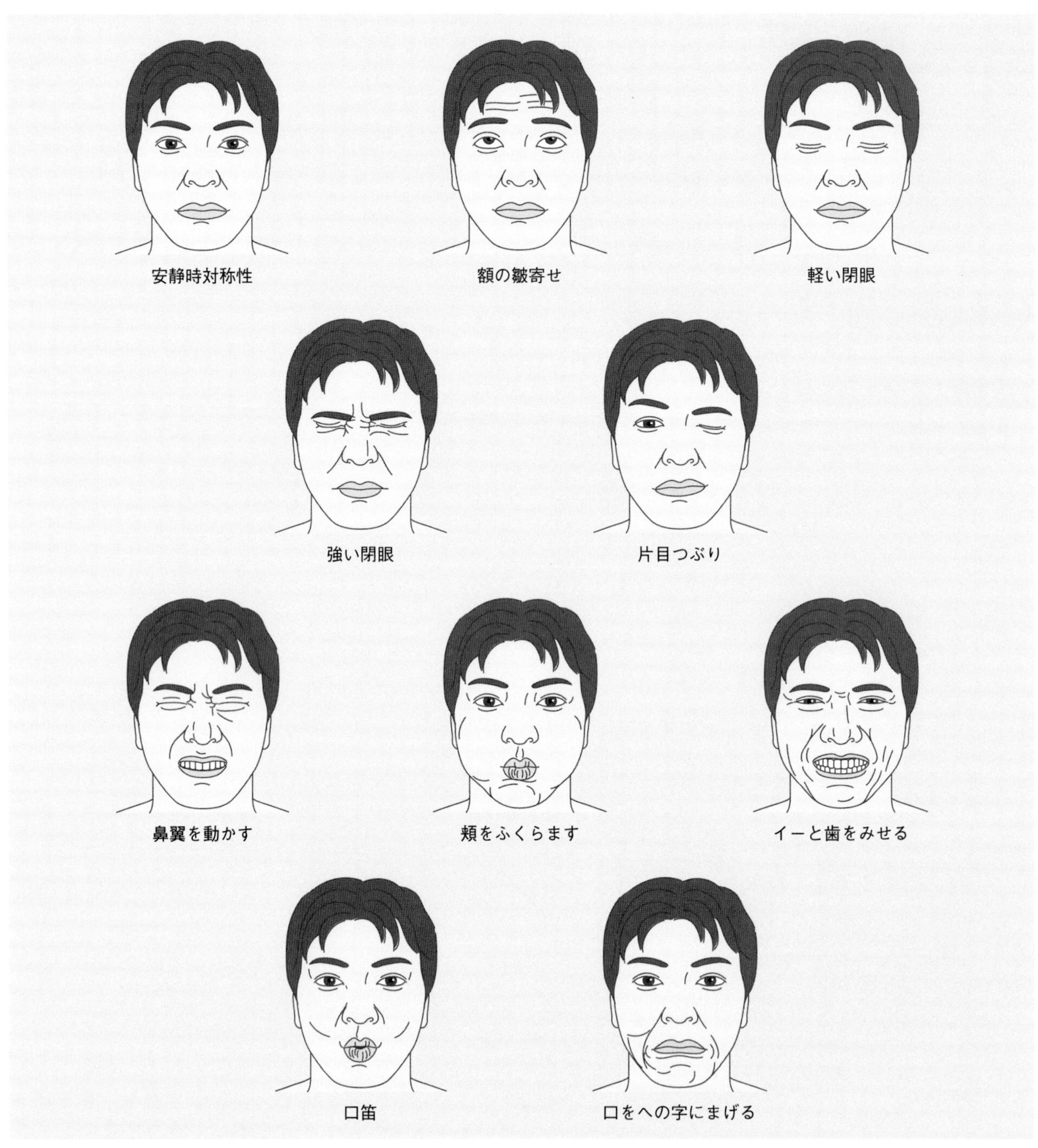

LECTURE 11

図 4　40 点法における顔面表情
（柏森良二：顔面神経麻痺のリハビリテーション．医歯薬出版；2010．p.45[1]）

神経麻痺の症例では，顔面下部にある筋群の麻痺はみられるが，顔面上部にある筋群の麻痺はみられない．中枢性顔面神経麻痺の症例では，眉を上げて額に横皺をつくることができるという特徴がある．これは前頭筋が両側半球の運動皮質からの入力を受けているためである．

顔面神経麻痺の評価法として，日本では顔面の動きを部位別に評価しその合計で麻痺の程度を評価する 40 点法（柳原法，図 4）がよく用いられる．この評価法は，顔面の表情機能について安静時の対称性と 9 つの表情運動を 3 段階（ほぼ正常 4 点，部分麻痺 2 点，高度麻痺 0 点）で点数化している．40 点法にある 9 つの表情運動を試してみよう．

■文献

1）柏森良二：顔面神経麻痺のリハビリテーション．医歯薬出版；2010．p.44-5.
2）田崎義昭ほか：ベッドサイドの神経の診かた，改訂 17 版．南山堂：2010．p.115-8.
3）Oatis CA：Kinesiology. The Mechanics & Pathomechanics of Human Movement. Lippincott Williams & Wilkins；2004. p.372-92.

LECTURE 12

姿勢

到達目標

- 姿勢と姿勢制御に関連する用語について理解する．
- 物体の力学的安定性を理解する．
- 立位姿勢制御の仕組みを理解する．

この講義を理解するために

日常生活における種々の動作を円滑に遂行するうえで，姿勢とその制御はきわめて重要な機能の一つです．この講義では，姿勢と姿勢制御についての理解を深めるために，はじめにそれらが意味している基本概念を整理することから始めます．次に，力学的観点から物体の安定性をとらえるうえで必須となる重心，支持基底面，圧中心，およびそれらの関係性について学びます．さらに，立位姿勢を例として，さまざまな条件下での姿勢制御様相と，それにかかわる諸機構について学習します．

姿勢を学ぶにあたり，以下の項目について確認しておきましょう．

□てこの原理について復習しておく．

□力のモーメントについて復習しておく．

□感覚器（視覚系，前庭系，体性感覚系）の構造と機能を復習しておく．

講義を終えて確認すること

□姿勢（体位と構え）と姿勢制御（安定性と定位）の定義を理解できた．

□重心，支持基底面，圧中心の関係から，物体の力学的安定性を理解できた．

□基本的立位姿勢の理想的アライメントを，重心線との位置関係から理解できた．

□安静立位姿勢を保持するときに活動する筋について理解できた．

□立位姿勢制御における３つの運動戦略を理解できた．

□姿勢制御における感覚情報の役割を理解できた．

□予測的姿勢制御を理解できた．

講義

姿勢 (posture)
体位 (position)
構え (attitude)

MEMO
姿勢は，体位に着目すると，臥位，座位，膝立ち位，立位，懸垂位の5つの基本体位に基づいて分類されることがある．さらに，これらは構えの要素を加えて派生する応用姿勢へと区分される (巻末資料 表3参照).

姿勢制御 (postural control)
安定性 (stability)
定位 (orientation)

MEMO
質量とは，物体そのものを構成する物質の量をいう．一方，重さは物体にはたらく重力の大きさである．したがって，物体の質量はどこであっても変わらないが，重さは重力場 (例えば，地球と月) が異なれば，その大きさは変化する．

質量中心 (center of mass：COM)

試してみよう
次の支持基底面はどこにあたるかを考えてみよう．
①イスに座っているとき
②T字杖を片側で使用し，立っているとき
③背臥位のとき

MEMO
重心線が支持基底面から外れた場合
物体の重心線の支持面への投影点が支持基底面から外れると，その物体は重力方向に回転し始めて倒れる．これは，支持基底面の端を支点に，重力によるモーメントが作用するからである．

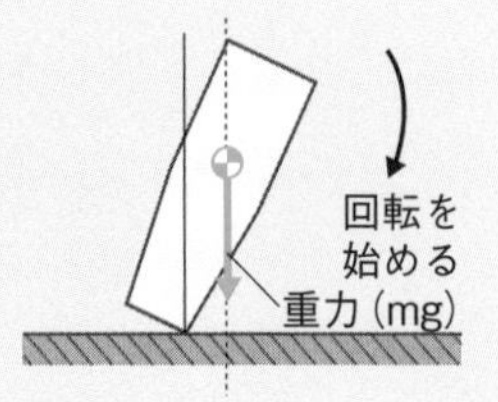

1．姿勢とその制御

姿勢とは，身体の体位と構えからなる．体位は重力方向に対する身体位置を示し，立位，座位，背臥位などがこれにあたる．一方，構えとは各体節の相対的な位置関係を示し，体幹前屈位，肘関節屈曲位，股関節外旋位などと表現される．また，構えは「股関節 30° 外転位」のように関節角度を用いても表わされる．

姿勢制御とは姿勢を保持する働きをいい，その運動課題には安定性と定位という2つの目標に関して空間中の身体位置を制御することが含まれる[1]．姿勢の安定性は，姿勢を平衡状態に保持することをさす．力学的には，身体重心を支持基底面内に保持することを意味する．姿勢の定位は，ある運動課題に対して身体の各体節間あるいは身体と環境間の関係を適切に保持することをいう．

2．力学的にみた物体の安定性

1) 質量中心，重心

物体の質量分布の平均位置を質量中心という．ボールのように質量が対称に分布しているものでは，質量中心は物体の中心に存在するが，バットのように対称的でない物体の質量中心は，重い端のほうに偏る (**図1**).

地球上のすべての物体には，重力が鉛直方向に作用している．したがって，物体にはその質量に比例した重力が働いている．重力の作用点は物体の質量中心位置と一致する．これを重心という (**図2**)．もし物体を重心点の一点で支えたとすると，その物体の平衡は保たれる (**図3**).

人体の重心位置は，解剖学的立位姿勢の場合，第2仙椎のやや前面にある．この重心位置は，年齢や性別，体型などによって個体差がある．成人男性では，足底から計算すると身長の約56%の位置に，成人女性では身長の約55%の位置にそれぞれ重心がある．また，小児の重心位置は成人より相対的に頭部に近い (**図4**)[10].

2) 力学的安定性

物体の重心位置は，安定性にとって重要である．物体の重心から鉛直線，すなわち重心線を下ろしたとき，物体を支持する面の外縁面積にあたる支持基底面内に重心線があれば，物体は力学的に安定した状態にある (**図5**).

ヒトが立位姿勢をとっているときの支持基底面は両足底外縁を含む面であり，身体重心から下ろした重心線の床への投影点が支持基底面内にあれば，その立位姿勢は安定している (**図6**).

3．安静立位姿勢とその制御

1) 安静立位姿勢のアライメント

立位姿勢において，直立姿勢を乱すように作用する重力の影響が最小であり，かつ

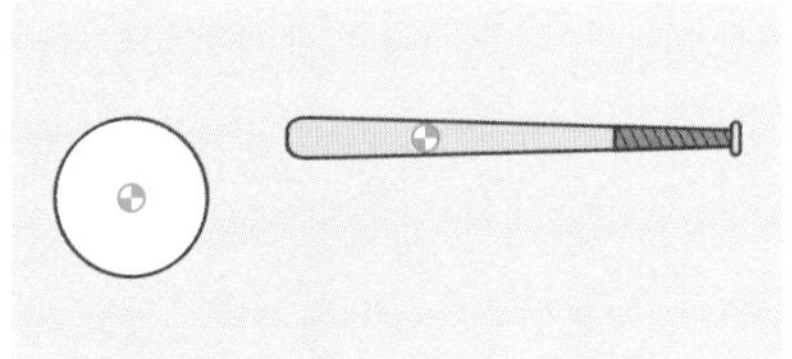
図1　物体の質量中心

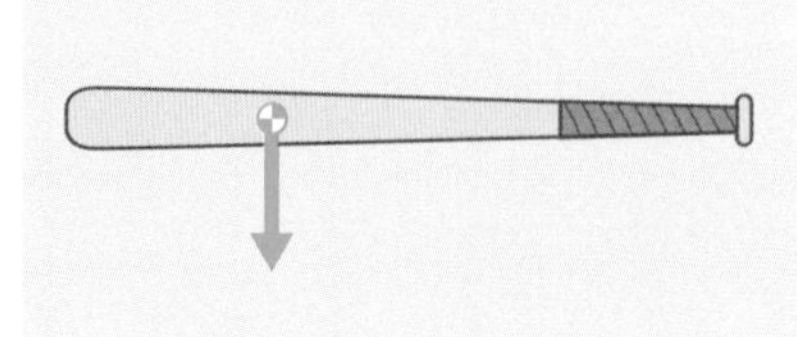
図2　物体の重心

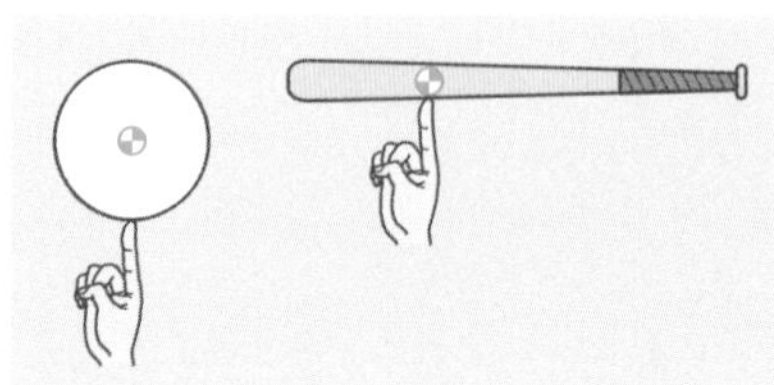
図3　重心点で支えたときの平衡

LECTURE 12

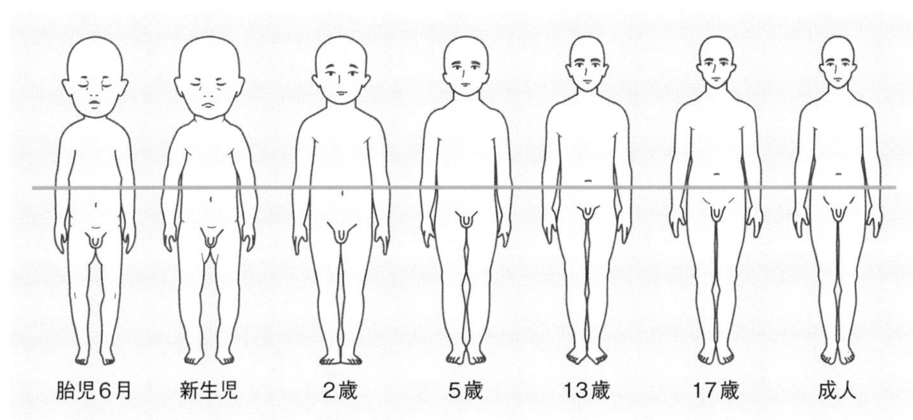

図４ 胎児から成人までの身体重心位置
(Palmer CE : Child Development 1944 ; 15 : 99[10])

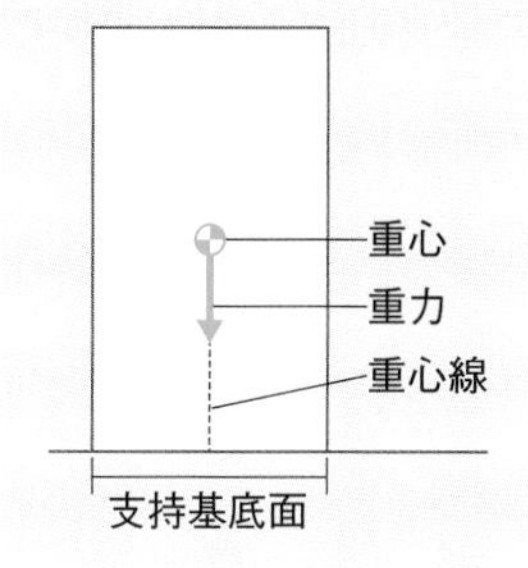

図５ 物体の重心線と支持基底面からみた力学的安定性

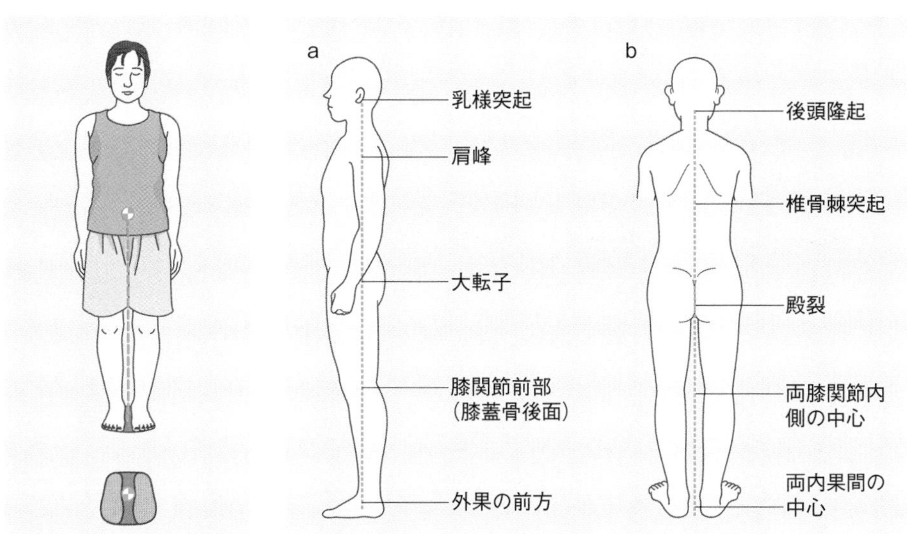

図６ 安定した立位姿勢における重心線と支持基底面

図７ 基本的立位姿勢の理想的アライメント
a：矢状面 b：前額面

姿勢を保持するのに必要な筋活動やエネルギー消費が最小となるとき，その姿勢は理想的なアライメントにある．具体的には，身体の側方および後方から観察したときに，重心線が次の解剖学的指標を通る立位姿勢をいう．

(1) 矢状面での理想的アライメント（図 7a）

①乳様突起（耳垂のやや後方）
②肩峰
③大転子
④膝関節中心のやや前方（膝蓋骨後面）
⑤外果の 5～6 cm 前方（足関節のやや前方）

(2) 前額面での理想的アライメント（図 7b）

①後頭隆起
②椎骨棘突起
③殿裂
④両膝関節内側間の中心
⑤両内果間の中心

覚えよう！

物体の安定性に関与する要因
①重心の高さ：重心の位置が低いほど安定性はよい．
②支持基底面の広さ：支持基底面が広いほど安定性はよい．
③支持基底面と重心線との関係：重心線の位置が支持基底面の中心にあるほど安定性はよい．
④質量：質量が大きいほど安定性はよい．
⑤摩擦：床との接触面の摩擦抵抗が大きいほど安定性はよい．
⑥分節構造物：単一構造物のほうが安定性はよい．

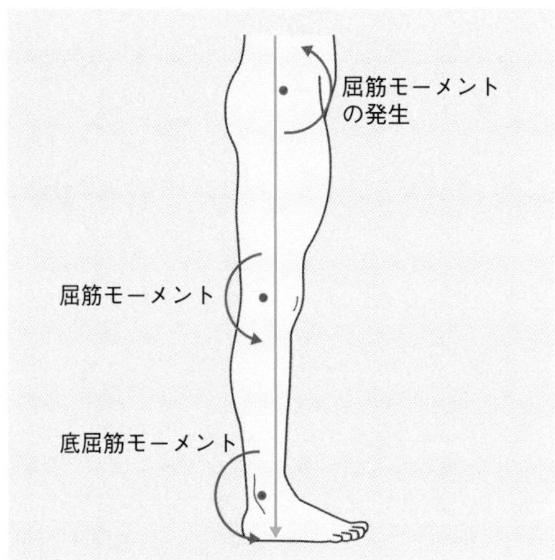

図８　安静立位姿勢における下肢アライメントと筋活動による制御

赤点は関節中心を，青線は重心線を表している．モーメントは，重力によるモーメントに対抗するために活動する筋モーメントを示している．

（Houglum PA, et al.：ブルンストローム臨床運動学，原著6版．武田　功監訳．医歯薬出版；2013．p.489[8] をもとに作成）

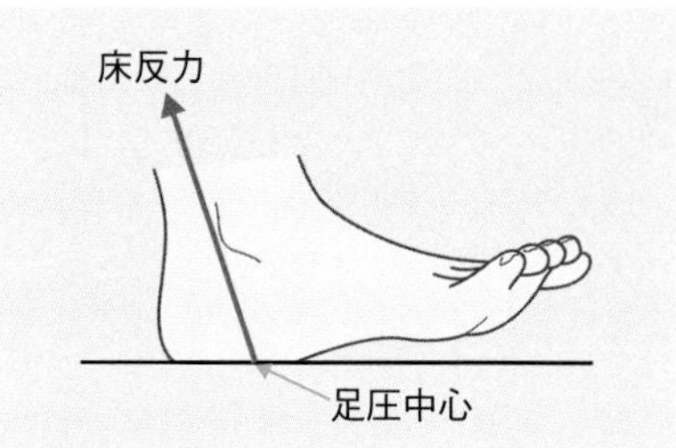

図９　足圧中心

地面に接した足底に働く力の分布の中心点である．床反力作用点ともいう．

2）安静立位姿勢における体節アライメントと筋活動による制御 （図 8）[8]

安静立位姿勢における重心線は，すべての関節中心を通っておらず，関節には体節の重力によるモーメントが発生する．そのため，立位姿勢を保つには体節の重力によるモーメントに拮抗する作用をもつ筋群が活動する．

正常な安静立位姿勢において，足関節では重心線が足関節のやや前方を通過し，重力は足関節を背屈するように作用する．したがって，これに対抗するために下腿三頭筋，とくにヒラメ筋が活動する．膝関節では，重心線は膝関節中心のやや前方を通過し，重力は膝関節伸展に作用する．そのため，膝関節後方にある非収縮性組織の支持のほかに，膝関節屈筋群のわずかな活動が必要になる．股関節では，重心線は股関節中心よりやや後方を通過し，重力は股関節伸展に作用するため，腸骨筋のわずかな活動が必要になる．脊椎（胸腰椎）では重心線が脊椎の前方を通過し，重力によって体幹は屈曲する．そのため，脊柱起立筋群が活動し対抗する．頭部の重心線は環椎後頭関節の前方を通過するため，頸部伸展筋群が活動する．

重力に抗して立位姿勢を保持するために働く抗重力筋のうち，頸部伸展筋群，脊柱起立筋群，大腿二頭筋，ヒラメ筋を主要姿勢筋という．

3）安静立位姿勢における身体重心と足圧中心

立位姿勢をとっているときに，身体重心は静止しているのではなく，絶えず小さな揺れが生じている．そのため，立位姿勢を保つには，足圧中心位置（**図 9**）を変えて身体重心の床への投影点を支持基底面内に留める制御が行われる．立位姿勢を保持するための足圧中心の移動範囲は身体重心の移動範囲より大きい（**図 10**）[12]．

4．外乱動揺下での立位姿勢制御

ヒトが立位姿勢を保持しているときに，身体に不意な外力が加わって動揺が生じると，静止姿勢保持の調節機能だけでは平衡を保つことができなくなる．このような場合，反射-階層理論では，中枢神経系の階層性をもとに構成された反射・反応応答によって姿勢が制御されるとしている．一方，システム理論では，ヒトを一つのシステムとしてとらえて，姿勢制御は個体，課題，環境の相互作用によって自己組織化され

MEMO
中枢神経系の階層性をもとに構成される反射・反応は，発達過程で下位から上位レベルへの移行がなされ，成熟すると上位レベルでの応答が優位になる．

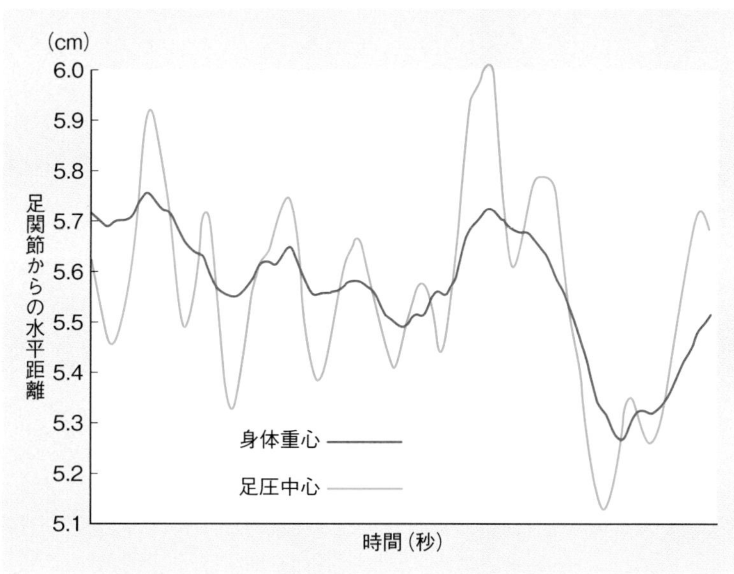

図 10　安静立位姿勢における身体重心と足圧中心の関係
足圧中心は身体重心より大きく変動している.
(Winter DA : Biomechanics and motor control of human movement, 2nd ed. John Wiley & Sons ; 1990. p.95[12] をもとに作成)

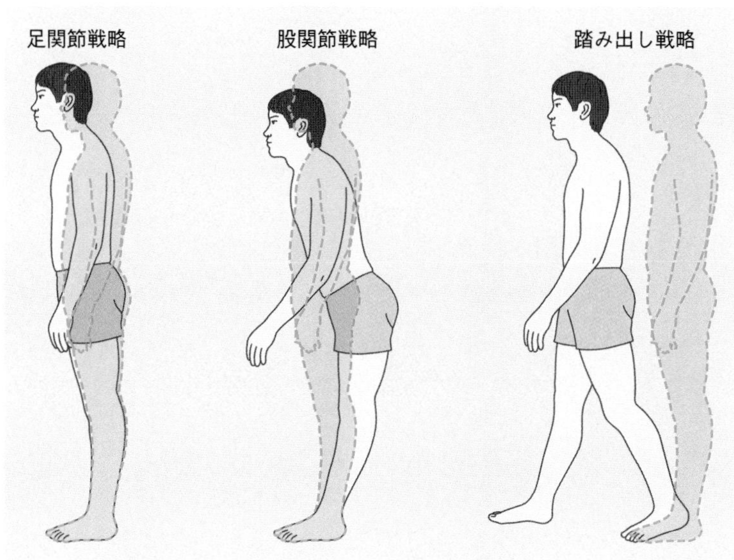

図 11　立位姿勢制御における 3 つの運動戦略

発現するものであり，個体，課題，環境特性に応じた適切な運動戦略によって姿勢が制御されるとしている.

ここでは，システム理論に基づく外乱動揺下での立位姿勢制御をとりあげて解説する．システム理論によると，立位姿勢を保持しているときに，床面が一過性に前後方向に移動したり傾斜したりすると，身体には平衡を取り戻すための 3 つの定型的な応答運動とそれに伴う協同収縮筋活動がみられるとしている．この定型的な応答運動のことを運動戦略といい，足関節戦略，股関節戦略，踏み出し戦略がある（**図 11**）．また，3 つの運動戦略とそれに伴う協同収縮筋活動は，運動課題や環境条件などに応じて表出される.

1）足関節戦略

足関節戦略は，足関節を中心とした身体運動によって姿勢を制御する方法である.

MEMO
安定性限界
姿勢保持のために移動できる足圧中心位置の最大範囲を安定性限界という．安定性限界は支持基底面より狭い範囲であるため，厳密にいえば，身体重心から下ろした重心線の床への投影点が支持基底面というよりも安定性限界の範囲内にあれば，立位姿勢は安定していることになる．また，安定性限界は支持基底面のように固定された境界ではなく，ヒトの機能状態などによって異なる.

MEMO
姿勢制御にかかわるシステムとしては，感覚系や感覚戦略，内部表象といった感覚処理過程，予測機構や適応機構といった高次処理過程，筋骨格系要素や神経筋系応答における協同収縮系といった運動処理過程があげられる.

LECTURE 12

▶27
立位姿勢制御における 3 つの運動戦略

試してみよう
通常の床面と，足長よりも小さい支持面（例えばレンガ）の上に立っているときの姿勢制御の様相を観察して比べてみよう.

足関節戦略（ankle strategy）

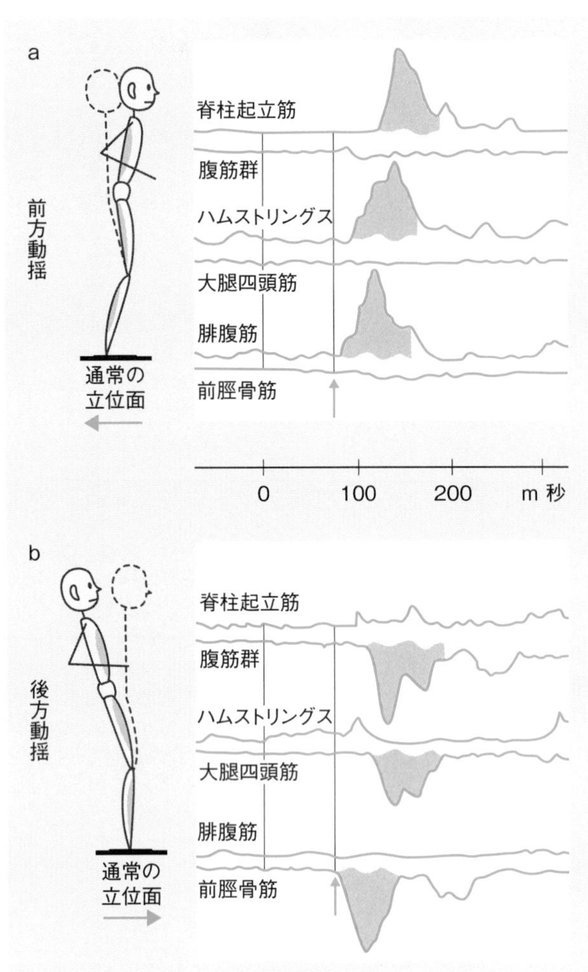

図 12　足関節戦略における協同収縮筋活動
a：後方水平移動　b：前方水平移動
(Horak BF, Nashner LM：J Neurophysiol 1986；55：1372[7])

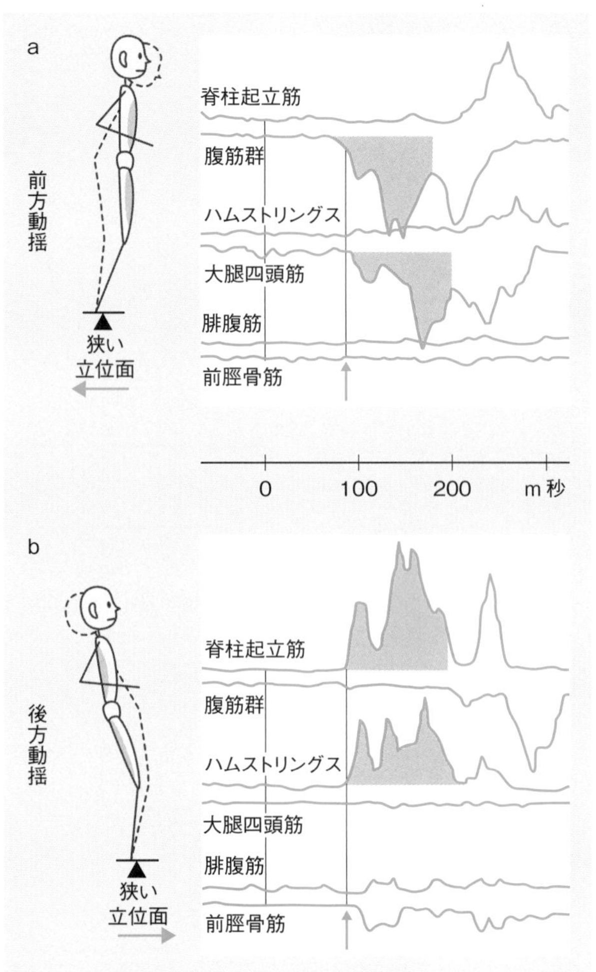

図 13　股関節戦略における協同収縮筋活動
a：後方水平移動　b：前方水平移動
(Horak BF, Nashner LM：J Neurophysiol 1986；55：1372[7])

床面が後方に水平移動すると（**図 12a**）[7]，身体は前方に動揺するため足関節底屈モーメントを発生させて姿勢を制御する．そのときの筋活動は腓腹筋から始まり，ハムストリングス，脊柱起立筋の順に起こる．一方，床面が前方に水平移動すると（**図 12b**）[7]，身体は後方に動揺するため足関節背屈モーメントを発生させて姿勢を制御する．そのときの筋活動は前脛骨筋から始まり，大腿四頭筋，腹筋の順で起こる．足関節戦略は，外乱動揺が小さくて支持面が硬く安定している場合に用いられる戦略である．

LECTURE 12

2）股関節戦略

股関節戦略（hip strategy）

股関節戦略は，股関節を中心とした身体運動によって姿勢を制御する方法である．このとき足関節には逆位相の運動が同時に起こる．床面が後方に水平移動すると（**図 13a**）[7]，股関節を屈曲させて身体重心を支持基底面内に留めるように姿勢を制御する．そのときの筋活動は腹筋から始まり，大腿四頭筋の順に起こる．床面が前方に水平移動すると（**図 13b**）[7]，股関節を伸展させて身体重心を支持基底面内に留めるように姿勢を制御する．そのときの筋活動は脊柱起立筋から始まり，ハムストリングスと続く．股関節戦略は，外乱動揺が大きい場合や速い場合，あるいは支持面が柔らかい場合や狭い場合に用いられる戦略である．

3）踏み出し戦略

踏み出し戦略（stepping strategy）

踏み出し戦略は，足関節戦略や股関節戦略のような足底が床面に固定した状態では姿勢を制御できないほど大きな外力が加わった場合に，片足を踏み出すことで新たな

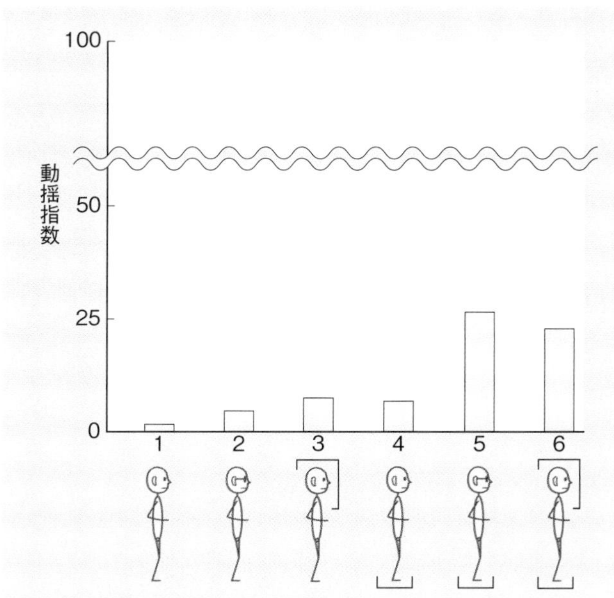

図14 感覚統合テスト
1：前庭・視覚・体性感覚（足底）正常
2：前庭・体性感覚正常，視覚欠如
3：前庭・体性感覚正常，視覚不正確（筒を被る）
4：前庭・視覚正常，体性感覚不正確（床が重心動揺とともに動く）
5：前庭感覚正常，視覚欠如，体性感覚不正確
6：前庭感覚正常，視覚・体性感覚不正確
健康な若年者の6つの感覚条件における身体動揺
（Woollacott MH, et al.：Int J Aging Hum Dev 1986；23（2）：97-114[13] をもとに作成）

支持基底面を形成して姿勢を制御する戦略である．

5. 姿勢制御における感覚機構

姿勢制御を行うには，空間における身体位置と運動の状態を正確に把握することが重要である．一般に，空間における身体位置と運動の検知には，視覚系，前庭系，体性感覚系（固有受容器，皮膚受容器，関節受容器）からの情報が寄与している．

各感覚系からは，それぞれ特定の情報が中枢神経系に伝達される．視覚系は周辺にある物体との関係で，頭の位置と運動に関する情報を与える．体性感覚系は支持面を基準とした身体位置と運動に関する情報を伝える．さらに，身体各体節間の位置関係についての情報も与える．前庭系は重力と慣性力に基づく頭の位置と運動に関する情報を提供する．

これら複数の感覚情報は，いずれも姿勢制御において必要不可欠であるが，中枢神経系内では，運動課題や環境条件に応じて，各感覚情報の重みづけを変化させて統合，処理される．例えば，暗闇に立つときのように視覚情報が減少すると，視覚情報に対する依存度を減らし，体性感覚系や前庭系からの情報に対する依存度を増加させる．また，柔らかいマットの上に立っている場合には，体性感覚系からの情報への依存度が減少し，視覚系や前庭系からの情報への依存度が増加する．**図14**[13] は，6つの感覚条件下で立位姿勢を保持したときの身体動揺の程度を示す．健常成人ではすべての感覚条件下で立位を保持できるが，それぞれの感覚条件における身体動揺の程度は異なる．

MEMO
前庭系
前庭系は，回転角加速度の受容器である半規管と直線加速度の受容器である耳石器からなり平衡覚を司る．聴覚を司る蝸牛とともに内耳を構成する．

6. 予測的姿勢制御

立位姿勢で一側上肢を前方に挙上すると，上肢を前方挙上する主動筋の三角筋に先

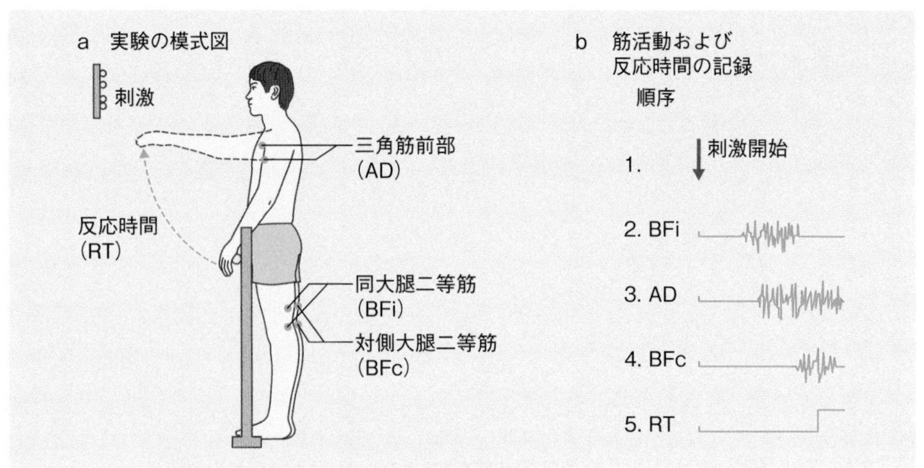

図 15　一側上肢挙上課題における予測的姿勢制御
光刺激に反応して上肢を挙上する．三角筋前部と両側大腿二頭筋にて筋電図を記録する．前腕が支持棒から離れるときに反応時間が計測される．
(Lee WA：J Moto Behav 1980；12：185-96[9])

MEMO
外部状況への反応として生ずる筋活動はフィードバック（feedback）制御である．一方，過去の経験に基づいて筋活動を発生させる予測的姿勢制御は，フィードフォワード（feedforward）制御である．

立ち，姿勢筋である同側の大腿二頭筋に筋活動がみられる（**図 15**）[9]．これは，上肢を前方に挙上することによって身体重心が前方に偏位し，姿勢の動揺が生じることを予測して姿勢の調節がなされた例である．われわれは日常の種々の動作において，動作を遂行する際に生じる姿勢動揺の程度を過去の経験から予測し，目的とする動作に先行して姿勢制御を行っている．これを予測的姿勢制御という．

■文献

1）勝平純司ほか：介助にいかすバイオメカニクス．医学書院；2011．p.28-9.
2）中村隆一ほか：基礎運動学，第 6 版補訂．医歯薬出版；2003．p.347-77
3）日本義肢装具学会編：まんがバイオメカニクス 1―義肢装具に役立つ力学入門．南江堂；1996．p.115-21.
4）福田　修監：PT・OT のための測定評価 5―バランス評価．三輪書店；2008．p.6-25.
5）藤澤宏幸ほか：観察による運動・動作分析演習ノート．医歯薬出版；2009．p.31-40.
6）柳澤　健編：運動療法学．金原出版；2006．p.56-8.
7）Horak BF, Nashner LM：Central programming of postural movements：Adaptation to altered support surface configurations. J Neurophysiol 1986；55：1369-81.
8）Houglum PA, et al：ブルンストローム臨床運動学，原著第 6 版．武田　功統括監訳．医歯薬出版；2013．p.489.
9）Lee WA：Anticipatory control of postural and task muscles during rapid arm flexion. J Mot Behav 1980：12：185-96.
10）Palmer CE：Studies of the center of gravity in human body. Child Development 1944：15：99.
11）Shummway-Cook A 編：モーターコントロール―運動制御の理論から臨床実践へ，原著第 3 版．田中　繁ほか監訳：医歯薬出版；2009．p.173-203.
12）Winter DA：Biomechanics and motor control of human movement. 2nd ed. John Wiley & Sons；1990. p.95.
13）Woollacott MH, et al.：Aging and posture control：changes in sensory organization and muscular coordination. Int J Aging Hum Dev 1986；23（2）：p.97-114.

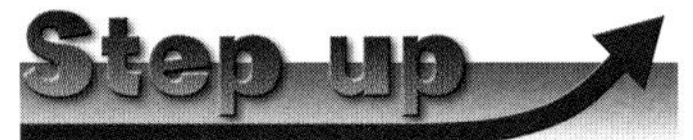

人体の重心点の算出

人体の重心点の算出法には直接法と間接法がある．

1）直接法

直接法は，てこの原理を応用して重心点を求める方法である．この方法は静的姿勢における人体の重心点を算出するときに用いられる．

板，支持台，はかりを準備し，図1のように板の一端を支持台の上に載せ，他端をはかりの上に載せる．次に，この板の上に人を載せる．支持台から重心点までの距離を a，支持台からはかりまでの距離を b，体重を W_0，測定時にはかりが示した目盛りを W_1 とすると，つりあいの式から，

$$a \times W_0 = b \times W_1$$

$$a = b \times \frac{W_1}{W_0}$$

となり，板の上でとった姿勢における人体の重心点を求めることができる．

例題 1

身長 1.8 m，体重 70 kg の人が図2のように背臥位で板の上に載っている．支持台からはかりまでの距離を 2 m，はかりが示した値は 35 kg とすると，この人の身体重心点は足底からどれくらいの位置にあるか計算せよ．なお，足底の位置と支持台の位置は一致しているものとする．（解答は p.149）

2）間接法

間接法とは，座標系で表現された身体各体節の位置データと，各体節の質量比および質量中心に関する解剖学的データ（表1，図3）を用いて，人体全体の重心点を算出する方法である．この方法は，身体の各体節が移動しているときの人体の重心点の変化を求める場合に用いられる．

まず，身体各体節の位置データと解剖学的データをもとにして，各体節の重心点をそれぞれ求める．次に，これら各体節の重心点と，体重と体節の質量比から求めた各体節の質量を用いて，次式より身体全体の重心点（二次元の場合）を算出する．

$$X_{COG} = \frac{\sum_{i=1}^{n} m_i x_i}{M}$$

$$Y_{COG} = \frac{\sum_{i=1}^{m} m_i y_i}{M}$$

X_{COG}：身体重心点の x 座標　Y_{COG}：身体重心点の y 座標　n：体節の数　m_i：i 番目の体節の質量
x_i：i 番目の体節の重心点の x 座標　y_i：i 番目の体節の重心点の y 座標　M：全体節の質量（体重）

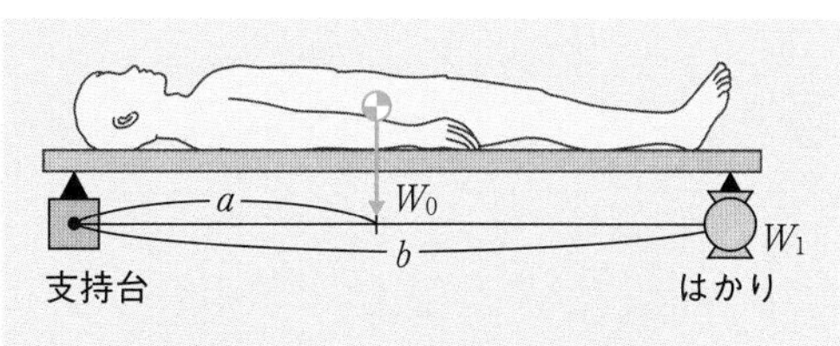

図1　直接法による人体の重心点の算出

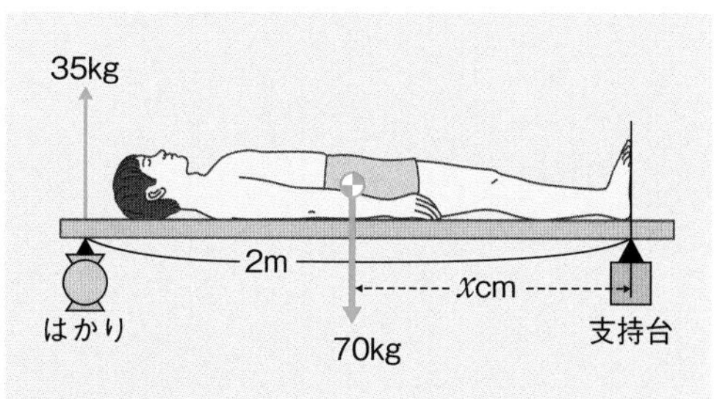

図2　例題1

表１　人体の体節の質量比および重心点のデータ

男性

項目＼部位	質量比（平均値）	重心点（平均値）
頭	0.044	0.63
頸	0.033	0.50
体幹	0.479	0.52
上腕	0.053	0.46
前腕	0.030	0.41
手	0.018	0.50
大腿	0.200	0.42
下腿	0.107	0.41
足	0.038	0.50

女性

項目＼部位	質量比（平均値）	重心点（平均値）
頭	0.037	0.63
頸	0.026	0.50
体幹	0.487	0.52
上腕	0.051	0.46
前腕	0.026	0.42
手	0.012	0.50
大腿	0.223	0.42
下腿	0.107	0.42
足	0.030	0.50

質量比は体重に対する各部分の質量の割合であり，四肢の値は左右を含む，重心の位置は頭，頸，体幹は頭頂端から，四肢は各分節の中枢端から重心までの距離の長軸長に対する割合である．
（松井秀治：運動と身体の重心．杏林書院；1958．p.33-7[2] より抜粋）

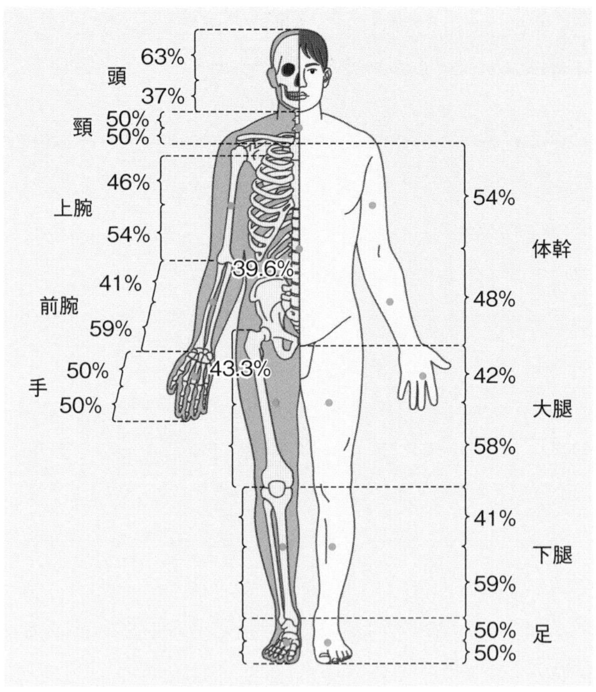

図３　人体の各体節の重心点（男性）
（中村隆一ほか：基礎運動学，第６版補訂．医歯薬出版；2003．p.335[1]）

例題２

図４は座位姿勢のときの人体の模式図を示している．図中の数値は，人体各部位の質量，各部位の重心を床面に投影した点と基準点との距離である．基準点から人体全体の重心を床面に投影した点までの距離を求めよ．

（解答は p.149）

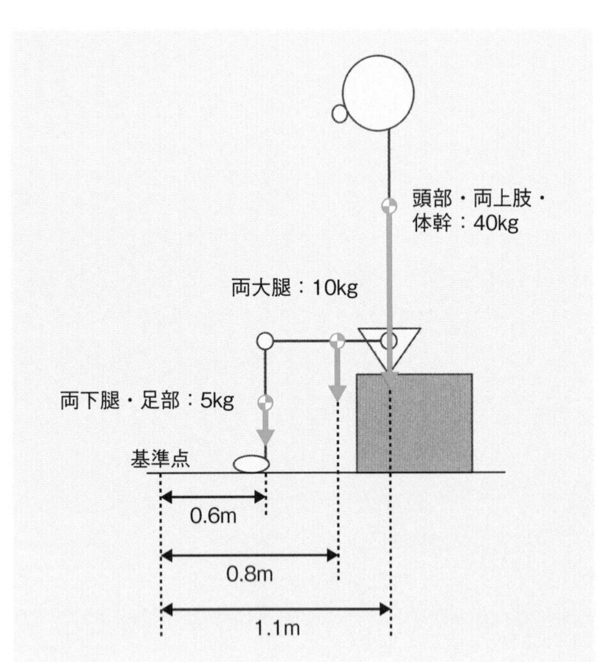

図４　例題２

■文献

1）中村隆一ほか．基礎運動学，第６版補訂．医歯薬出版；2003．p.335.
2）松井秀治．運動と身体の重心．杏林書院；1958．p.33，37.

歩行（1）

到達目標

- 歩行周期を理解する．
- 正常歩行の距離・時間因子を理解する．
- 正常歩行の身体重心移動を理解する．
- 正常歩行の関節運動を理解する．
- 歩行時のエネルギー消費を理解する．

この講義を理解するために

この講義では，正常歩行における運動学的特性を学びます．具体的には，正常歩行を距離・時間因子，身体重心移動，関節運動の観点から理解を深めます．また，歩行時の生理学的なエネルギー消費についても学習します．

本講義を受ける前に，以下の項目について確認しておきましょう．

□ 距離，時間，速度の関係を復習しておく．

□ 身体各関節の運動方向を復習しておく．

□ 身体重心について復習しておく．

講義を終えて確認すること

□ 歩行周期の細分化を理解できた．

□ 歩行の距離・時間因子を理解できた．

□ 歩行時の身体重心移動，関節運動の特性を歩行周期と関連づけて理解できた．

□ 歩行時のエネルギー消費を理解できた．

講義

1．歩行周期と各相の役割

1）歩行周期

歩行（walking）

歩行は周期的な動作としてとらえられる．歩行の 1 周期とは，一側の足部が地面に接地してから再び同側の足部が接地するまでをいう（**図 1**）．

歩行周期（gait cycle）
立脚相（stance phase）
遊脚相（swing phase）

1 歩行周期は，足部が地面に接地しているか否かによって，立脚相と遊脚相に分けられる．立脚相は足部が地面に接地している期間をいい，遊脚相は足部が地面から離れている期間をいう．1 歩行周期を 100％とすると，自然歩行では立脚相が 60％，遊脚相が 40％を占める．歩行速度が上がると，1 歩行周期における立脚相の占める割合が減少し，遊脚相の割合が増加する．

試してみよう
グループ内から被験者 1 人を選んで歩行してもらい，その様子を観察して歩行周期の各時期を確認してみよう．

▶28
歩行周期

また，1 歩行周期には，両側足部が同時に地面に接地している期間である両脚支持期と，一側足部のみが地面に接地している期間である片脚支持期がある．両脚支持期は立脚相と遊脚相の移行期にあり，自然歩行では 1 歩行周期において 10％ずつ 2 回，計 20％を占める．1 歩行周期における両脚支持期の割合は，歩行速度が上がると減少し，下がると増加する．

2）立脚相と遊脚相の細分化

▶29
伝統的な定義による歩行周期の細分化

▶30
Rancho Los Amigos 方式による歩行周期の細分化

歩行を分析する際に，立脚相ならびに遊脚相はいくつかのイベントに細分化される．伝統的な定義では，立脚相を踵接地，足底接地，立脚中期，踵離地，足趾離地に，遊脚相を加速期，遊脚中期，減速期に細分化する（**表 1**）．

一方，近年では Rancho Los Amigos Rehabilitation Center により提案された方法がよく用いられる．この定義は，1 歩行周期における下肢の機能的役割に基づいて区分けされたものである．Rancho Los Amigos 方式によると，立脚相は初期接地，荷重応答期，立脚中期，立脚終期，前遊脚期に，遊脚相は遊脚初期，遊脚中期，遊脚終期に細分化される（**表 2**）．歩行における下肢の機能的役割には，荷重の受け継ぎ，単下肢支持，遊脚下肢の前方への動きという 3 つがある．荷重の受け継ぎでは，衝撃吸収，下肢の安定性，前進の維持といった課題が要求され，初期接地から荷重応答期の

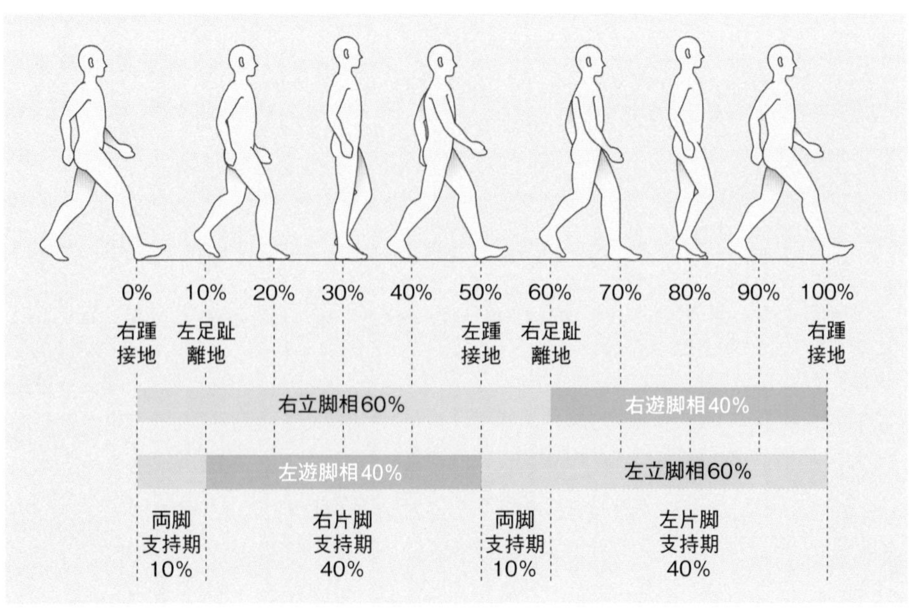

図 1　歩行周期

LECTURE 13

表1 伝統的な歩行分析における歩行周期の定義

分類		定義
立脚相	踵接地	踵が地面に接地する時点
	足底接地	足底全体が地面に接地する時点
	立脚中期	体重が立脚側下肢の真上を通過する時点（あるいは遊脚側下肢が立脚側下肢を通過する時点）
	踵離地	踵が地面から離れる時点
	足趾離地	足趾が地面から離れる時点
遊脚相	加速期	遊脚側下肢が立脚側下肢より後方にあり，前方への振り出しが加速される期間
	遊脚中期	遊脚側下肢が立脚側下肢を通過する期間
	減速期	遊脚側下肢が立脚側下肢より前方にあり，前方への振り出しが減速される期間

表2 Rancho Los Amigos 方式による歩行周期の定義

分類		定義
立脚相	初期接地	足部が地面に接地する時点
	荷重応答期	初期接地から反対側足部が地面から離れるまでの期間
	立脚中期	反対側足部が地面から離れたときから観察側下肢の踵が地面から離れるまでの期間
	立脚終期	観察側下肢の踵が地面から離れたときから反対側下肢の初期接地までの期間
	前遊脚期	反対側下肢の初期接地から観察側下肢の足趾が地面から離れるまでの期間
遊脚相	遊脚初期	観察側足趾が地面から離れてから足部が反対側下肢を通過するまでの期間
	遊脚中期	観察側足部が反対側下肢を通過してから観察側下腿が地面に対して直角になった瞬間
	遊脚終期	観察側下腿が地面に対して垂直になってから初期接地までの期間

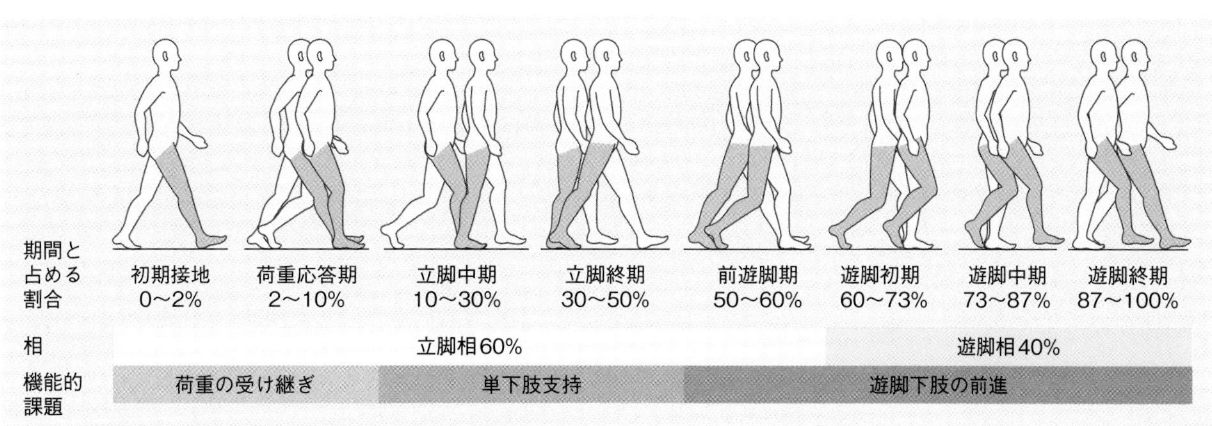

図2 Rancho Los Amigos 方式による歩行周期の細分化

期間があたる．単下肢支持は，身体を支え前進を維持することが課題となり，立脚中期から立脚終期の期間があたる．遊脚下肢の前方への動きでは，下肢を前方に動かし身体を前進させることが課題であり，前遊脚期から遊脚終期の期間があたる（図2）．

2. 歩行の距離・時間因子

1）距離因子

歩行の距離因子には，歩幅，重複歩距離，歩隔，足角がある（図3）．

（1）歩幅

一側の足部接地位置から他側の足部接地位置までの距離をいう．ステップ長ともいう．

（2）重複歩距離

重複歩とは，一側の踵が地面に接地してから再び同側の踵が接地するまで（1歩行周期と同義）をいう．したがって，重複歩距離とは一側の足部接地位置から同側の足部接地位置までの距離をさす．ストライド長ともいう．自然歩行の場合，重複歩距離は身長の約

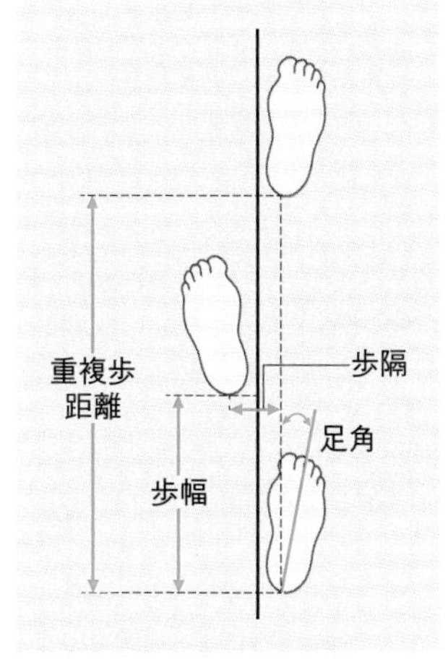

図3 歩行の距離因子

MEMO
歩行の距離・時間因子は，性別，年齢，身長，体重，骨格，関節の柔軟性，筋力，服装や履物，生活習慣，生活環境などさまざまな要因によって影響を受ける．

歩幅（step length）
重複歩距離（stride length）
歩隔（step width）
足角（foot angle）

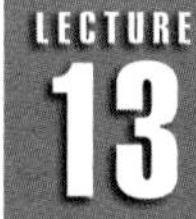

80〜90%になる．

(3) 歩隔

左右（連続した2歩）の踵中央間の距離をいう．通常，7〜9 cm 程度である．

(4) 足角

身体の進行方向に対する足部長軸のなす角度をいう．爪先開き角あるいは歩行角ともいう．通常では，進行方向に対して外側に約7°開くとされている．

2）時間因子

歩行の時間因子には，歩行速度，歩行率，ストライド時間，ステップ時間，立脚時間，遊脚時間，両脚支持時間，片脚支持時間がある．

(1) 歩行速度

単位時間あたりの進行方向の移動距離をいう．日本の20歳代を中心とした健常成人のデータによると，自然歩行で80〜85 m/分と報告されている．男性のほうが女性より歩行速度は速くなる．また，若年者よりも高齢者は歩行速度が遅い．

(2) 歩行率

単位時間あたりの歩数をいう．歩調あるいはケイデンスともいう．通常，1分間あたりの歩数で表す．健常成人の自然歩行では120歩/分前後である．歩行率は男性よりも女性のほうが高い．

(3) ストライド時間

1ストライドに要した時間をいう．ストライド時間は1歩行周期時間をさす．自然歩行で1秒程度である．

(4) ステップ時間

1歩に要した時間をいう．ステップ時間は歩行率の逆数である．

(5) 立脚時間

1歩行周期において，対象肢の足部が地面に接地している時間をいう．

(6) 遊脚時間

1歩行周期において，対象肢の足部が地面から離れている時間をいう．

(7) 両脚支持時間

1歩行周期において，両側足部が地面に同時に接地している時間をいう．

(8) 片脚支持時間

1歩行周期において片側足部のみで地面に接地している時間をいう．

3．歩行時の身体重心移動と関節運動

1）身体重心の移動（図4）

歩行時に最も身体重心の移動が大きいのは前方移動である．この前方移動に加え，歩行時には身体重心の垂直ならびに側方への移動がみられる．

(1) 垂直移動

身体重心の垂直移動は，立脚中期に最高となり，両脚支持期に最低となる1歩行周期で2回の正弦曲線を描く．その振幅は約5 cmである．

(2) 側方移動

身体重心の側方移動は，立脚中期に最も側方へ移動する1歩行周期で1回の正弦曲線を描く．その振幅は約3 cmである．

2）関節運動

歩行中の関節運動は主に矢状面で起こる．しかし，前額面や水平面においても運動範囲は小さいものの関節運動がみられる．

歩行速度（walking speed, gait velocity）

歩行率（cadence）

ストライド時間（stride time）

ステップ時間（step time）

立脚時間（stance time）

遊脚時間（swing time）

両脚支持時間（double support time）

片脚支持時間（single support time）

MEMO

歩行速度の増加

歩行速度は歩幅と歩行率によって規定される．したがって，歩行速度を上げるためには歩幅を大きくするか，歩行率を高めるとよい．一般に，歩行率が120歩/分までは歩行速度の増加は歩幅と歩行率の増加によってなされ，歩行率が120歩/分を超えると歩行速度の増加は歩行率の増加のみによってなされる，といわれている．

覚えよう！

歩行比

歩幅を歩行率で除した値を歩行比という．健常成人では，どのような歩行速度で歩いても歩行比はおよそ0.006となる．ただし，非常に遅い歩行ではこの関係は成り立たない傾向にある．

ここがポイント！

歩行と走行の相違点

歩行と走行における特徴的な相違点として，走行動作には，①両脚支持期間がない，②両足とも地面から離れている期間がある，ということがあげられる．

▶31 歩行時の身体重心移動

図４　歩行時の身体重心移動

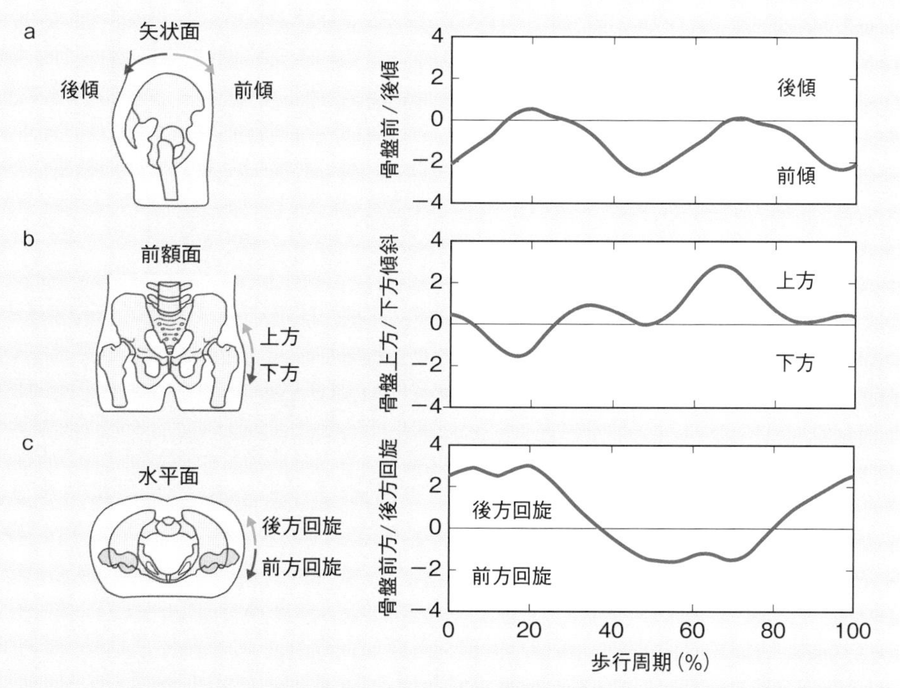

図５　１歩行周期における骨盤運動

グラフは右の１歩行周期を基準にしている．前額面および水平面の骨盤運動は，左側の骨盤運動方向を示している．

(Lewis CL, et al.：Anat Rec 2017；300：633-42[7] より男性データをもとに作成)

（1）骨盤（図５）[7]

骨盤は矢状面で約 4° 前方-後方に傾斜する．骨盤は初期接地直後に後傾し始め，立脚中期まで続く．立脚中期に入ると骨盤は前傾し始め，立脚終期に前傾位となった骨盤は前遊脚期の終わりにかけて再び後傾していく．遊脚相では，遊脚初期から遊脚中期にかけて骨盤は前傾し，遊脚終期になると骨盤は後傾する．

前額面では，単脚支持期において遊脚側の骨盤は約 5° 下方傾斜する．水平面では，骨盤は約 4° 前方-後方に回旋する．初期接地に後方回旋位（右上前腸骨棘より左上前腸骨棘が後方にある）にあった骨盤は次第に前方回旋し前遊脚期まで続いた後，後方

MEMO

足部のロッカー機能

立脚相にある下肢では，足関節と足部に存在する３つの回転中心が連続的に作用することによって，身体の前進が効率的に行われている．この機能をロッカー機能という．初期接地から荷重応答期にかけては踵部（ヒールロッカー，下図①），立脚中期は足関節（アンクルロッカー，下図②），立脚終期は中足足趾間関節部（フォアフットロッカー，下図③）がそれぞれ回転中心となって回転運動が生じ，身体を前進させる．

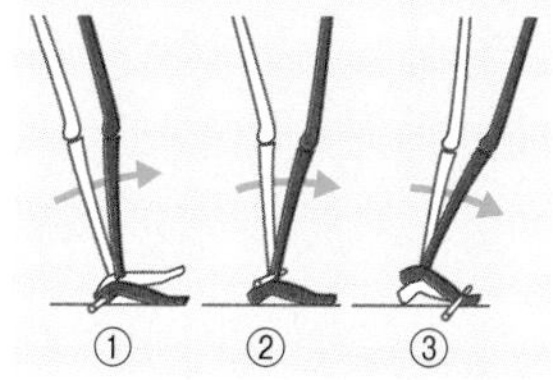

(Perry J. et al.：歩行分析—正常歩行と異常歩行，原著第２版．武田　功統括監訳．医歯薬出版：2012. p.17[9] をもとに作成)

LECTURE 13

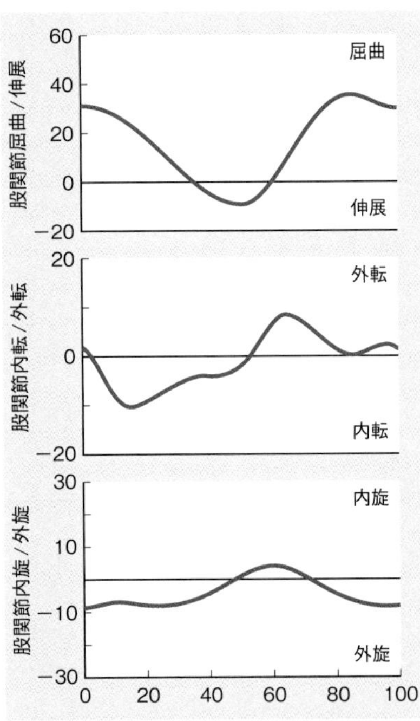

図6　1歩行周期における股関節運動
（Duffell LD, et al.：Proc Inst Mech Eng H 2014；228：206-10[3] をもとに作成）

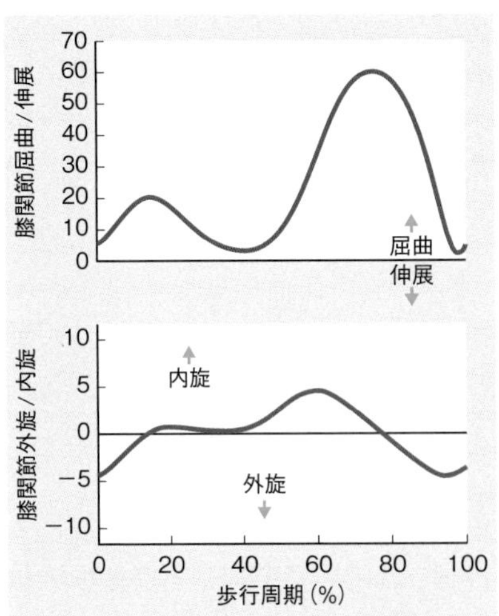

図7　1歩行周期における膝関節運動
（Lafortune MA, et al.：J Biomech 1992；25：347-57[5] をもとに作成）

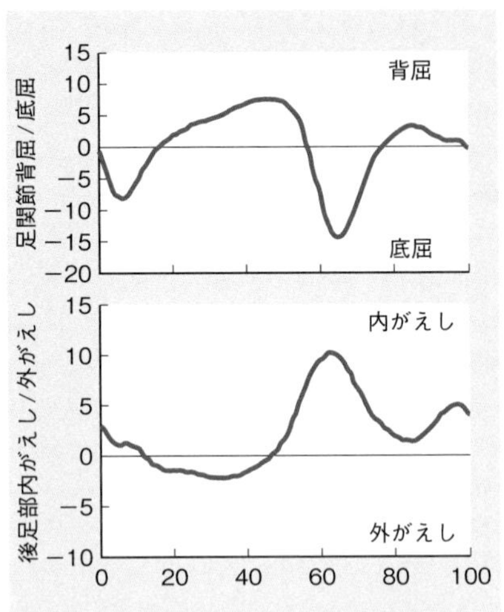

図8　1歩行周期における足関節・足部運動
（Levinger P, et al.：Gait Posture 2010；32：519-23[6] をもとに作成）

回旋に転じて遊脚終期に至る．

(2) 股関節（図6）[3]

矢状面において，股関節は1歩行周期に屈曲と伸展を1回ずつ行う．初期接地に約30°屈曲位にあった股関節は，次第に伸展していく．この伸展は前遊脚期に入るまで続く．また，この時点で約10°の最大伸展位をとる．その後，屈曲を始めて遊脚相に入り，下肢は体幹より前方へ振り出される．股関節が最大屈曲位（約35°）になるのは遊脚中期である．

▶32

歩行時の下肢関節運動（矢状面）

前額面では，わずかな内転と外転運動が起こる．初期接地後に骨盤の遊脚側への下方傾斜に伴い，股関節は約5°内転する．立脚中期に入ると，股関節は外転し始め，遊脚初期で股関節は約5°外転位になる．その後，股関節は再び内転し始めて，遊脚終期に中間位に戻る．水平面では，初期接地にやや外旋位にあった股関節は，立脚相の終わりまで内旋する．その後，股関節は外旋していく．

(3) 膝関節（図7）[5]

MEMO
膝関節において，1歩行周期に2回屈曲と伸展を行うことを二重膝作用（double knee action）という．

矢状面において，膝関節は1歩行周期に屈曲と伸展を2回ずつ行う．初期接地に膝関節は約5°屈曲位にあり，荷重応答期の終わりまで屈曲（約10〜20°屈曲位）する．その後伸展し，立脚終期の中間時点（約3°屈曲位）まで続く．立脚終期の後半から再び屈曲を始め，遊脚中期に最大（約70°屈曲位）に達する．遊脚中期以降になると，初期接地直前まで再び伸展する．

水平面では，初期接地に膝関節は2〜3°外旋位にある．その後，立脚相を通して内旋する（約5°内旋位）．遊脚相に入ると外旋し始め，遊脚中期以降に再び内旋する．

(4) 足関節・足部（図8）[6]

足関節は1歩行周期に背屈と底屈を2回ずつ行う．初期接地に足関節はほぼ中間位にある．その後，荷重応答期にわずかに底屈する（約5〜10°底屈位）．荷重応答期を過ぎると足関節は背屈をし続ける（約10°背屈位）．立脚終期の後半になると再び底屈を始め，遊脚相の開始付近で最大底屈位（約15〜20°底屈位）に達する．遊脚相に入ると，再び背屈が始まり，遊脚中期でほぼ中間位に達してそのまま保持される．

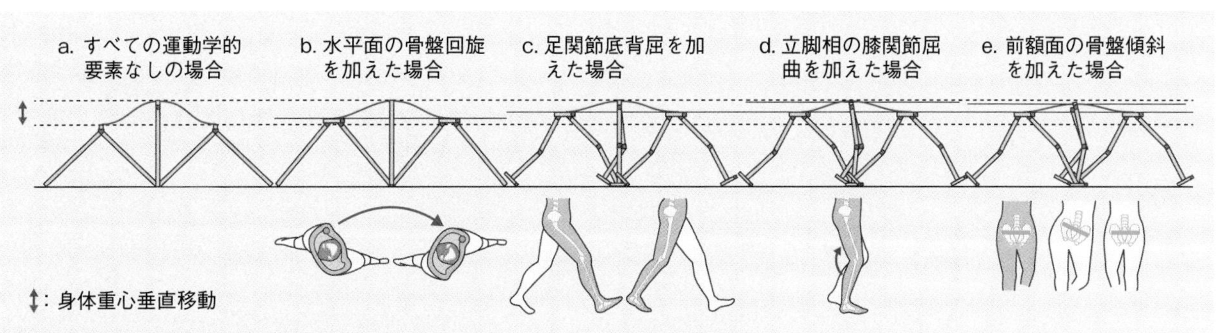

図９ 歩行動作における身体重心の垂直移動を制御するための運動学的要素
図中赤線が身体重心の垂直移動の軌跡を示す．
（Neumann DA：筋骨格系のキネシオロジー，原著第３版．Andrew PD ほか監訳．医歯薬出版；2018[8] を参考に作成）

距骨下関節は初期接地後すぐに外がえしが起こり，立脚中期まで続く．立脚中期を過ぎると，内がえしを始める．遊脚相に入ると次第に内がえしは減少していく．

3）歩行動作における身体重心の制御

歩行における身体重心の垂直，側方移動を最小限に抑え，エネルギー効率を最適にするためには，次の５つの運動学的要素が重要になる（**図９**）[8]．

（1）骨盤の回旋

1 歩行周期中に骨盤は水平面において全体で約 8° 回旋する．遊脚側下肢の前方への振り出しの際に，骨盤を対側に回旋することによって，機能的に下肢を長くできる．また，同様に後方にある立脚側においても機能的に下肢は長くなるので，股関節屈伸角度は減少し，身体重心の下降を抑える．

（2）骨盤の側方傾斜

遊脚側の骨盤が 5° 下方傾斜することによって，立脚側の股関節は相対的に内転位になり，身体重心の上昇を抑える．

（3）立脚相の膝関節屈曲

立脚相において，2 回の膝関節屈曲によって，身体重心の上昇を抑える．

（4）足関節と膝関節の協調運動

立脚相において，膝関節が伸展しているときに足関節は背屈し，膝関節が屈曲しているときには足関節は底屈する．この足関節と膝関節の協調した動きによって，下肢の機能的な長さを一定に保ち，身体重心の上下移動を抑える．

（5）骨盤の側方移動

立脚側における股関節の内転と，脛骨が大腿骨に対して外反（生理的外反位）していることで，骨盤の側方移動は減少する．これにより，身体重心の左右移動を抑える．

4．歩行時のエネルギー消費量

歩行時のエネルギー消費量は，歩行速度や時間などの要因によって変化する．歩行速度が 60〜80 m/分のときにエネルギー消費量の変化は少なく，80 m/分で最小となる．このときの歩行速度を至適速度あるいは経済速度という．至適速度より速いまたは遅い歩行では，いずれもエネルギー消費量は増加する（**図 10**）[10]．

動作時のエネルギー消費量は，酸素消費量から間接的に計測されるが，心拍数と酸素消費量とのあいだに直線的関係があることから，心拍数を利用して歩行中のエネルギー消費量を表すこともある．この指標を生理的コスト指数（PCI）という．PCI は歩行速度によって変化し，健常成人の場合，その人が好む歩行速度で 0.2〜0.4 拍/m

MEMO

身体重心の移動を最小にするための新たな５つの運動学的要素
近年，重心移動を最低限に抑えて，エネルギー効率を最適にするための５つの運動学的要素について，新たな見解が示されている．具体的には，①骨盤の回旋は身体重心の下降を抑制するもののその効果は小さく，むしろ歩幅を増大させることに寄与している，②骨盤の傾斜は身体重心の上昇を抑制するもののその程度は小さく，踵接地時の衝撃を吸収する役割を果たしている，③立脚相での膝関節屈曲による身体重心の上昇を抑制する効果はわずかであり，骨盤傾斜と同様に衝撃吸収の役割を果たしている，④身体重心の垂直移動の抑制に大きく寄与しているのは，足と足関節による踵挙上である，⑤身体重心の垂直移動は，小さくすれば小さくするほどエネルギー効率が高まるわけではない，といったことである．

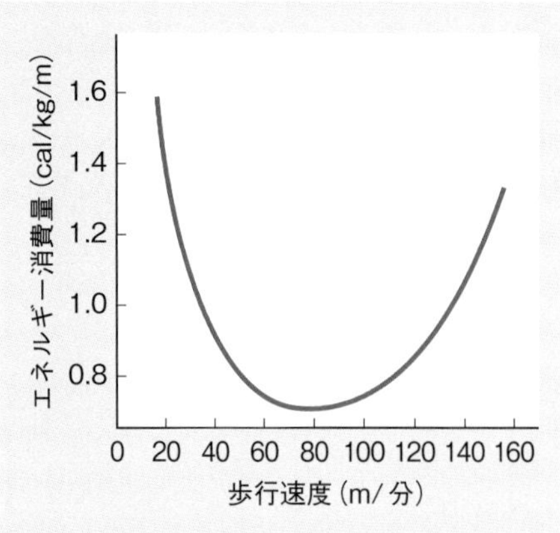

図 10　歩行速度とエネルギー消費量の関係
(Ralston HJ : Ergonomics 1965 ; Suppl : 53-60[10] をもとに作成)

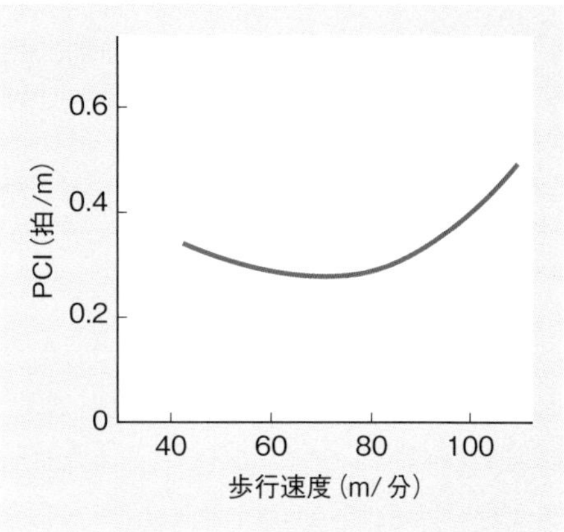

図 11　歩行速度と PCI の関係

MEMO
生理的コスト指数 (physiological cost index : PCI)
PCI では，被験者に歩行路を 200 m 歩かせた場合は所要時間を，3 分間歩かせた場合には移動距離を計測して歩行速度を算出する．

の最小値を示す (**図 11**)．PCI の計測方法は，被験者を約 30 m の 8 字型歩行路 (もしくは四角型歩行路) を 200 m (もしくは 3 分間) 歩かせて，歩行前と歩行終了時の心拍数，歩行速度をそれぞれ計測し，次式によって算出する．

$$\text{PCI (拍/m)} = \frac{\text{歩行終了時心拍数} - \text{歩行前心拍数}}{\text{歩行速度}}$$

■文献

1) 関屋　昇："歩行の決定因" に関する最近の知見．Jpn J Rehabil Med 2008．45 : 668-76.
2) 中村隆一ほか：基礎運動学，第 6 版補訂．医歯薬出版；2003．p.379-89.
3) Duffell LD, et al. : Comparison of kinematic and kinetic parameters calculated using a cluster-based model and Vicon's plug-in gait. Proc Inst Mech Eng H 2014 ; 228 : 206-10.
4) Houglum PA, et al. : ブルンストローム臨床運動学，原著第 6 版．武田　功統括監訳．医歯薬出版；2013．p.493-504.
5) Lafortune MA, et al. : Three-dimensional kinematics of the human knee during walking. J Biomech 1992 ; 25 : 347-57.
6) Levinger P, et al. : A comparison of foot kinematics in people with normal-and flat-arched feet using the Oxford Foot model. Gait Posture 2010 ; 32 : 519-23.
7) Lewis CL, et al. : The human pelvis. Variation in structure and function during gait. Anat Rec 2017 ; 300 : 633-42.
8) Neumann DA : 筋骨格系のキネシオロジー，原著第 3 版．Andrew PD ほか監訳．医歯薬出版：2018．p.713-37.
9) Perry J. et al. : 歩行分析—正常歩行と異常歩行，原著第 2 版．武田　功統括監訳．医歯薬出版；2012．p.1-97.
10) Ralston HJ : Effects of immobilization of various body segments on the energy cost of human locomotion. Ergonomics 1965 ; , Suppl : 53-60.

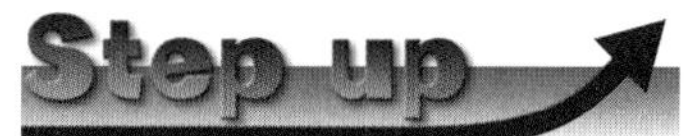

代表的な異常歩行

筋骨格系の障害，神経系の障害，疼痛などによって，特徴的な歩容を呈する場合がある．ここでは，各疾患や障害に起因する代表的な歩行パターンを示す．

1）伸び上がり歩行（図1）

立脚中期に足関節を過度に底屈（爪先立ち）させて，身体を持ち上げる．脚長差がある場合で，短縮側の立脚相などでみられる．

2）分回し歩行（図2）

遊脚相に下肢で外側に円を描くように振り出す．脚長差，膝関節の屈曲制限や足関節の底屈拘縮のある場合，脳血管障害（痙性麻痺）などでみられる．

3）鶏状歩行（図3）

遊脚相に足関節は底屈位（下垂足）をとるため，股・膝関節を過度に屈曲させて代償する．足関節背屈筋群の筋力低下や麻痺のある場合にみられる．

4）踵足歩行（図4）

過度の足関節背屈から立脚相に踵離地が起こらず，蹴り出しができない．足関節底屈筋群の筋力低下や麻痺のある場合にみられる．

5）中殿筋歩行（図5）

中殿筋の筋力低下や麻痺で起こる．筋力低下のある側の立脚相において，骨盤が遊脚側へ下制する．これをトレンデレンブルグ歩行という．これを代償するために，頭部や体幹を筋力低下のある側に側屈させる．

6）大殿筋歩行（図6）

大殿筋に筋力低下や麻痺があると，踵接地直後に体幹を後方傾斜させて股関節が折れ曲がるのを防ぐ．

7）大腿四頭筋の筋力低下や麻痺による歩行（図7）

立脚相になると，膝折れを防ぐために体幹を前傾したり，大腿前面を手で押さえたりして歩く．下肢を外旋することもある．

8）鋏状歩行（図8）

両側股関節は屈曲，内転，内旋位，膝関節屈曲位，足関節尖足位で両下肢を交差して歩く．痙直型脳性麻痺でみられる．

9）運動失調歩行（図9）

小脳性運動失調では，歩行は不安定で，歩隔の増大や体幹動揺の増大などが起こる（酩酊歩行，よろめき歩行）．脊髄性運動失調で深部感覚障害がある場合は，遊脚相に足を高く持ち上げて，足底を地面にたたきつけるように接地して歩く（踵打ち歩行）．

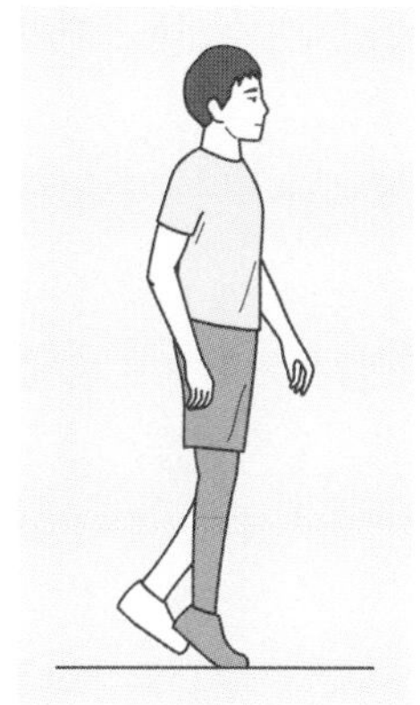

図1　伸び上がり歩行

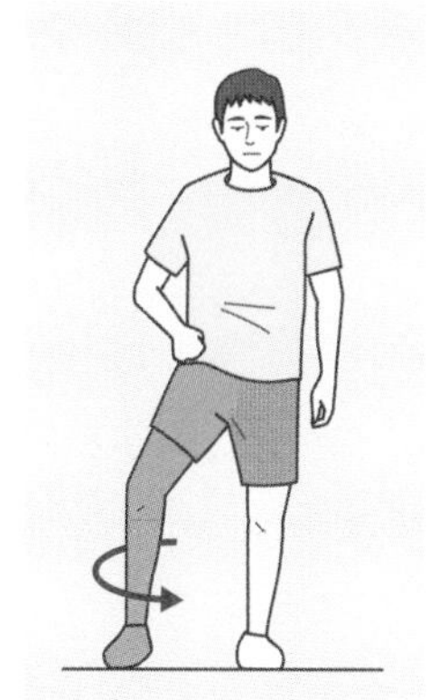

図2　分回し歩行

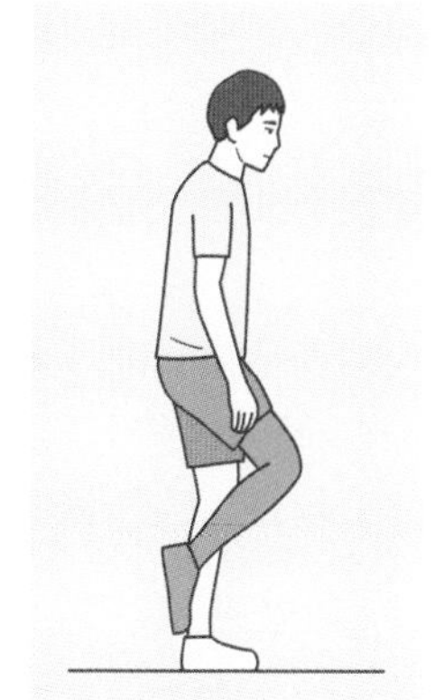

図3　鶏状歩行

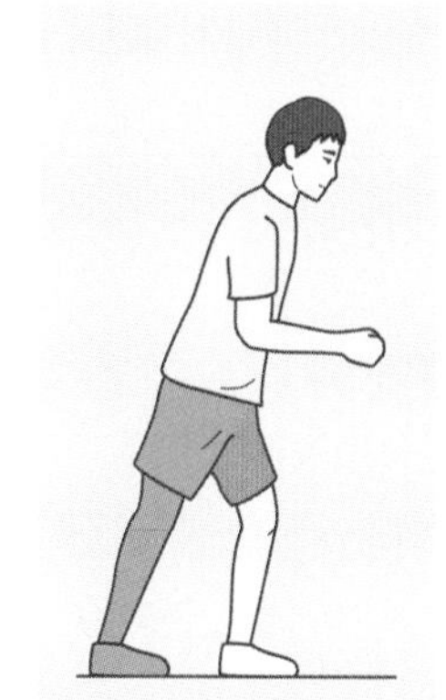

図4　踵足歩行

LECTURE 13

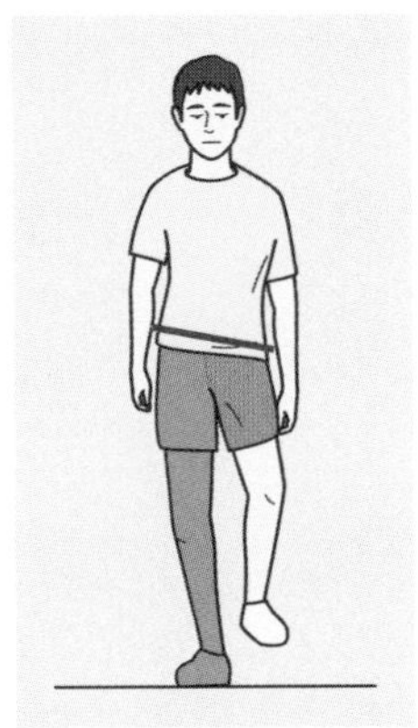

図5　中殿筋歩行

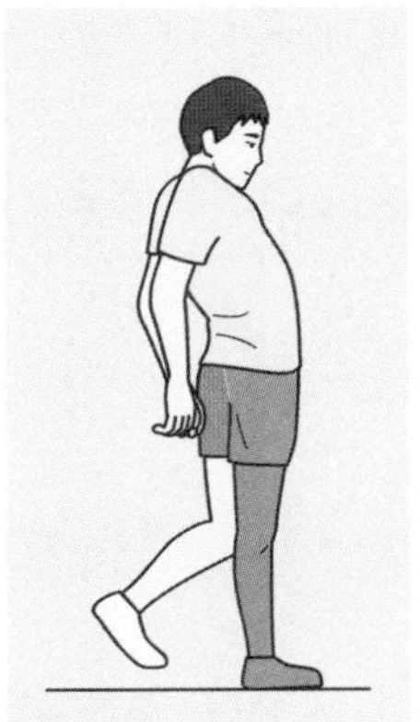

図6　大殿筋歩行

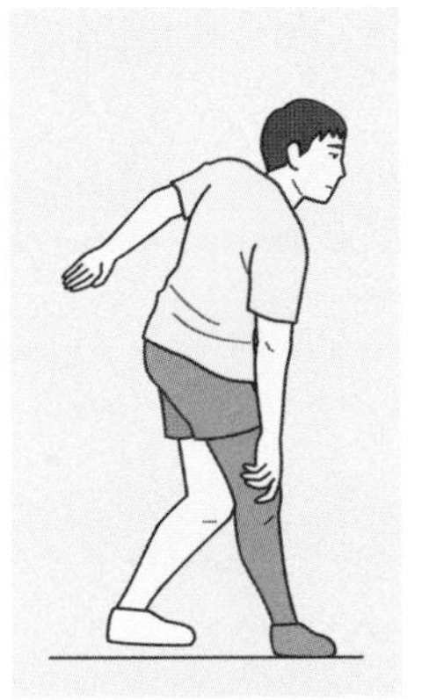

図7　大腿四頭筋の筋力低下や麻痺による歩行

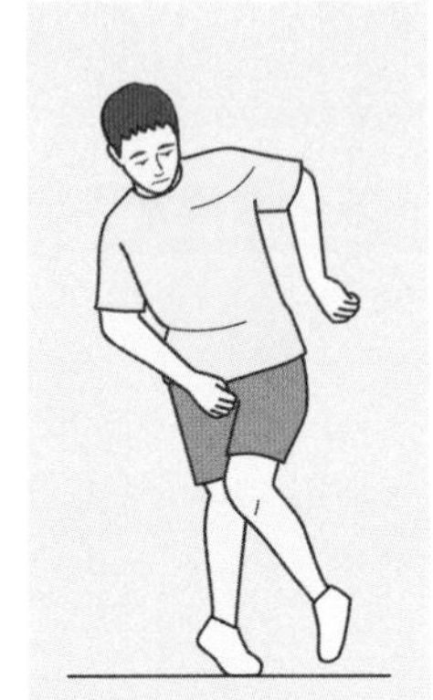

図8　鋏状歩行

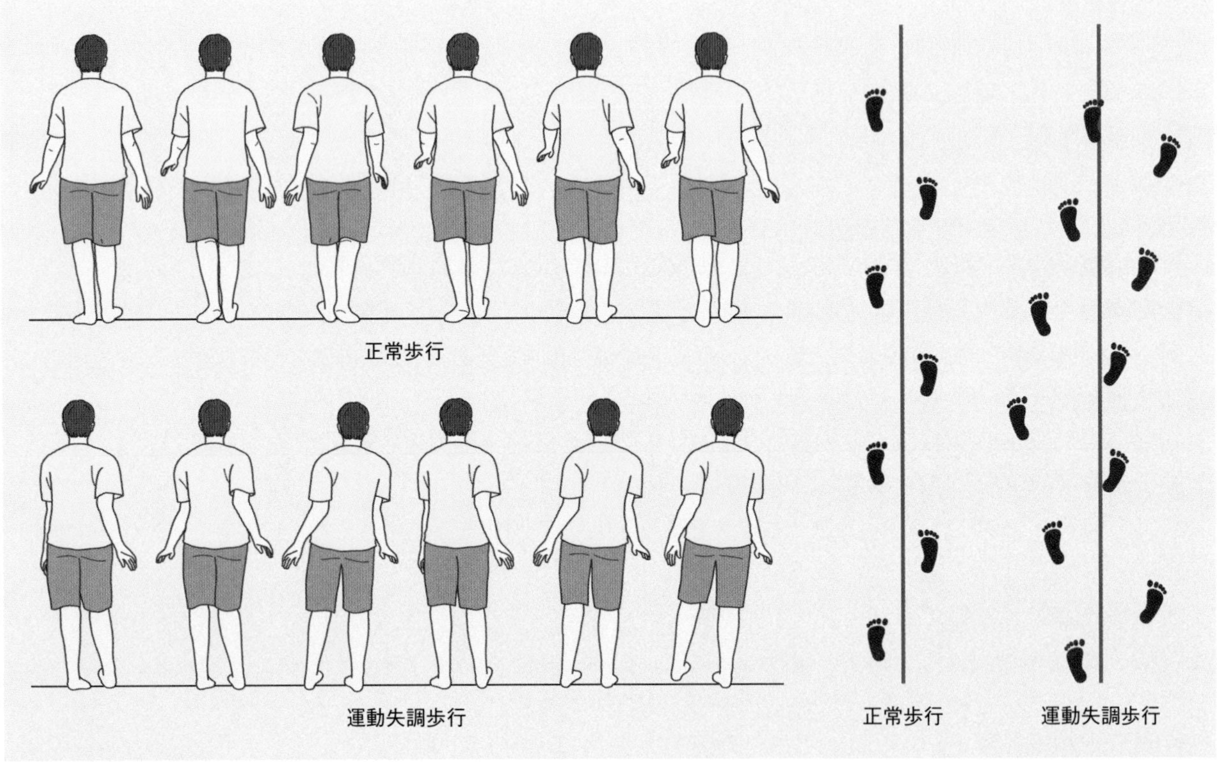

図9　運動失調歩行

10) パーキンソン病様歩行 （図10）

歩き始めの1歩を踏み出すことが困難である（すくみ足現象）．歩き始めると，体幹を前傾して歩幅を小さくし，地面に足底を擦るようにして歩く（小刻み歩行）．また，次第に歩行速度が増して（突進現象，加速歩行），止まることができなくなり，転倒することもある．

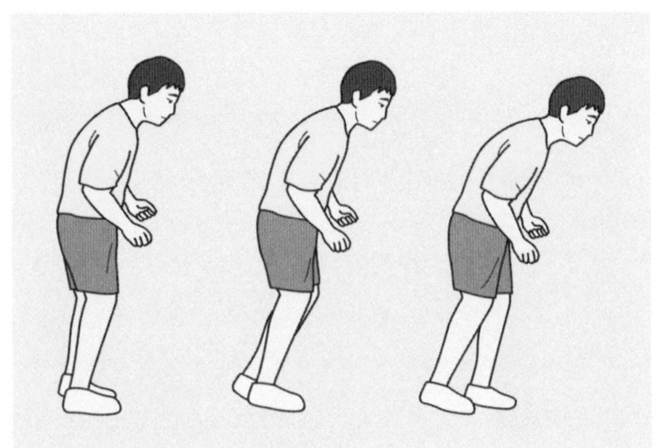

図10　パーキンソン病様歩行

LECTURE 13

■文献

1）佐藤和男：コ・メディカルのための実用運動学．メヂカルフレンド；1993．p.228-33.
2）中村隆一編著：臨床運動学，第3版．医歯薬出版；2002．p.499-509.
3）Lippert LS：クリニカルキネシオロジー．青木主税ほか監訳．ガイアブックス；2012．p.349-54.

LECTURE 14 歩行(2)

到達目標

- 床反力，関節モーメント，関節パワーの概念を理解する．
- 歩行時の床反力特性を理解する．
- 歩行時の下肢関節モーメントおよび関節パワー特性を理解する．
- 歩行時の下肢関節角度，関節モーメント，関節パワーを関連させ，作用する筋群とその収縮様式を推定できる．
- 歩行時の下肢筋活動特性を理解する．

この講義を理解するために

この講義では，正常歩行における運動力学的特性を学びます．具体的には，正常歩行の特徴を床反力，関節モーメント，関節パワーの観点から理解を深めます．また，正常歩行における下肢筋活動についても学習します．

本講義を受ける前に，以下の項目について確認しておきましょう．

□ ニュートンの運動の法則を復習しておく．
□ 力と力のモーメントを復習しておく．
□ 並進運動における変位，速度，加速度の関係，回転運動における角度変位，角速度，角加速度の関係を復習しておく．
□ 身体の代表的な筋名とその作用を復習しておく．

講義を終えて確認すること

□ 床反力，関節モーメント，関節パワーの概念を理解できた．
□ 歩行時の床反力（垂直分力，前後分力，左右分力）特性を理解できた．
□ 歩行時の下肢関節モーメント特性を理解できた．
□ 歩行時の下肢関節パワー特性を理解できた．
□ 歩行時の下肢関節角度，関節モーメント，関節パワーを関連づけて，作用する筋群とその収縮様式を理解できた．
□ 歩行時の下肢筋活動とその役割を理解できた．

1. 歩行時の床反力，足底圧中心

1) 床反力とは

歩行時に足部から地面に押す力が加わると，その大きさと同等でかつ向きが反対の力が足部に作用する．これを床反力という（**図1**）．

ヒトが移動するには外力が必要であり，歩行動作における主要な外力は重力と床反力である．したがって，歩行動作では重力と床反力の合力によって身体重心に加速度が生じ，身体重心は移動する．

身体重心の移動に伴い，重力と床反力が身体にどのように作用しているかを考えてみる．この際に，床反力は垂直方向，前後方向，左右方向の3つの力に分解して考えるとよい．最初に身体重心の垂直方向移動について説明する（**図2**）[1]．ヒトが静止立位姿勢をとっているとき，重力と床反力は等しい状態にあるため，身体重心に加速度は生じず，静止した状態を保つことができる．しゃがんだ姿勢から立ち上がるときには，床反力が重力より大きくなり，身体重心に上向きの加速度が生じ，身体重心は上方に加速して移動する．しかし，このままの状態でいると，身体重心の上方移動はさらに加速されて最終的には空中に飛んで行ってしまう．したがって，今度は床反力を重力より小さくし，身体重心に下向きの加速度を生じさせ，身体重心の上方移動を減速して最終姿勢である立位姿勢に至る．このように，重力と床反力の差によって，身体重心に垂直方向の加速度が生じて，身体重心の垂直移動は加速・減速される．

次に，身体重心の前後，左右方向の移動について説明する．身体重心の前後，左右移動においては，重力との関係を考えなくてよい．したがって，身体重心の前後，左右方向への加速度を生じさせるのは床反力のみになる．床反力の前後，左右分力は，身体重心の各方向への移動を加速・減速させる．

図1 床反力
足部が地面に接すると，足部が地面を押す力と大きさが同等で，かつ向きが反対の力が足部に作用する（ニュートンの第三法則）．これを床反力という．床反力は，前後分力，左右分力，垂直分力に分けられる．

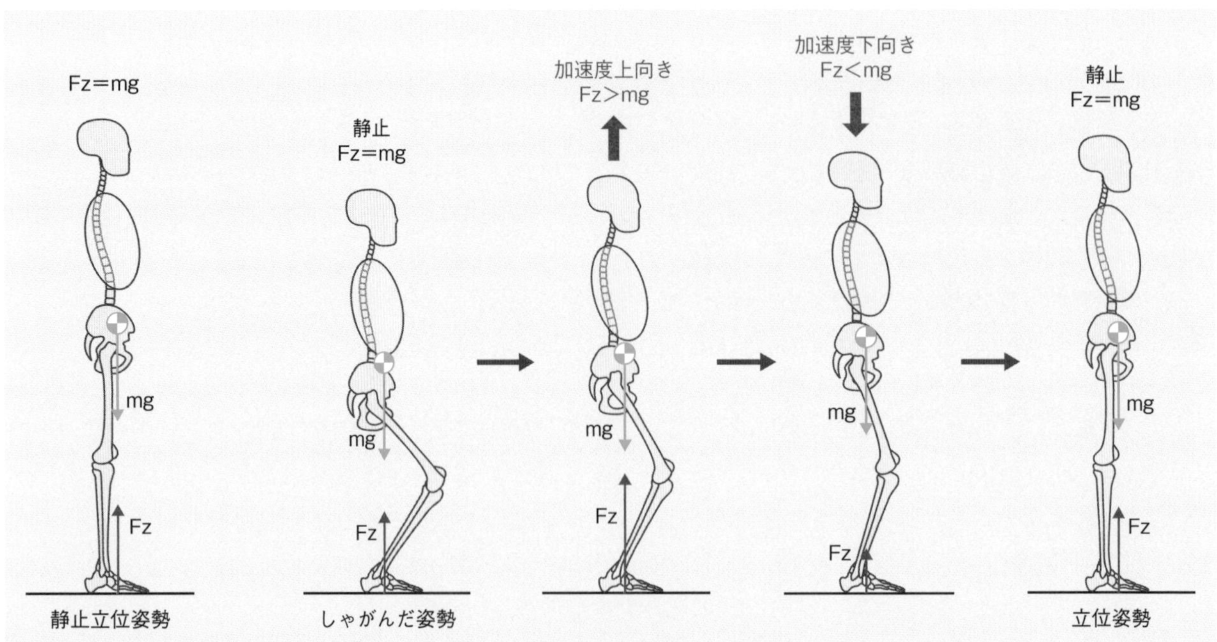

図2 身体重心移動における床反力垂直分力，重力，身体重心加速度との関係
Fz：床反力垂直分力，mg：重力．
（勝平純司ほか：介助にいかすバイオメカニクス．医学書院：2011．p.11[1]）

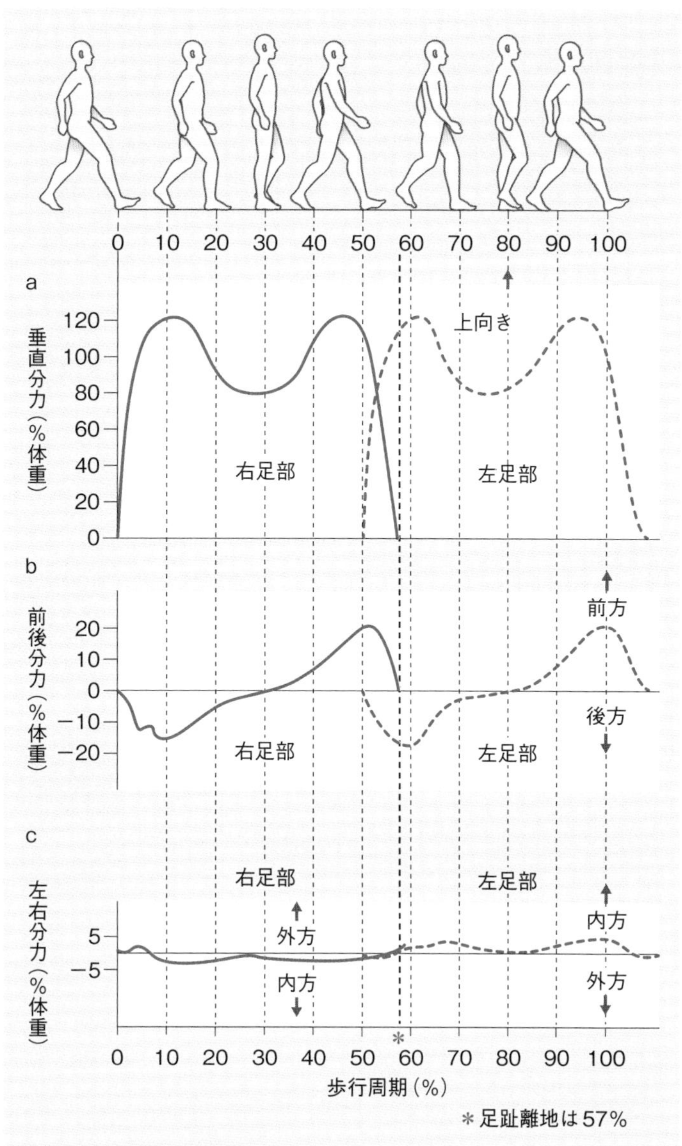

図３　歩行時の床反力波形
（Whittle MW：Gait Analysis：an introduction. 2nd ed. Butterworth-Heinemann；1996[11] をもとに作成）

▶33
歩行時の床反力

MEMO

床反力の波形は，歩行速度が変わると変化する（下図）．垂直分力は歩行速度が速くなると，第１ピーク（極大値）が高くなり，第１ピークと第２ピークの間の谷（極小値）が低くなる．歩行速度が遅くなると，２峰性の波形が全体的にフラットな波形に変化する．前後分力は歩行速度が速くなると，後方（制動）成分と前方（駆動）成分のピークが大きくなる．左右分力の歩行速度による変化はあまりみられない．

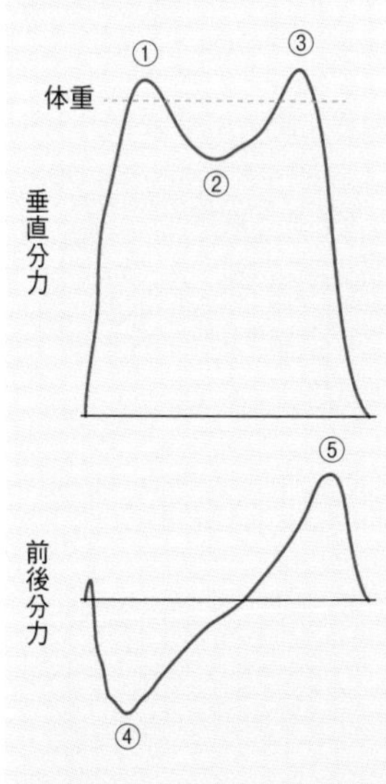

①速度大でこのピークが高くなる．
②速度小のときこの谷がうまってしまう．
速度大のときこの谷が深くなる．
③適度な速度のときこのピークが高くなる．速度大でも速度小でもこのピークが低くなる．
④速度大のとき大きくなる．
⑤速度大のとき大きくなる．

（土屋和夫監：臨床歩行分析入門．医歯薬出版；1989．p.87[2] をもとに作成）

2）歩行時の垂直分力　（図 3a）[11]

歩行時の垂直分力は，立脚初期と終期にピークをもつ２峰性の波形を示す．第１のピークとなる立脚初期では，初期接地後に下降する身体重心の動きを減速し，そこから身体重心を上昇する動きを加速させるために，体重を上回る値になる．その後，身体重心を上昇させる動きを減速させるため，身体重心が最高点となる立脚中期に体重を下回る値になる．第２のピークである立脚終期では，再び下降した身体重心の動きを減速し，身体重心を上昇させる動きを加速させるために体重を上回る値になる．通常歩行における垂直分力の最大値は，体重の 120％程度である．

3）歩行時の前後分力　（図 3b）[11]

立脚相前半では，後方（制動）成分の力が作用する．これは，前方へ移動する身体重心を減速させる役割を果たしている．立脚中期以降になると，前方（駆動）成分の力が作用し，身体重心の前方移動は加速される．両脚支持期では，一側下肢に後方成分の力が作用し，他方の下肢には前方成分の力が作用しているので，身体重心の前後方向加速度は，両者の差によって生じる．通常歩行における前後分力の最大値は，体重の20%程度である．

4）歩行時の左右分力 （図3c）[11]

立脚相のはじめに外方成分の力が作用する．それ以降は内方成分の力に転じ，身体重心の外側移動を減速させ，その後内側移動，すなわち反対側下肢への移動を加速させている．通常歩行における左右分力の大きさは小さく，体重の5%程度である．

5）足底圧中心

床反力の各分力を合成すると，単一ベクトル（床反力ベクトル）として表される．床反力ベクトルの作用線が床と交差する点を床反力作用点という．この床反力作用点は，地面に接触した足底に分布する小さな力の集まりをひとまとめした平均位置であることから，足底圧中心とも表現される．

通常歩行における足底圧中心は踵部中央から始まり，足底中央よりやや外側を通りながら前方移動し，前足部に入ると前内方に移動して母指に達する軌跡をとる（**図4**）[8]．

図4　歩行時の足底圧中心の軌跡

（Nordin M, et al. eds.：Basic biomechanics of the musculoskeletal system, 3rd ed. Lippincott Williams & Wilkins；2001. p.222–55[8]）

2．歩行時の関節モーメントと関節パワー

関節モーメントとは，重力や床反力といった関節に働く外力によるモーメントに対抗して働く身体内部の力，すなわち，筋張力や受動要素（靱帯，関節包など）による力のモーメントのことをいう．歩行動作においてはほとんどの場合，関節モーメントの大部分を筋張力によるモーメントが占めていると考えてよいので，関節モーメントから歩行動作中に各関節周りでどの筋群が主に活動しているかを知ることができる．

また，関節モーメントのパワー（以下，関節パワー）は関節モーメントと関節の角速度の積で求められる．関節パワーからは，動作に作用している筋群の収縮様式を推定できる．関節モーメントの向きと角速度の向きが同じ場合，関節パワーは正の値となり求心性収縮を，関節モーメントの向きと角速度の向きが反対の場合，関節パワーは負の値となり遠心性収縮をしていることになる．このように関節モーメントと関節パワーを調べることにより，歩行動作時に作用する筋群とその役割について理解を深められる．

MEMO

歩行時の床反力ベクトルと各関節軸との位置関係でイメージできると，立脚相での関節モーメントを理解できる．下図（a～f）は立脚相における床反力ベクトルと関節軸との位置関係，さらにその時に活動する筋群を示したものである．

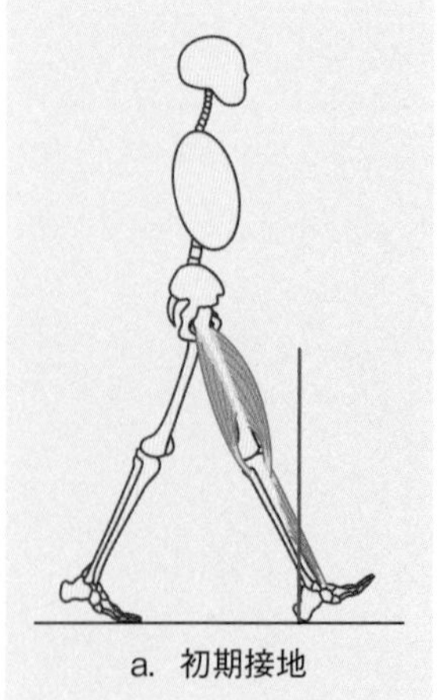

a．初期接地

（p.134まで続く）

1）股関節

1歩行周期中の矢状面における股関節の関節モーメントと関節パワーを**図5**[5]に示す．

股関節では，初期接地から立脚中期の終わりにかけて伸展モーメントが働く．この時期は関節パワーが正の値を示しており，股関節伸展筋群の求心性収縮により股関節を伸展させている．

立脚終期から遊脚中期までは屈曲モーメントに転じる．立脚終期の関節パワーは負の値であり，この時期は股関節屈曲筋群が遠心性収縮をして股関節の伸展を減速させている．その後，前遊脚期から遊脚中期にかけて，関節パワーは正の値になっていることから，この時期は股関節屈曲筋群が求心性収縮に転じて股関節を屈曲させている．

遊脚中期を過ぎると，再び伸展モーメントが働く．この時期の関節パワーはわずかだが変動を示しており，股関節伸展筋群はまず遠心性収縮をして股関節の屈曲を減速させ，その後に求心性収縮に転じて股関節を伸展させていることがうかがわれる．

2）膝関節

1歩行周期中の矢状面における膝関節の関節モーメントと関節パワーを**図6**[5]に示す．

初期接地直後に短時間で屈曲モーメントが働く．この時期の関節パワーは正の値であることから，膝関節屈曲筋群の求心性収縮により膝関節を屈曲させている．その後，伸展モーメントに転じて立脚中期の終わりまで続く．荷重応答期においては関節パワーが負の値を示しており，この時期は膝関節伸展筋群の遠心性収縮により膝関節

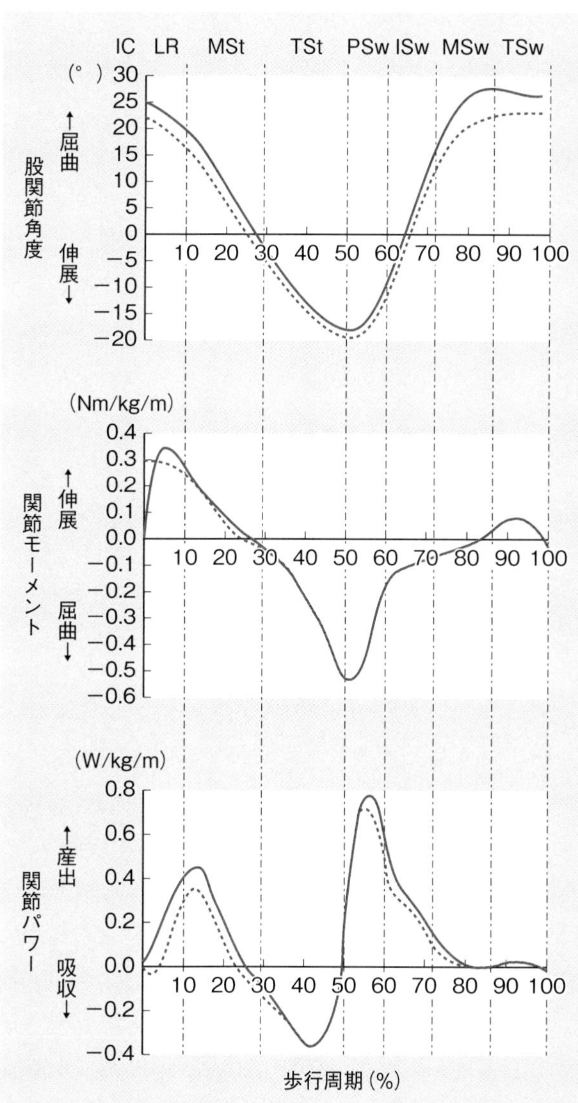

図５　１歩行周期における矢状面での股関節角度，関節モーメント，関節パワー

点線は男性，実線は女性データを示す.

IC：初期接地，LR：荷重応答期，MSt：立脚中期，TSt：立脚終期，PSw：前遊脚期，ISw：遊脚初期，MSw：遊脚中期，TSw：遊脚終期.

（Kerrigan DC, et al.：Am J Phys Med Rehabil 1998；77 (1)：2-7[5] をもとに作成）

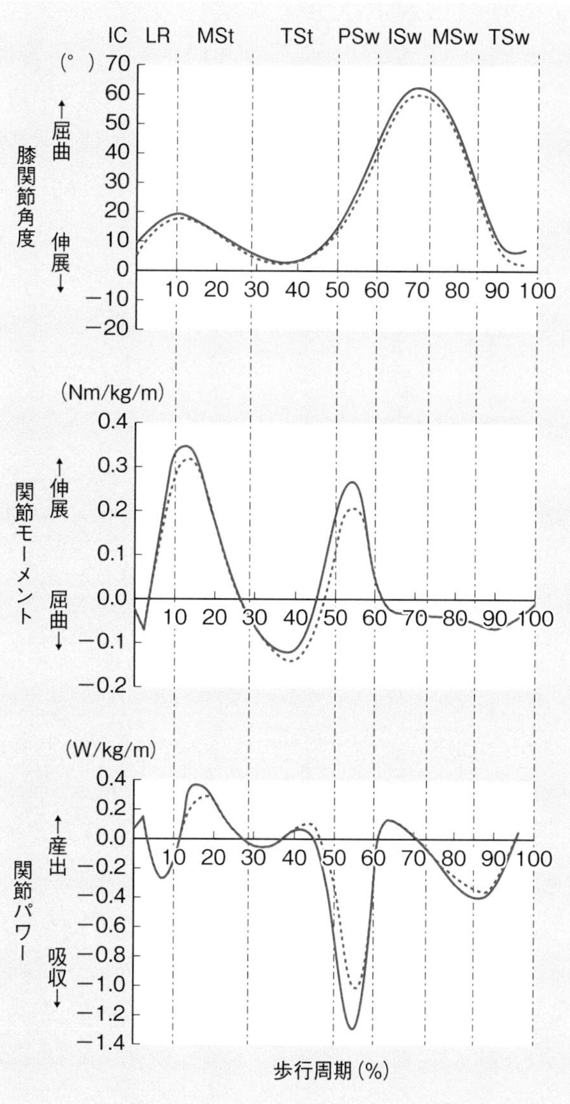

図６　１歩行周期における矢状面での膝関節角度，関節モーメント，関節パワー

点線は男性，実線は女性データを示す.

IC：初期接地，LR：荷重応答期，MSt：立脚中期，TSt：立脚終期，PSw：前遊脚期，ISw：遊脚初期，MSw：遊脚中期，TSw：遊脚終期.

（Kerrigan DC, et al.：Am J Phys Med Rehabil 1998；77 (1)：2-7[5] をもとに作成）

の屈曲を減速させている.

立脚中期に入ると，関節パワーが正の値になることから，膝関節伸展筋群は求心性収縮に転じて膝関節を伸展させている.

立脚終期には屈曲モーメントが働く．この時期の関節パワーは負の値から正の値に変化しているので，膝関節屈曲筋群はまず遠心性収縮により膝関節の伸展を減速させ，次いで求心性収縮をして膝関節を屈曲させている.

前遊脚期では伸展モーメントが働く．この時期の関節パワーは負の値を示しており，膝関節伸展筋群の遠心性収縮によって膝関節の屈曲を減速させている.

遊脚相に入ると，屈曲モーメントが働く．遊脚初期の関節パワーは正の値であり，この時期は膝関節屈曲筋群が求心性収縮により膝関節を屈曲させている．次いで，遊脚中期から遊脚終期にかけては関節パワーが負の値を示しているので，この時期は膝関節屈曲筋群が遠心性収縮に転じて膝関節の伸展を減速させている.

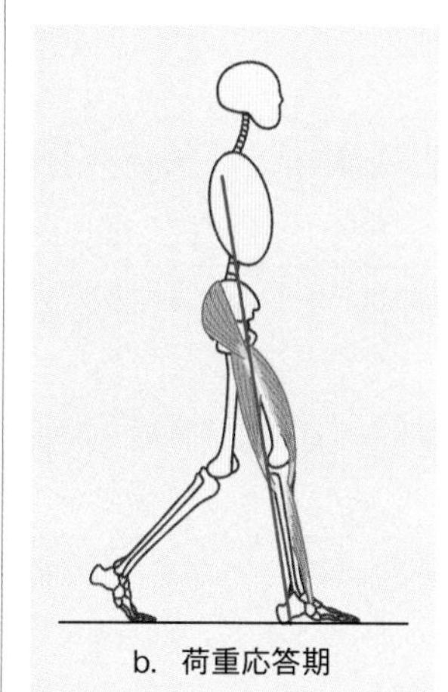

b. 荷重応答期

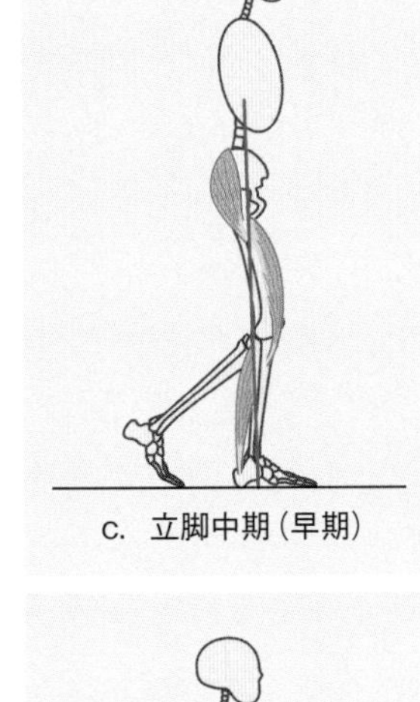
c. 立脚中期（早期）

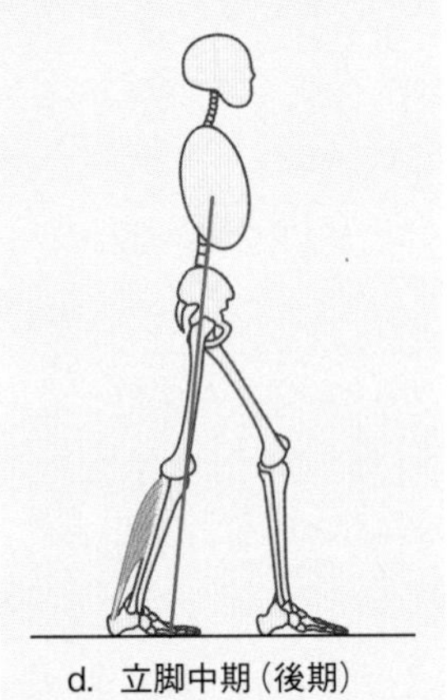
d. 立脚中期（後期）

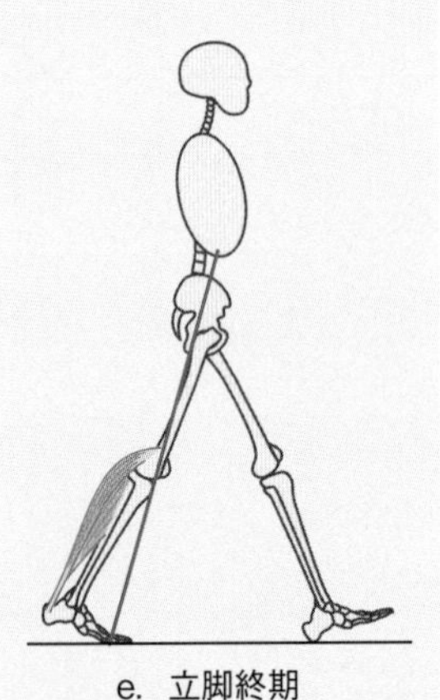
e. 立脚終期

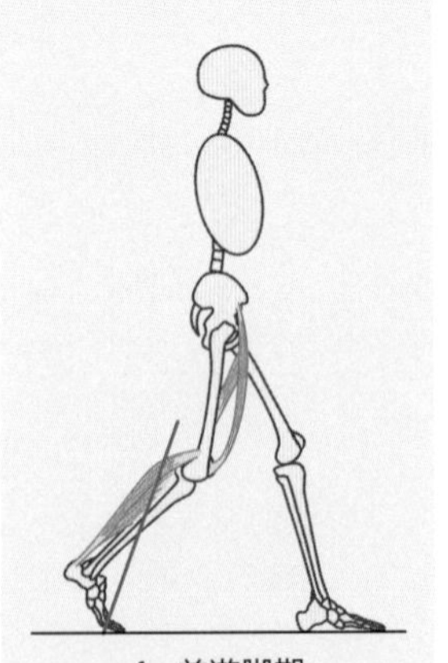
f. 前遊脚期

（Kirsten GN：観察による歩行分析．月城慶一ほか訳．医学書院；2005．p.40-3[6]）

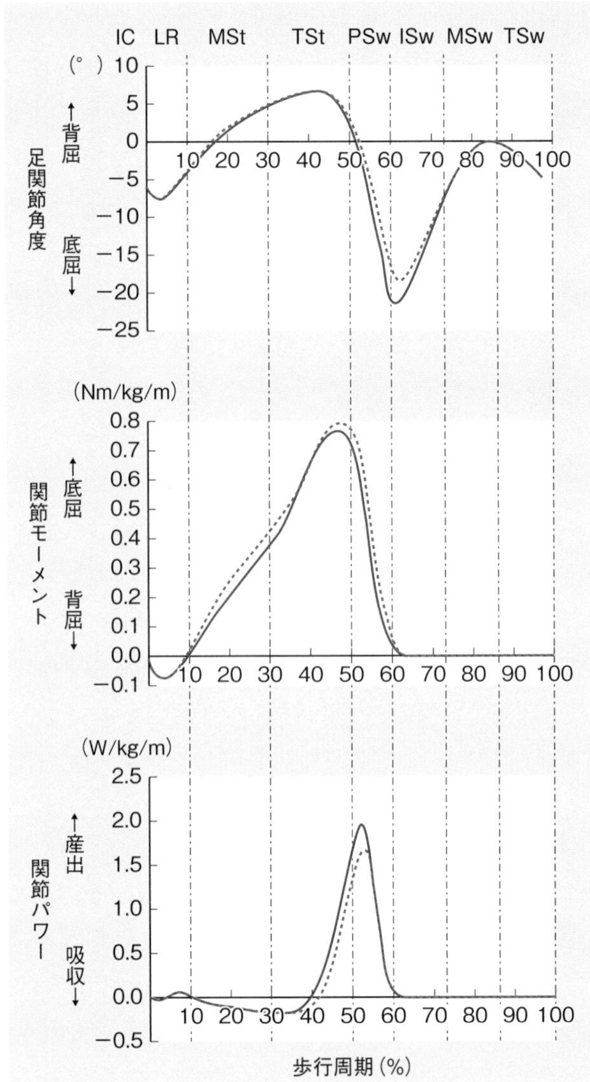

図7 1歩行周期における矢状面での足関節角度，関節モーメント，関節パワー

点線は男性，実線は女性データを示す．

IC：初期接地，LR：荷重応答期，MSt：立脚中期，TSt：立脚終期，PSw：前遊脚期，ISw：遊脚初期，MSw：遊脚中期，TSw：遊脚終期．

（Kerrigan DC, et al.：Am J Phys Med Rehabil 1998；77（1）：2-7[5]をもとに作成）

3）足関節

1歩行周期中の矢状面における足関節の関節モーメントと関節パワーを**図7**[5]に示す．

初期接地から荷重応答期の終わりにかけて背屈モーメントが働く．この時期は関節パワーの値が負であることから，足関節背屈筋群の遠心性収縮により足関節の底屈を減速させている．立脚中期に入ると底屈モーメントが働き，立脚相の終わりまで続く．立脚中期から立脚終期の前半にかけては関節パワーの値が負であり，この時期は足関節底屈筋群の遠心性収縮により足関節の背屈を減速している．その後，立脚相の終わりまでは関節パワーが正の値を示しており，足関節底屈筋群は求心性収縮に転じて足関節を底屈させている．遊脚相では，きわめて小さい背屈モーメントが働く．

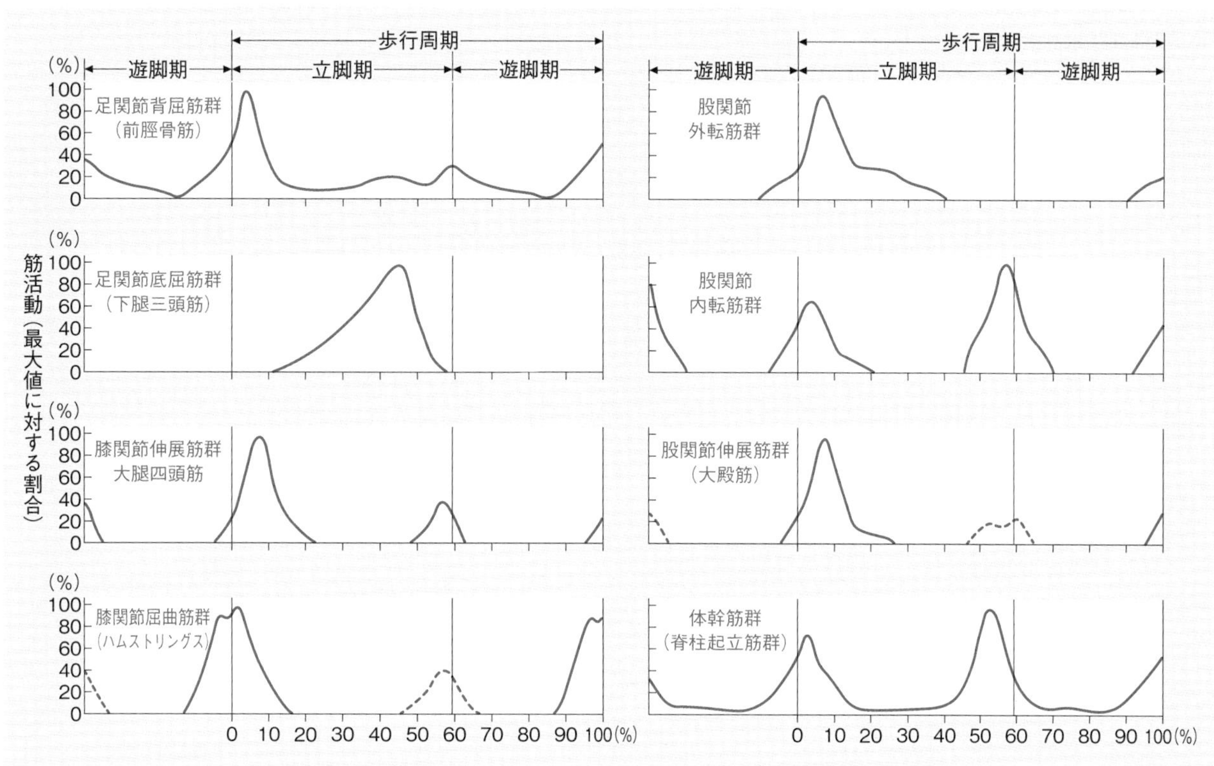

図 8　下肢の筋活動

（Eberhart HD, et al.：Fundamental studies on human locomotion and other information relating to design of artificial limbs, Report of the National Research Council, Committee on Artificial Limbs. University of California；1947[4]）

3. 歩行時の筋活動

1）下肢の筋活動　（図 8）[4]

（1）股関節伸展筋群

遊脚終期から立脚中期にかけて主に活動する．遊脚終期の活動は前方へ振り出された下肢を減速させるためである．立脚相においては，踵接地時に過度の体幹屈曲を防ぐとともに，体重を支持し股関節を伸展させるために活動する．

（2）股関節屈曲筋群

立脚終期から遊脚中期にかけて活動する．立脚終期の活動は股関節の伸展を減速させるためであり，その後は股関節を屈曲させて下肢を前方に振り出すために活動する．

（3）股関節外転筋群

遊脚相の終了直前から立脚終期の前半まで活動する．特に，片脚支持期で大きな活動がみられる．この活動は過度な対側への骨盤の下方傾斜を防ぐためである．

（4）股関節内転筋群

1 歩行周期に 2 相性の活動がみられる．初期接地直後に起こる活動は股関節の安定性に関与し，立脚相から遊脚相への移行前後にみられる活動は股関節の屈曲をもたらす．

MEMO
股関節内転筋群は，股関節屈曲作用がある（Lecture 6 参照）．

（5）膝関節伸展筋群

遊脚相と立脚相の移行期に 2 相性の活動がみられる．特に，初期接地直後に大きく活動する．遊脚相から立脚相への移行期においては，地面への接地に向けて膝関節を伸展させるとともに，接地後の衝撃を吸収して過度の膝屈曲を制御するために活動する．立脚相から遊脚相の移行期には，大腿直筋のみに活動がみられる．この時期の活

MEMO
大腿直筋以外の膝関節伸展筋群は，初期接地前後のみの 1 相性の活動を示すといわれている．

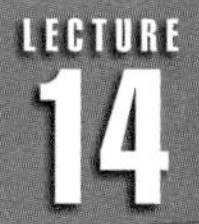

動は大腿直筋が二関節筋であることから，股関節を屈曲させるためと，膝関節の過度の屈曲を抑えるためである．

(6) 膝関節屈曲筋群

初期接地前後で最も活動する．初期接地前の活動は膝関節の伸展を減速させるためである．初期接地後は膝関節伸展筋群と同時に活動させることで膝関節に安定をもたらす．また，ハムストリングスは二関節筋であることから，この時期の活動は股関節の伸展にも作用する．

(7) 足関節背屈筋群

まず初期接地直後に大きく活動する．これは足関節の底屈が急激に起こらないように減速させているためである．次にみられる遊脚相全般を通しての活動は足関節を背屈させて足趾が地面に引っかからないためである．

(8) 足関節底屈筋群

立脚相のほぼ全般にわたって活動する．これは足部上での下腿の前方への傾き（足関節背屈）を制御するために活動する．立脚終期後にみられる大きな活動は，足関節を底屈させて地面を蹴りだすためである．

2) 体幹の筋活動

各下肢の初期接地直後に大きな活動がみられる．この活動は体幹が前傾するのを制御している．一方，腹直筋をはじめとする体幹屈筋群ではさほど活動はみられない．

3) 上肢の筋活動

腕を後方に振るときに，三角筋後部と中部線維，広背筋，大円筋で活動がみられる．腕を前方に振るときの肩関節屈筋群に活動はみられない．

MEMO

脳卒中片麻痺者で麻痺側の足関節底屈筋群に過度な筋緊張亢進がみられると，立脚相において下腿の前方への傾きが妨げられ，身体の前方移動が制限される．

MEMO

歩行中の身体は，パッセンジャーとロコモーターという２つのユニットに機能的に区分される．パッセンジャーユニットは頭部，頸部，体幹，骨盤，両上肢の部分であり，前進に直接貢献しない受動的に運ばれるユニットをいう．一方，ロコモーターユニットは両下肢と骨盤の部分であり，パッセンジャーユニットを支持し前進を担うユニットをいう．歩行時に，２つのユニットではそれぞれ筋活動がみられるが，その役割は異なる．パッセンジャーユニットでの筋活動の主な役割は姿勢保持である．

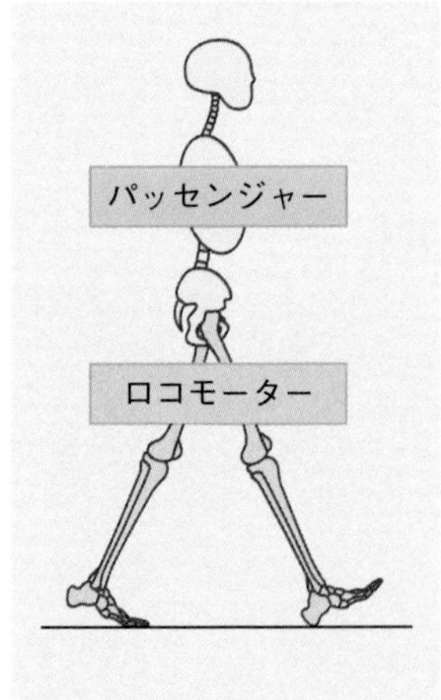

（Perry J, et al, 武田　功ほか監訳：ペリー 歩行分析―正常歩行と異常歩行，原著第２版．医歯薬出版；2012．p.9[9]）

■文献

1）勝平純司ほか：介助にいかすバイオメカニクス．医学書院；2011．p.7-13.
2）土屋和夫監：臨床歩行分析入門．医歯薬出版；1989．p.87.
3）藤澤宏幸編：日常生活活動の分析―身体運動学的アプローチ．医歯薬出版；2015．p.105-75.
4）Eberhart HD, et al.：Fundamental studies on human locomotion and other information relating to design of artificial limbs. Report of the National Research Council, Committee on Artificial Limbs. University of California；1947.
5）Kerrigan DC, et al.：Gender differences in joint biomechanics during walking：normative study in young adults. Am J Phys Med Rehabil 1998；77（1）：2-7.
6）Kirsten GN：観察による歩行分析．月城慶一ほか訳．医学書院；2005．p.40-3
7）Neumann DA：筋骨格系のキネシオロジー，原著第３版．Andrew PD ほか監訳．医歯薬出版；2018．p.737-52.
8）Nordin M, et al. eds.：Basic biomechanics of the musculoskeletal system, 3rd ed. Lippincott Williams & Wilkins；2001. p.222-55.
9）Perry J, et al, 武田　功ほか監訳：ペリー 歩行分析―正常歩行と異常歩行，原著第２版．医歯薬出版；2012．p.9.
10）Rose J：ヒューマンウォーキング，原著第３版．武田　功監訳．医歯薬出版；2009．p. 51-76.
11）Whittle MW：Gait analysis：an introduction, 2nd ed. Butterworth-Heinemann；1996.

Step up

1．小児の歩行

独り歩きは1歳から1歳半で可能になる．厚生労働省の乳幼児身体発育調査によると，生後1歳3〜4か月未満の幼児の90%以上で独り歩き（物につかまらず2〜3歩歩ける状態）が可能であったと報告している．小児の歩行はどの歩行パラメータに着目するかにもよるが，3，4歳頃まで大きく変化をしていき，その後の変化は徐々に小さくなりながらも7，8歳頃までに成熟した歩行になるといわれている．

1）時間・距離因子 （表1）[2)]

歩幅は年齢とともに増加する．特に，1〜4歳にかけて急激に増加する．歩行率は高く，年齢とともに減少する．歩行速度は1〜4歳頃までで大きく増加し，その後の増加は著しいものではない．乳幼児の歩行比は成人に比べてきわめて小さい．八倉巻の報告[2)]では，1歳児の歩行比は平均0.0012としている．乳幼児で歩行比が小さい理由は，歩幅が小さく歩行率が高いためである．歩隔は広くワイドベースであるが，年齢とともに減少する．時間因子では，成人に比べて立脚相や両脚支持期の延長，片脚支持期の減少がみられる．

2）運動学的因子

股関節は屈曲，外転，外旋が増加した状態で地面に接地する．立脚終期における股関節の過伸展はみられない．膝関節は立脚期を通して屈曲している．成人と同じような膝関節の運動パターンがみられるのは4歳以降である．足関節では，独り歩きを始めて間もないころは爪先接地であり，その後足底全面接地へと変化し，2歳までに踵接地になる．体幹は，前後傾および左右方向への動揺が大きい．上肢はハイガードからミドルガード，ローガードへと変化していき（図1），交互の振りは独り歩き開始後4〜5か月後から起こり始める．

表1　歩行の時間・距離因子における発達的変化

年齢群	被験者数	歩行速度（m/秒）	歩幅（m）	歩行率*（歩/分）
1歳	9	0.67±0.25	0.25±0.05	160.2±51.0
2歳	9	0.83±0.10	0.31±0.03	157.8±13.8
3歳	17	1.03±0.20	0.36±0.04	171.6±30.6
4歳	31	1.21±0.24	0.43±0.04	166.8±24.0
5歳	31	1.21±0.23	0.45±0.05	159.0±24.6
6歳	25	1.21±0.24	0.47±0.05	152.4±21.0
成人	23	1.43±0.19	0.68±0.06	124.2±8.4

*歩行率は1分間あたりの歩数に換算．

（田中敦士，奥住秀之：Equilibeium Res 1996；55（3）：270-4[2)]をもとに作成）

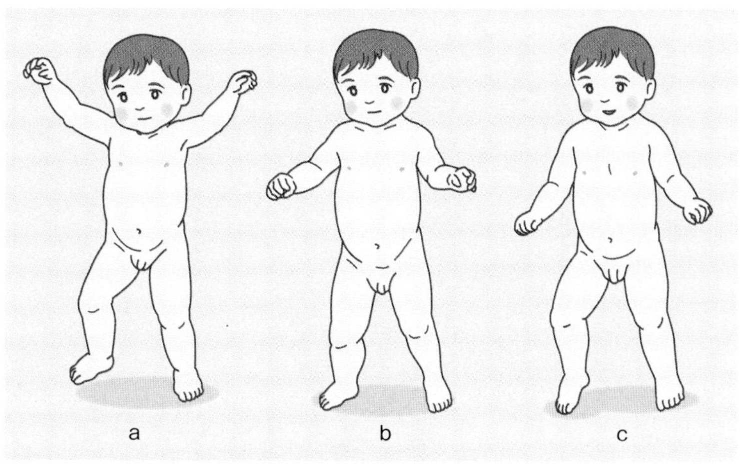

図1　歩行開始からの小児の上肢肢位の変化
a. ハイガード，b. ミドルガード，c. ローガード

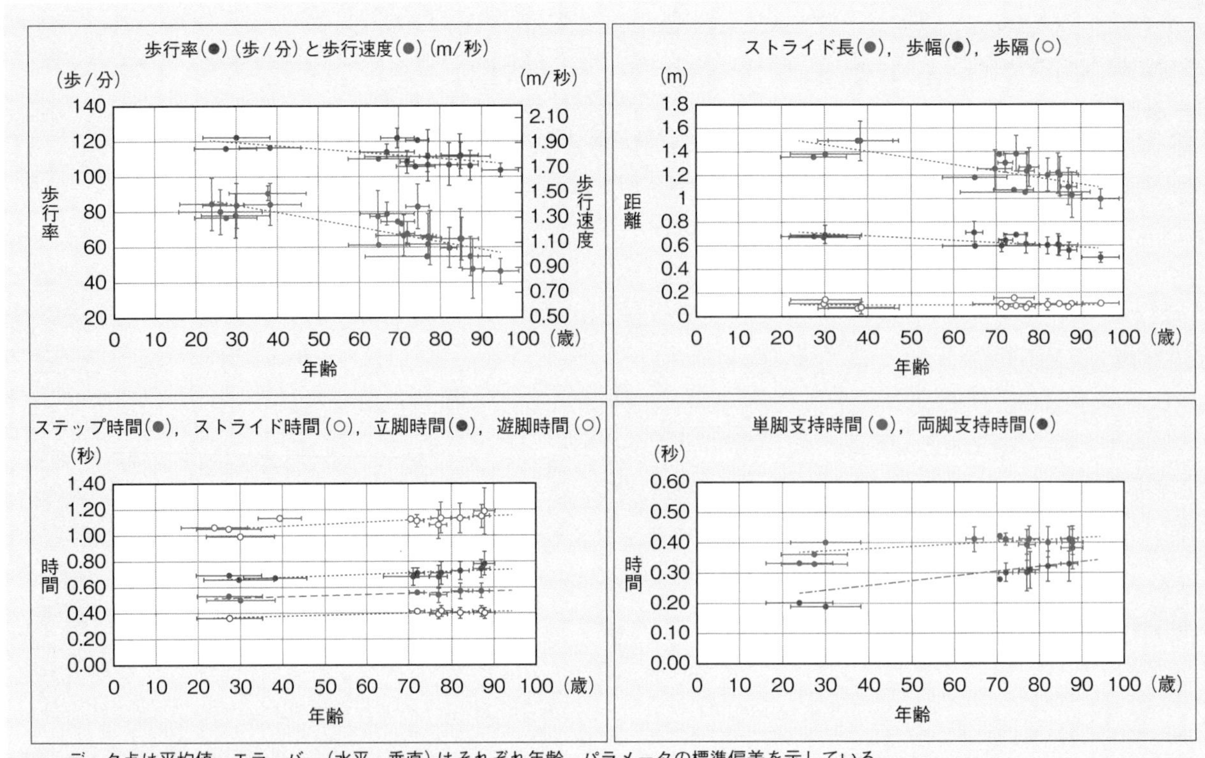

図２　歩行の時間・距離因子における加齢変化

(Herssens N, et al.：Gait Posture 2018；64：181-90[6])

2．高齢者の歩行

老化により，筋骨格系，神経系をはじめとするさまざまな身体諸機能は変化する．これらの身体諸機能の変化は歩行能力に影響を及ぼす．高齢者にみられる歩行の特徴の中には，退行性変化によるものと，転倒せず安全に歩くための適応的戦略によるものとがある．

1）時間・距離因子　(図 2)[6]

歩幅やストライド長は減少する．歩隔は個人差が大きいが，若年者と比較して差はみられない．ストライド時間，両脚支持時間は増加する．また，1 歩行周期に占める立脚相および両脚支持期の割合は増加する．歩行速度は若年者に比べて減少する．一方，歩行率に差はあまりみられない．したがって，高齢者の歩行速度の減少は歩幅の減少によるところが大きい．歩行比は高齢者で小さくなる．

2）運動学的因子

股関節屈曲/伸展角度の減少，初期接地時の膝関節伸展角度の減少，遊脚相での膝関節屈曲角度の減少，前遊脚期の足関節底屈角度の減少などがみられる．また，上肢の振りは減少する．

■文献

1) 厚生労働省：平成 22 年乳幼児身体発育調査.
2) 田中敦士，奥住秀之：小児歩行の発達的変化―歩行速度，歩幅，歩幅率，歩調からの検証．Equilibeium Res 1996；55 (3)：270-4.
3) 中江陽一郎ほか：小児の歩行の発達．脳と発達 2001；33：299-306.
4) 藤澤宏幸編：日常生活活動の分析―身体運動学的アプローチ．医歯薬出版；2015．p.145-75.
5) 八倉巻尚子：1 歳児歩行の運動力学．バイオメカニズム学会誌．2002；26 (1)：16-21.
6) Herssens N, et al.：Do spatiotemporal parameters and gait variability differ across the lifespan of healthy adults? A systematic review. Gait Posture 2018；64：181-90.
7) Houglum PA, et al：ブルンストローム臨床運動学．原著第 6 版．武田功統括監訳．医歯薬出版；2013．p.514-7.
8) Rose J：ヒューマンウォーキング，原著第 3 版．武田　功監訳．医歯薬出版；2009．p.123-35.

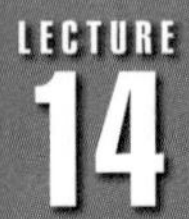

LECTURE 15

運動学習

到達目標

- 運動学習の概念を理解する．
- 運動学習の成果を左右する要因を理解する．
- 運動学習の成果を測定する方法を理解する．

この講義を理解するために

ヒトは日常生活において，さまざまな能力を学習によって獲得しています．この講義では，運動に焦点を当て，運動学習に関する基本概念について学びます．そのため，最初に運動学習の定義やその過程について理解を深めることから始めます．次に，運動学習の成果を左右する要因と，その特徴について学びます．また，運動学習の成果をどのように測定するのかを学びます．

運動学習を学ぶにあたり，以下の項目について確認しておきましょう．

□ 学習の定義について調べておく．

□ 古典的条件づけと道具的条件づけ（オペラント条件づけ）について調べておく．

講義を終えて確認すること

□ 運動学習の定義を理解できた．

□ 3つの記憶システムを理解できた．

□ 運動学習の3つの段階を理解できた．

□ さまざまな練習方法の特徴を理解できた．

□ 運動学習における動機づけとフィードバックを理解できた．

□ 学習の転移を理解できた．

□ パフォーマンスと運動技能を理解できた．

講義

運動学習（motor learning）

試してみよう
日常生活における運動学習の例をあげてみよう．

1．運動学習とは

ヒトは練習をすると，新たな運動行動を獲得したり，すでに獲得した運動行動をより熟練させたりできる．子どものころに練習をして自転車に乗ることができるようになったり，鉄棒で逆上がりができるようになったりすることがそうである．また，子どものころに自転車に乗っていた経験があると，大人になってしばらく自転車に乗らなかったとしても，再び自転車に乗ることができる．このように，練習や経験によって運動行動に比較的永続的な変化を引き起こす一連の過程を運動学習という．この運動学習の定義には，次の3つの重要な概念が含まれている．

①運動学習は練習や経験の結果として起こる

運動学習は練習や経験に基づくものであるため，子どもの発達や成熟による運動行動の変化，例えば歩行の獲得などは運動学習とは区別される．

②比較的永続的な変化をもたらす

運動行動に変化が生じたとき，その変化のすべてを運動学習によるものとみなすのではなく，比較的永続的な変化のみを運動学習の成果とする．すなわち，疲労や飲酒，ストレスなどの影響による運動行動の一時的な変化は運動学習から除外される．

③学習は直接的に観察できないが，その成果は観察できる

運動学習は，運動行動の比較的永続的変化を引き起こす過程であるが，その過程を直接的に観察することはできない．その代わり，運動学習は学習の成果として生じた運動行動の変化を観察することで評価される．

記憶（memory）

2．記憶

記憶の過程は記銘（覚え込む），保持（覚えておく），想起（思い出す）の3つの段階からなる．運動行動の比較的永続的変化を引き起こす過程である運動学習において，記憶は重要な役割を果たす．

1）3つの記憶システム

感覚記憶（sensory memory）
短期記憶（short-term memory）
長期記憶（long-term memory）

記憶は，情報が保持されている時間によって，感覚記憶，短期記憶，長期記憶に分けられる（**図1**）．

（1）感覚記憶

注意（attention）

外界から得られる情報はまず感覚記憶として保持される．感覚記憶で保持される情報容量に制限はないが，情報が保持される時間は最も短く1秒にも満たない．ここで保持された情報のうち，注意を向けられた情報のみが選択されて，次の記憶システムに移行される．残りの情報は，新たな情報が入ってくると直ちに置き換えられる．

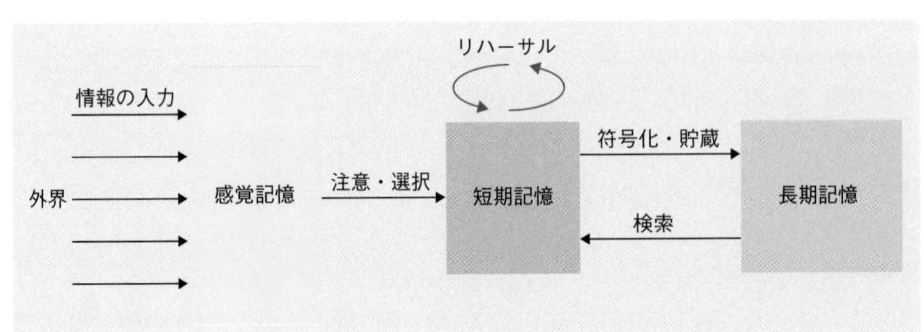

図1　記憶システム

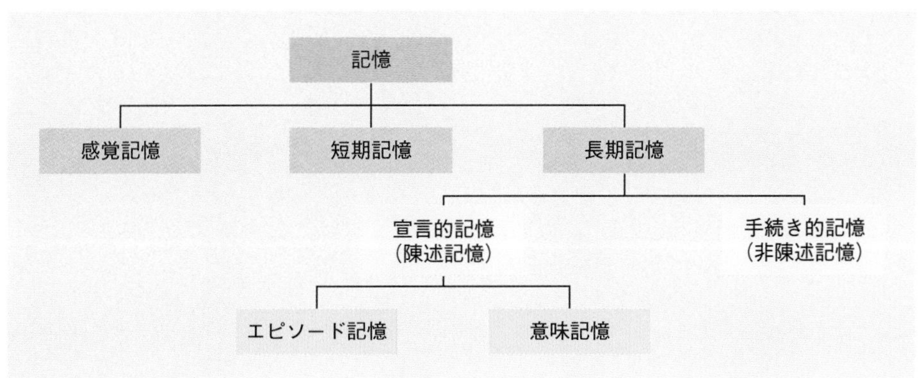

図2　記憶の分類

運動学習において，運動の遂行によって生じる視覚，聴覚，触覚，運動感覚などのさまざまな感覚情報は最初に感覚記憶として保持される．

(2) 短期記憶

感覚記憶のうち，選択的注意が向けられた情報は短期記憶に移行される．短期記憶の保持時間は数秒から数分間程度といわれている．また，保持できる情報の容量には制限がある．短期記憶で保持されている情報が忘れ去られるのを防ぐためには，リハーサルが必要である．

リハーサルとは，短期記憶での忘却を防いだり，長期記憶に情報を移行させ保持したりするために情報を繰り返し思い起こすことをいう．リハーサルには維持リハーサルと精緻化リハーサルがある．短期記憶から長期記憶に情報を移行させ保持するためには，精緻化リハーサルを行うことが効果的である．

運動学習においては，感覚記憶から移行された情報を短期記憶に留めておくために，実際の動作を反復するなどのリハーサルが必要である．

(3) 長期記憶

生涯にわたって保持される記憶である．長期記憶で保持できる情報の容量には限界がないと考えられている．短期記憶から長期記憶への移行は，リハーサルを十分に行うことによってなされる．

自転車に一度乗れるようになると，数年間まったく乗っていなくとも，いつでも乗ることができることは，運動の長期記憶の例である．

2) 宣言的記憶と手続き的記憶

長期記憶は，その記憶内容から宣言的記憶（陳述記憶）と手続き的記憶（非陳述記憶）に分類される（図2）．

(1) 宣言的記憶

宣言的記憶は言語的に説明できる記憶をいい，さらにエピソード記憶と意味記憶に分けられる．エピソード記憶は，個人の過去の経験や出来事に関する記憶であり，時や場所などの情報が含まれる．「昨日，友だちと公園でサッカーをして遊んだ」などといった記憶である．意味記憶とは，一般的な知識に関する記憶であり，例として「サッカーはボールを蹴ってゴールするスポーツである」といった運動に関する知識などがあげられる．

(2) 手続き的記憶

手続き的記憶は意識的に取り出すことが難しく，自動化された記憶をいう．例えば，自転車の乗り方や泳ぎ方などに関する記憶のように，言語的に説明しにくい，手続きに関する記憶である．運動技能に関する記憶は手続き的記憶にあたる．

MEMO

選択的注意（selective attention）
様々な刺激の存在する中で，ある主体が特定の刺激にだけ注意を向けること．

リハーサル（rehearsal）

覚えよう！

維持リハーサル
機械的な繰り返しによって保持する作業をいう．例えば，歴史的出来事の年号をそのまま声を出したりして繰り返し覚える作業である．この作業では長期記憶に移行させるはたらきが弱い．

精緻化リハーサル
情報に意味づけをしたり，ほかの情報と関連づけたりして保持する作業をいう．例えば，歴史的出来事の年号を語呂合わせなどで覚える作業である．この作業は長期記憶への移行に効果的である．

試してみよう
維持リハーサルと精緻化リハーサルの具体例をあげてみよう．

試してみよう
宣言的記憶と手続き的記憶の具体例をあげてみよう．

エピソード記憶（episodic memory）

意味記憶（semantic memory）

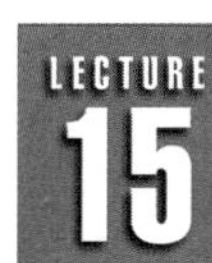

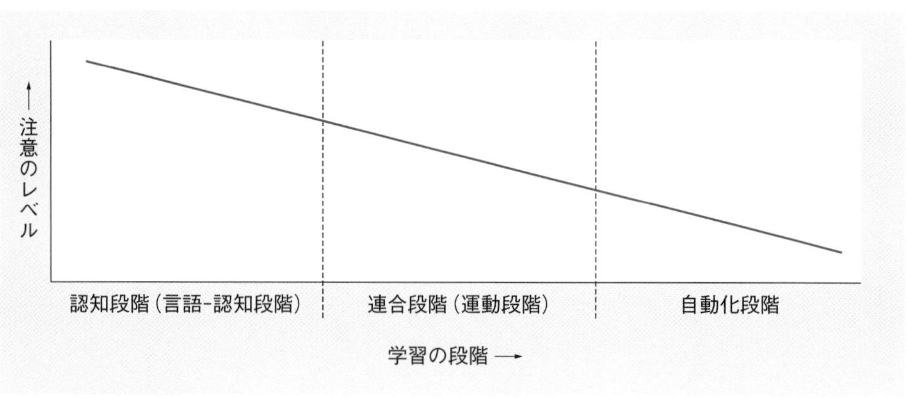

図 3　運動学習の過程

3. 運動の学習段階

運動学習の過程は，次の 3 つの段階に区分される（**図 3**）.

認知段階（cognitive stage）
言語-認知段階（verbal-cognitive stage）

1）認知段階（言語-認知段階）

運動課題の目標と，それを達成するための方略を言語的に理解する段階である．学習者はこれから何を行うのか，どのように運動したらよいのかといったことなどを，言語的に考え理解する．初期相は運動に関する宣言的知識を獲得する段階である．水泳のクロールを初めて学習するときを例にあげると，最初にクロールとは「水面にうつぶせになり，両足を交互に上下に動かしながら，両腕を交互に肩の前方で水に入れて後方へかいて進む泳ぎ方である」というように理解する．さらに，「キックは足首を伸ばし，脚全体をムチのようにしならせながら…」「ストロークは手の平を少し外側へ傾けて指先から入水し，…」などと具体的な身体の動かし方を言語的に考え理解する．しかし，このような方法で実際に泳いでみると，うまくできないという段階である.

連合段階（associative stage）
運動段階（motor stage）

2）連合段階（運動段階）

運動課題をより有効な運動パターンへと精錬させていく段階である．学習者は，運動遂行に伴うエラーを検出，修正しながら，運動をより円滑な協調化されたものへと変えていく．この段階は，宣言的知識から手続き的知識へと移行していく段階である．クロールの練習においては，「キックのときに膝を曲げすぎていた」「手を入水した後，すぐに水をかき始めてしまった」といったように，意図した動きとの誤差を検出・修正しながら，より安定した泳ぎ方へと変化していく段階にあたる.

自動化段階（autonomous stage）

3）自動化段階

運動に対する注意のレベルは減少し，運動が自動化される段階である．運動の遂行にあたり言語は不要になる．この段階になると，一つ一つの身体の動かし方を意識しなくてもクロールを自動的に遂行できるようになる.

練習（practice）

4. 練習

運動学習を効果的に促進させるためには，練習量ばかりでなく，どのように練習をするかといった練習の質も重要な要素となる．ここでは，さまざまな練習方法について提示する.

集中練習（massed or unspaced practice）
分散練習（distributed spaced practice）

1）集中練習と分散練習

練習と休憩の相対的な量に基づいて，集中練習と分散練習がある．集中練習は，相対的に練習試行間の休憩を少なくして，連続的に練習する方法である．分散練習は相

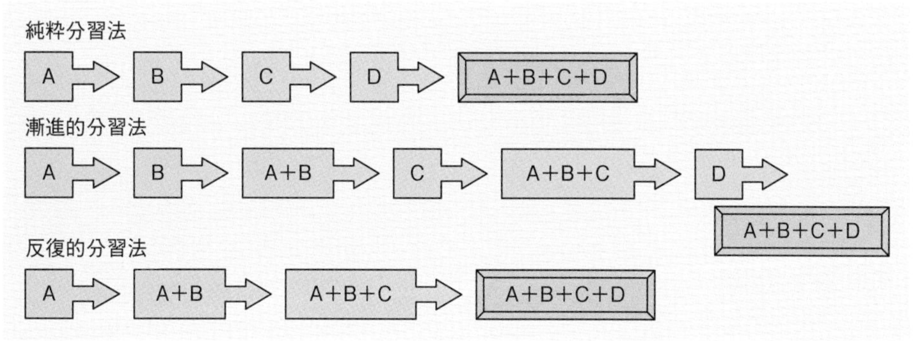

図4 分習法
(杉原 隆：新版運動指導の心理学．大修館書店；2009．p108[2])

対的に休憩時間を多くとる練習法である．ただし，集中練習と分散練習とを区分する明確な基準はない．一般的に，集中練習による休憩の減少は疲労の影響でパフォーマンスを一時的に低下させるが，学習にはわずかな影響しかないといわれている．

2) 全習法と分習法（全体練習と部分練習）

ある運動課題を練習するときに，その課題をいくつかの部分に分けて，部分ごとに練習をする分習法と，その課題全体を通して練習する全習法がある．分習法には，①各部分を習得してから最後に全体を統合する純粋分習法，②部分AとBを個別に習得した後に，部分AからBまでを統合し，次に部分Cを個別に習得してから部分AからCまでを統合するといったように統合させながら全体に及ぶ漸進的分習法，③部分Aを習得した後に部分AからBを行い，部分AからBまでを習得したら次に部分AからCまでを行うといったように統合させながら全体に及ぶ反復的分習法，がある（**図4**）[2]．

分習法は，遂行時間の長い運動課題や各部分が独立して成り立っているような運動課題のときには有効であるが，遂行時間が短かったり，先行する動きが次の動きに影響したりするような運動課題の場合には，全習法のほうがよいとされている．

分習法（part method）

全習法（whole method）

MEMO
全習法と分習法の例
水泳のクロールの練習において，一連の動作を，①キック，②ストローク，③息継ぎ，などの要素に分けて，ある要素だけを取り出して練習するのが分習法であり，キックから息継ぎまで一連の課題として練習するのが全習法である．

3) 恒常練習と多様性練習

恒常練習とは，ある運動課題を練習するときに常に同じ条件下で繰り返し行う練習をいい，多様性練習とは，さまざまな条件下で行う練習をいう．例えば，ゴルフのパター練習をするときに，常に一定の距離からカップに入れる練習を繰り返し行うのが恒常練習であり，距離を色々変化させてカップに入れる練習をするのが多様性練習である．運動学習のスキーマ理論からすると，恒常練習に比べて多様性練習のほうがスキーマを形成しやすいので，さまざまな条件に対応できる運動行動を習得できる．

4) ランダム練習とブロック練習

複数の異なる運動課題を練習するときに，それぞれの運動課題をランダムに混ぜて行う練習をランダム練習といい，課題ごとにまとめて行う練習をブロック練習という．初心者の指導において，ブロック練習は練習中にパフォーマンスの向上を実感しやすく動機づけに有効とされている．一方，学習効果の観点からみれば，ランダム練習のほうがよいとされている．運動学習においてランダム練習が効果的とされる理由には，ランダム練習では1回ごとに新たに運動プログラムを再構成するので運動の記憶がより強固に形成される（再構成説）ことや，1回毎に動きが異なるためにそれらを対比することで動きの違いが明確になり，より精密な運動の記憶が形成される（精緻化説）ことがあげられる．

MEMO
ランダム練習とブロック練習の例
テニスのフォアハンドストローク（a），バックハンドストローク（b），サーブ（c）という3つの課題を各6試行，全部で18試行練習する場合を考えてみよう．ランダム練習は，a, b, cをランダムに混ぜて全部で18試行行う練習法である．これに対して，まずaの練習を6試行続けて行い，これを終えてからbの練習を6試行，bの練習を終えてからcの練習を6試行というように，個々の課題の練習試行をすべて終了してから次の課題に移行するのがブロック練習である．

ランダム練習
abcabc cbabac bacabc

ブロック練習
aaaaaa bbbbbb cccccc

5) 心理的練習（メンタルプラクティス）

運動課題の身体的な練習を行わずに，学習者の頭の中で繰り返し想像させることに

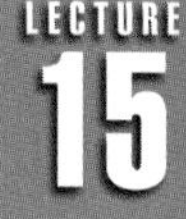

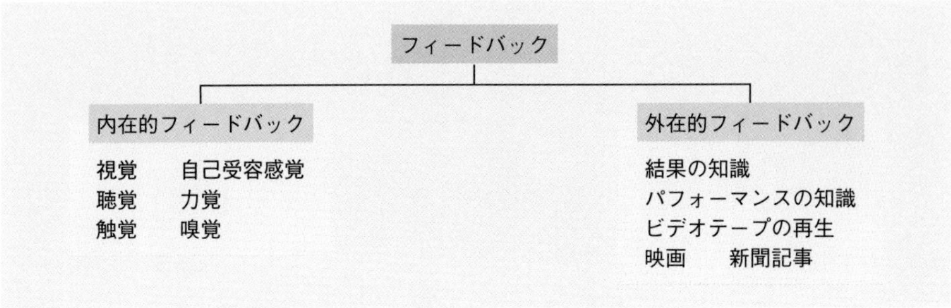

フィードバック

内在的フィードバック
視覚　自己受容感覚
聴覚　力覚
触覚　嗅覚

外在的フィードバック
結果の知識
パフォーマンスの知識
ビデオテープの再生
映画　新聞記事

図5　フィードバックの分類

心理的練習（mental practice）

よって行う技術練習を心理的練習という．運動学習効果をより高めるためには，身体的練習と心理的練習を組み合わせるほうが，それぞれを単独で行うよりもよいとされている．

5．動機づけ

運動学習において，学習者への動機づけはその成果を左右する要因の一つである．動機づけには，行動を起こさせ（初発機能），それを目標に向けて導き（志向機能），その行動を強化する（強化機能）という3つの機能がある．また，動機づけには好奇心や関心によってもたらされる内発的なものや，物的報酬や賞賛，強制などによってもたらされる外発的なものがある．一般に，内発的動機づけのほうが効果は持続的で，教育的に望ましいとされている．

6．運動学習におけるフィードバック

フィードバック（feedback）

運動学習におけるフィードバックとは，運動の調整・修正のために運動の結果に関する情報を与えることであり，運動学習を左右する重要な要因となる．フィードバックには，次の3つの機能がある．

①**動機づけ機能**：フィードバックが得られることで，学習に対する意欲が高まる．
②**情報機能**：目標値と結果とのあいだに，どの程度の誤差があるかなどの情報が提供される．
③**強化機能**：正しいパフォーマンスを繰り返し生起させる．

内在的フィードバック（intrinsic feedback）
外在的フィードバック（extrinsic feedback）
付加的フィードバック（augmented feedback）
結果の知識（knowledge of results：KR）
パフォーマンスの知識（knowledge of performance：KP）

また，フィードバックは大きく内在的フィードバックと外在的フィードバックの2つに分類される（**図5**）．

1）内在的フィードバック

内在的フィードバックは，学習者が実行した運動そのものから自動的に得ることができる視覚，聴覚，体性感覚などといった感覚情報である．

2）外在的フィードバック

外在的フィードバックとは，運動の実行に伴って学習者に自動的に入ってくるものではなく，外部から人為的に付加して与えられる情報をいう．この意味から，外在的フィードバックは付加的フィードバックともいわれる．外在的フィードバックは，内容，媒体，与えるタイミング，与える頻度などから，さらに分類される．

（1）外在的フィードバックの内容

フィードバックの内容では，実行した運動の結果がどのようなものであったかに関する情報である結果の知識（KR）と，実行した運動にどのような特徴があったのかという運動の質に関する情報であるパフォーマンスの知識（KP）がある．例えば，起き上がることができたかどうかや，10 m 歩行の時間などは結果の知識であり，起き上がり時の体幹の動きや歩行中の下肢の振り出し方に関する情報はパフォーマンスの知

MEMO
言語的フィードバックとして与えるKPには，運動がどのように遂行されたかに関する叙述的KPと，次の運動をどのように修正するかに関する命令的KPがある．例えば，起き上がり動作練習の際に，「今の起き上がり方は，体幹をまっすぐ前に起こし過ぎた」というフィードバックが叙述的KPで，「起き上がるときに斜め前方向に体幹を起こすようにしなさい」というフィードバックが命令的KPである．

表 1 結果の知識とパフォーマンスの知識の比較

	結果の知識（KR）	パフォーマンスの知識（KP）
類似点	言語あるいは言語化が可能 外在的 反応の後	
相違点	環境上の目標に関しての結果についての情報 通常，内在的フィードバックを豊富に有する 得点や目標についての情報 実験室において最もよく用いられる	運動の表出やパターン化についての情報 通常，内在的フィードバックと区別される 運動学的側面についての情報 指導において最もよく用いられる

（Schmidt RA：運動学習とパフォーマンス．調枝孝治監訳．大修館書店；2006．p.237[7]）

識である．結果の知識とパフォーマンスの知識の類似点と相違点を**表 1**[7] に示す．

(2) 外在的フィードバックを与える媒体

フィードバックを与える媒体では，言語情報による言語的フィードバックと，ビデオ映像や鏡に映った学習者の姿を見せるなどの非言語的フィードバックがある．

(3) 外在的フィードバックを与えるタイミング

フィードバックを与えるタイミングでは，運動遂行中に与える同時的フィードバックと，運動後に与える最終的フィードバックがある．最終的フィードバックには，直後に与える即時フィードバックと，インターバルを空けてから与える遅延フィードバックがある．歩行練習において，歩行中に「もっと右足を上げて」というような指示を与えるのが同時的フィードバックであり，歩行の様子をビデオで撮影し，動作終了後に撮影映像を見ながら右足を上げるように指示を与えるのが最終的フィードバックである．

(4) 外在的フィードバックを与える頻度

フィードバックを与える頻度では，学習の進行とともに頻度を減らしていく漸減的フィードバック，誤差がある許容範囲を超えたときだけフィードバックを与える帯域幅フィードバック，フィードバックを試行ごとに与えるのではなく何回かにまとめて一度に与える要約フィードバック，何回かの試行結果を平均して大まかな傾向を与える平均フィードバックといった方法がある．

覚えよう！

遅延フィードバック

ある試行が終了してから次の試行が開始されるまでの時間間隔を試行間間隔という．この試行間間隔において，ある試行終了後からKRが与えられる前までの時間間隔をKR遅延，KRが与えられ始めてから次の試行開始までの時間間隔をKR後遅延という（下図）．KR遅延では，直前の試行で得られた運動感覚を認知し一時的に保持する作業が行われる．KR遅延が短すぎると運動感覚を適切に認知できず，運動学習は阻害される．また，KR遅延が長すぎると運動感覚を忘却してしまい，運動学習は阻害される．一方，KR後遅延では，①KRを認知，②保持している直前の試行の運動感覚とKRを照合，③内的基準を修正，④次の試行の運動プログラムを作成・保持，といった作業が行われる．KR後遅延が短すぎると一連の情報処理が間に合わず運動学習は阻害される．また，KR後遅延が長すぎると次の試行のために作成された運動プログラムを忘却してしまい，運動学習は阻害される．

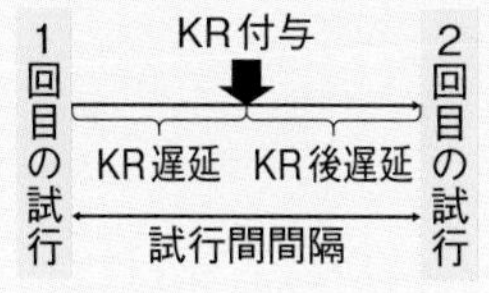

7. 学習の転移

運動学習の場面において，ある運動課題に対する学習が，別の運動課題の遂行能力に影響を与えることはよく経験する．野球のバッティングの学習が，ゴルフのスイングに影響を及ぼすことがそうである．このように，ある学習が後に行う学習に影響を及ぼすことを学習の転移という．

学習の転移
(transfer of learning)

転移には，先行学習が後続学習に促進的に影響する正の転移と，抑制的に影響する負の転移がある．さらに，身体の一方の手足で行った練習が他方の手足に影響することを両側性転移という．一般的に，2つの課題の類似性が高いほど，課題間の転移は大きい．また，転移は学習の初期段階では大きくみられるが，学習が進むにつれて各運動課題の遂行に特殊性が現れてくるため，転移はあまり起こらなくなる．

8. パフォーマンスと運動技能

1) パフォーマンス

パフォーマンス (performance)

パフォーマンスとは，運動課題を遂行するときに周囲から観察可能な行動をいう．パフォーマンスは，ある試行における所要時間，距離，点数などで測定される．運動学習の成果は，パフォーマンスの測定によって導き出される．

練習による運動学習の進歩を評価する際に，パフォーマンス曲線がよく用いられ

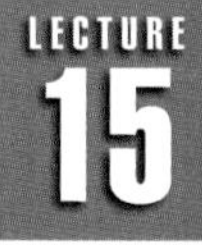

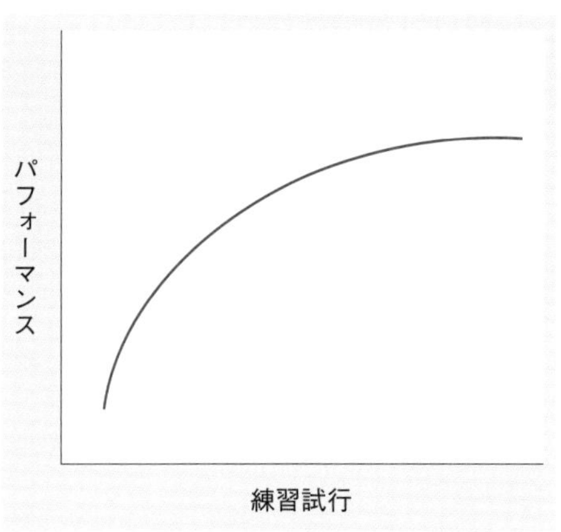

図6 パフォーマンス曲線

る．パフォーマンス曲線とは，横軸に練習試行，縦軸にパフォーマンスをとり，パフォーマンスの経時的変化をグラフで示したものである（**図6**）．

パフォーマンス曲線を学習進歩の評価として用いる場合には，必ずしも「パフォーマンス曲線＝学習曲線ではない」ということに注意する必要がある．これは，運動学習はパフォーマンスの比較的永続的な変化をもって成立したものとみなすのに対して，パフォーマンス曲線には練習によってもたらされるパフォーマンスの一時的変化と永続的変化の両方の部分が含まれるからである．

2）運動技能

運動技能（スキル）とは，最高の正確さで，最少の時間あるいはエネルギー消費量によってパフォーマンスを起こす能力である．スキルには，①達成の正確さを最高にすること，②エネルギーコストを最少にすること，③使用時間を最短にすること，といったパフォーマンスの目標を含んでいる．スキルは一般的に，フォーム，正確さ，速さ，適応性の４つの要素，またはこれらに恒常性という要素を加えて検討される．

スキルが向上すると，パフォーマンスに誤りの減少，正確さの高まり，恒常性の増加，自由度の増加，努力量の減少といった変化がみられる．

覚えよう！

覚醒レベルとパフォーマンス
覚醒レベルによってパフォーマンスは変化する．横軸に覚醒レベルを，縦軸にパフォーマンスをとると，逆Ｕ字型の曲線が描かれる（下図）．これは，覚醒レベルの上昇につれて，ある点まではパフォーマンスの向上をもたらすが，それ以上になると逆に低下することを示している．

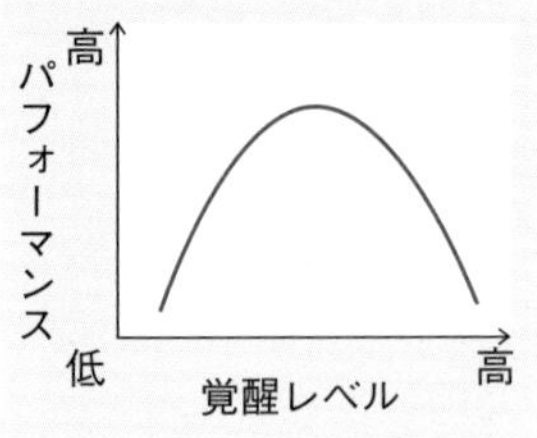

運動技能（motor skill）
スキル（skill）
フォーム（form）
正確さ（accuracy）
速さ（speed）
適応性（adaptability）

■文献

1）大橋ゆかり：セラピストのための運動学習 ABC．文光堂；2008.
2）杉原　隆：新版運動指導の心理学．大修館書店；2009.
3）中村隆一ほか：基礎運動学，第６版補訂．医歯薬出版；2003．p.467-500.
4）長谷公隆編：運動学習理論に基づくリハビリテーションの実践．医歯薬出版；2008．p.34-51.
5）麓　信義編：運動行動の学習と制御．杏林書院；2006．p.87-147.
6）宮本省三ほか：人間の運動学─ヒューマン・キネシオロジー．協同医書出版社；2016．p.567-92.
7）Scmidt RA：運動学習とパフォーマンス．調枝孝治監訳．大修館書店；2006.

LECTURE 15

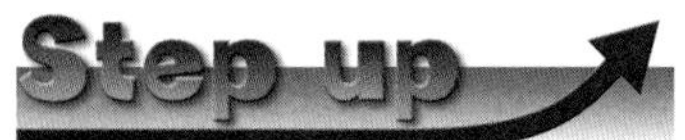

運動学習の諸理論

ここでは，運動学習の過程を説明する理論として，アダムス（Adams）の閉回路理論とシュミット（Schmidt）のスキーマ理論について説明する．

1）閉回路理論（図 1）[1)]

運動課題が与えられると，動きを選択し開始する機能をもつ記憶痕跡によって運動は開始される．すなわち，記憶痕跡は運動プログラムに相当する．運動が開始されると，運動によって生じる感覚情報と運動結果がフィードバックされ，内的な基準と照合して次の運動の修正が行われる．この内的な基準は知覚痕跡とよばれる運動記憶のことで，「この運動を行えばこのような感じになるはず」といった運動イメージにあたる．練習をするにつれて，この知覚痕跡と記憶痕跡は強化されて，正確さを増していく．このようにして運動は精錬されていくというのが閉回路理論である．

しかし，この理論では，記憶痕跡や知覚痕跡が過去の経験によって形成されると考えられているため，過去に経験したことのない新奇な運動でも行えることを説明できない．また，この理論によると運動の数だけ記憶痕跡と知覚痕跡を記憶しなければならず，その数は膨大になり記憶容量の問題も起こってしまう．

2）スキーマ理論（図 2）[1)]

スキーマとは，抽象化・構造化された知識をさす．スキーマ理論とは，学習された運動がこのスキーマによって記憶されているという理論である．この理論では，再生スキーマと再認スキーマという 2 種類の運動反応スキーマを想定している．

（1）再生スキーマ・再認スキーマ

再生スキーマとは，運動の結果と運動のパラメータの関係をいう（図 3）．例えばボールを投げる場合，ボールの飛距離には手先の運動速度やボールを離すタイミングなどが関係する．このとき，「ボールの飛距離」が運動の結果であり，「手先の運動速度」や「ボールを離すタイミング」が運動のパラメータになる．再生スキーマは運動を生成するのに用いられる．

一方，再認スキーマとは，運動の結果とその運動を遂行したときに生じる感覚情報の関係をいう．ボールを投げる場合，「ボールの飛距離」が運動の結果であり，「腕を振る，あるいはボールを手元から離す際に生じる運動感覚」といったものが感覚情報になる．再認スキーマは運動を評価するのに用いられる．

（2）スキーマ理論による運動の実行と評価

運動課題が与えられると，運動の初期条件と目標とする結果から，運動に適した一般化運動プログラムが選択される．一般化運動プログラムとは，実際の運動課題を遂行するための具体的なプログラムではなく，「投げる」「歩

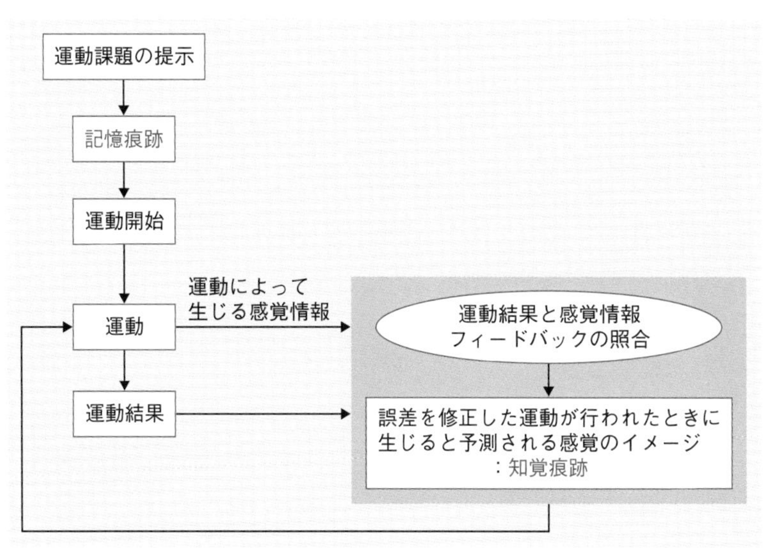

図 1　閉回路理論
（大橋ゆかり：セラピストのための運動学習 ABC．文光堂；2004．p.108[1)]）

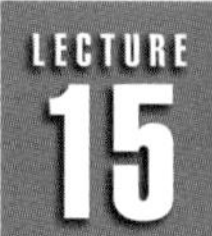

く」「字を書く」などといった運動の枠組みのような抽象的な運動プログラムのことをいう．この一般化運動プログラムに再生スキーマを割り当てて，運動課題の遂行に必要な具体的な運動プログラムが作成される．また，その具体的な運動プログラムによって運動が実行されたときに生じるであろうと予測される感覚のイメージが再認スキーマをもとに用意される．

作成された具体的な運動プログラムで運動が実行されると，運動によって生じた感覚や運動の結果からのフィードバック情報をもとに，期待どおりの運動が実行されたかどうかが照合され，ズレが生じていれば運動反応スキーマの修正が行われる．練習をするにつれて，運動反応スキーマはより正確さを増していく．

(3) 具体例

例えば，「ソフトボールを 10 m 投げなさい」という運動課題が与えられた場合，ソフトボールの大きさや重さなどといった初期条件とボールの目標飛距離 10 m から，「投げる」という一般化運動プログラムに，再生スキーマに基づいて最適と思われる「手先の運動速度」や「ボールを離すタイミング」などの運動パラメータが付加された具体的な運動プログラムが作成される．また，10 m の飛距離を投げた際に生じると予測される上肢の運動感覚が再認スキーマをもとに用意される．作成された運動プログラムで実際にソフトボールを投げたところ，目標飛距離に達しなかった場合，実際の飛距離や運動の際に生じた上肢の運動感覚などを照合し，運動反応スキーマが修正される．色々な目標飛距離を設定して，ソフトボールを投げる練習を繰り返していくと，スキーマは強化される．スキーマが強化されると，これまで投げたことのない飛距離でもうまく投げられるようになる．

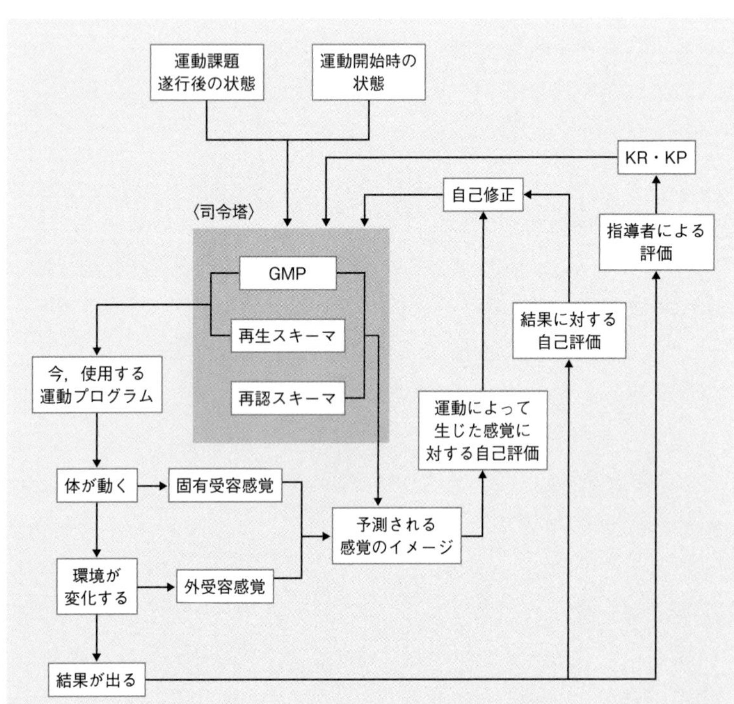

図２　スキーマ理論による運動の実行と誤差修正の流れ
GMP：一般化された運動プログラム，KR：結果の知識，KP：パフォーマンスの知識
（大橋ゆかり：セラピストのための運動学習 ABC．文光堂；2004．p.105[1)]）

運動の結果（例えば，「手先の運動速度」）
スキーマ
遅
速
運動のパラメータ
（例えば，「ボールの飛距離」など）

図３　再生スキーマ
（大橋ゆかり：セラピストのための運動学習 ABC．文光堂；2008．p.94[1)] をもとに作成）

■文献

1) 大橋ゆかり：セラピストのための運動学習 ABC．文光堂；2008．p.81-125．
2) 奈良　勲監：標準理学療法学．運動療法学総論，第２版．医学書院；2006．p.93-4．
3) 宮本省三ほか選：セラピストのための基礎研究論文集 1．運動制御と運動学習．協同医書出版社；1997．p.233-67．

LECTURE 15

Lecture 12 Step up 解答

例題 1

$$x \times 70 = 2 \times 35$$

$$x = 2 \times \frac{35}{70}$$

$$= 1\ \mathrm{m}$$

例題 2

基準点から人体全体の重心を床面に投影した点までの距離 x は,

$$x = \frac{5 \times 0.6 + 10 \times 0.8 + 40 \times 1.1}{55}$$

$$x = 1.0\ \mathrm{m}$$

となる.

巻末資料

巻末資料

表１　可動関節の分類

関節名	運動軸	関節面形状
肩甲上腕関節	多軸性関節	球関節
胸鎖関節	２軸性関節	鞍関節
肩鎖関節	多軸性関節	平面関節
腕尺関節	１軸性関節	蝶番関節（らせん関節）
腕橈関節	多軸性関節	球関節
近位橈尺関節	１軸性関節	車軸関節
橈骨手根関節	２軸性関節	楕円関節
母指手根中手関節	２軸性関節	鞍関節
中手指節関節	２軸性関節	顆状関節
指節間関節	１軸性関節	蝶番関節
股関節	多軸性関節	球関節（臼状関節）
脛骨大腿関節※	２軸性関節	顆状関節
距腿関節	１軸性関節	蝶番関節（らせん関節）
環椎後頭関節	２軸性関節	顆状関節
正中環軸関節	１軸性関節	車軸関節
椎間関節	多軸性関節	平面関節
顎関節	２軸性関節	顆状関節

※脛骨大腿関節は蝶番関節（らせん関節）に分類されることもある

表２　関節可動域表示ならびに測定法

Ⅱ．上肢測定

部位名	運動方向	参考可動域角度	基本軸	移動軸	測定肢位および注意点	参考図
肩甲帯 shoulder girdle	屈曲 flexion	0～20	両側の肩峰を結ぶ線	頭頂と肩峰を結ぶ線		屈曲 0° 伸展
	伸展 extension	0～20				
	挙上 elevation	0～20	両側の肩峰を結ぶ線	肩峰と胸骨上縁を結ぶ線	背面から測定する	挙上 0° 引き下げ
	引き下げ（下制） depression	0～10				

表２　関節可動域表示ならびに測定法（つづき）

肩 shoulder （肩甲帯の動きを含む）	屈曲（前方挙上） forward flexion	0～180	肩峰を通る床への垂直線（立位または座位）	上腕骨	前腕は中間位とする 体幹が動かないように固定する 脊柱が前後屈しないように注意する	屈曲 伸展 0°
	伸展（後方挙上） backward extension	0～50				
	外転（側方挙上） abduction	0～180	肩峰を通る床への垂直線（立位または座位）	上腕骨	体幹の側屈が起こらないように 90° 以上になったら前腕を回外することを原則とする ⇨［Ⅵ. その他の検査法］参照	外転 0° 内転
	内転 adduction	0				
	外旋 external rotation	0～60	肘を通る前額面への垂直線	尺骨	上腕を体幹に接して，肘関節を前方に 90° に屈曲した肢位で行う 前腕は中間位とする ⇨［Ⅵ. その他の検査法］参照	外旋 内旋 0°
	内旋 internal rotation	0～80				
	水平屈曲 horizontal flexion （horizontal adduction）	0～135	肩峰を通る矢状面への垂直線	上腕骨	肩関節を 90° 外転位とする	水平伸展 0° 水平屈曲
	水平伸展 horizontal extension （horizontal abduction）	0～30				
肘 elbow	屈曲 flexion	0～145	上腕骨	橈骨	前腕は回外位とする	屈曲 伸展 0°
	伸展 extension	0～5				
前腕 forearm	回内 pronation	0～90	上腕骨	手指を伸展した手掌面	肩の回旋が入らないように肘を 90° に屈曲する	0° 回外 回内
	回外 supination	0～90				
手 wrist	屈曲（掌屈） flexion (palmar flexion)	0～90	橈骨	第２中手骨	前腕は中間位とする	伸展 0° 屈曲
	伸展（背屈） extension （dorsiflexion）	0～70				
	橈屈 radial deviation	0～25	前腕の中央線	第３中手骨	前腕を回内位で行う	0° 橈屈 尺屈
	尺屈 ulnar deviation	0～55				

表２　関節可動域表示ならびに測定法（つづき）

Ⅲ．手指測定

部位名	運動方向	参考可動域角度	基本軸	移動軸	測定肢位および注意点	参考図
母指 thumb	橈側外転 radial abduction	0～60	示指（橈骨の延長上）	母指	運動は手掌面とする 以下の手指の運動は，原則として手指の背側に角度計をあてる	橈側外転 尺側内転 0°
	尺側内転 ulnar adduction	0				
	掌側外転 palmar abduction	0～90			運動は手掌面に直角な面とする	掌側外転 掌側内転 0°
	掌側内転 palmar adduction	0				
	屈曲（MCP） flexion	0～60	第１中手骨	第１基節骨		0° 伸展 屈曲
	伸展（MCP） extension	0～10				
	屈曲（IP） flexion	0～80	第１基節骨	第１末節骨		伸展 0° 屈曲
	伸展（IP） extension	0～10				
指 finger	屈曲（MCP） flexion	0～90	第２～５中手骨	第２～５基節骨	⇨［Ⅵ．その他の検査法］参照	伸展 0° 屈曲
	伸展（MCP） extension	0～45				
	屈曲（PIP） flexion	0～100	第２～５基節骨	第２～５中節骨		伸展 屈曲 0°
	伸展（PIP） extension	0				
	屈曲（DIP） flexion	0～80	第２～５中節骨	第２～５末節骨	DIP は 10°の過伸展をとりうる	0° 屈曲 伸展
	伸展（DIP） extension	0				
	外転 abduction		第３中手骨延長線	第２，４，５指軸	中指の運動は橈側外転，尺側外転とする ⇨［Ⅵ．その他の検査法］参照	0° ←外転 ←内転
	内転 adduction					

表２　関節可動域表示ならびに測定法（つづき）

Ⅳ．下肢測定

部位名	運動方向	参考可動域角度	基本軸	移動軸	測定肢位および注意点	参考図
股 hip	屈曲 flexion	0〜125	体幹と平行な線	大腿骨（大転子と大腿骨外顆の中心を結ぶ線）	骨盤と脊柱を十分に固定する 屈曲は背臥位，膝屈曲位で行う 伸展は腹臥位，膝伸展位で行う	屈曲 0°
	伸展 extension	0〜15				伸展 0°
	外転 abduction	0〜45	両側の上前腸骨棘を結ぶ線への垂直線	大腿中央線（上前腸骨棘より膝蓋骨中心を結ぶ線）	背臥位で骨盤を固定する 下肢は外旋しないようにする 内転の場合は，反対側の下肢を屈曲挙上してその下を通して内転させる	外転 内転 0°
	内転 adduction	0〜20				
	外旋 external rotation	0〜45	膝蓋骨より下ろした垂直線	下腿中央線（膝蓋骨中心より足関節内外果中央を結ぶ線）	背臥位で，股関節と膝関節を90°屈曲位にして行う 骨盤の代償を少なくする	内旋 外旋 0°
	内旋 internal rotation	0〜45				
膝 knee	屈曲 flexion	0〜130	大腿骨	腓骨（腓骨頭と外果を結ぶ線）	屈曲は股関節を屈曲位で行う	伸展 0° 屈曲
	伸展 extension	0				
足関節・足部 foot and ankle	外転 abduction	0〜10	第２中足骨長軸	第２中足骨長軸	膝関節を屈曲位，足関節を０度で行う	外転 内転 0°
	内転 adduction	0〜20				
	背屈 dorsiflexion	0〜20	矢状面における腓骨長軸への垂直線	足底面	膝関節を屈曲位で行う	背屈 0° 底屈
	底屈 plantar flexion	0〜45				
	内がえし inversion	0〜30	前額面における下腿軸への垂直線	足底面	膝関節を屈曲位，足関節を０度で行う	外がえし 内がえし 0°
	外がえし eversion	0〜20				
第１趾，母趾 great toe, big toe	屈曲（MTP） flexion	0〜35	第１中足骨	第１基節骨	以下の第１趾，母趾，趾の運動は，原則として趾の背側に角度計をあてる	伸展 0° 屈曲
	伸展（MTP） extension	0〜60				
	屈曲（IP） flexion	0〜60	第１基節骨	第１末節骨		伸展 0° 屈曲
	伸展（IP） extension	0				

表２　関節可動域表示ならびに測定法（つづき）

部位名	運動方向		参考可動域角度	基本軸	移動軸	測定肢位および注意点	参考図
趾 toe, lesser toe	屈曲（MTP） flexion		0～35	第２～5 中足骨	第２～5 基節骨		伸展 0° 屈曲
	伸展（MTP） extension		0～40				
	屈曲（PIP） flexion		0～35	第２～5 基節骨	第２～5 中節骨		0° 伸展 屈曲
	伸展（PIP） extension		0				
	屈曲（DIP） flexion		0～50	第２～5 中節骨	第２～5 末節骨		伸展 0° 屈曲
	伸展（DIP） extenshion		0				

Ⅴ．体幹測定

部位名	運動方向		参考可動域角度	基本軸	移動軸	測定肢位および注意点	参考図
頸部 cervical spine	屈曲（前屈） flexion		0～60	肩峰を通る床への垂直線	外耳孔と頭頂を結ぶ線	頭部体幹の側面で行う 原則として腰かけ座位とする	0° 屈曲 伸展
	伸展（後屈） extension		0～50				
	回旋 rotation	左回旋	0～60	両側の肩峰を結ぶ線への垂直線	鼻梁と後頭結節を結ぶ線	腰かけ座位で行う	0° 左回旋 右回旋
		右回旋	0～60				
	側屈 lateral bending	左側屈	0～50	第７頸椎棘突起と第１仙椎の棘突起を結ぶ線	頭頂と第７頸椎棘突起を結ぶ線	体幹の背面で行う 腰かけ座位とする	0° 左側屈 右側屈
		右側屈	0～50				
胸腰部 thoracic and lumbar spines	屈曲（前屈） flexion		0～45	仙骨後面	第１胸椎棘突起と第５腰椎棘突起を結ぶ線	体幹側面より行う 立位，腰かけ座位または側臥位で行う 股関節の運動が入らないように行う ⇨［Ⅵ．その他の検査法］参照	伸展 0° 屈曲
	伸展（後屈） extension		0～30				
	回旋 rotation	左回旋	0～40	両側の上後腸骨棘を結ぶ線	両側の肩峰を結ぶ線	座位で骨盤を固定して行う	右回旋 左回旋 0°
		右回旋	0～40				
	側屈 lateral bending	左側屈	0～50	ヤコビー（Jacoby）線の中点にたてた垂直線	第１胸椎棘突起と第５腰椎棘突起を結ぶ線	体幹の背面で行う 腰かけ座位または立位で行う	0° 左側屈 右側屈
		右側屈	0～50				

表２ 関節可動域表示ならびに測定法（つづき）

Ⅵ. その他の検査法

部位名	運動方向	参考可動域角度	基本軸	移動軸	測定肢位および注意点	参考図
肩 shoulder （肩甲骨の動きを含む）	外旋 external rotation	0〜90	肘を通る前額面への垂直線	尺骨	前腕は中間位とする 肩関節は 90°外転し，かつ肘関節は 90°屈曲した肢位で行う	外旋 0° 内旋
	内旋 internal rotation	0〜70				
	内転 adduction	0〜75	肩峰を通る床への垂直線	上腕骨	20°または 45°肩関節屈曲位で行う 立位で行う	内転 0°
母指 thumb	対立 opposition				母指先端と小指基部（または先端）との距離（cm）で表示する	
指 finger	外転 abduction		第３中手骨延長線	2，4，5 指軸	中指先端と 2，4，5 指先端との距離（cm）で表示する	
	内転 adduction					
	屈曲 flexion				指尖と近位手掌皮線（proximal palmar crease）または遠位手掌皮線（distal palmar crease）との距離（cm）で表示する	
胸腰部 thoracic and lumbar spines	屈曲 flexion				最大屈曲は，指先と床との間の距離（cm）で表示する	

Ⅶ. 顎関節計測

顎関節 temporo-mandibular joint	開口位で上顎の正中線で上歯と下歯の先端との間の距離（cm）で表示する 左右偏位（lateral deviation）は上顎の正中線を軸として下歯列の動きの距離を左右とも cm で表示する 参考値は上下第１切歯列対向縁線間の距離 5.0 cm，左右偏位は 1.0 cm である

（Jpn J Rehabil Med 2021；58〈10〉：1188-200，日本足の外科学会雑誌 2021；42：S372-85，日整会誌 2022；96：75-86）

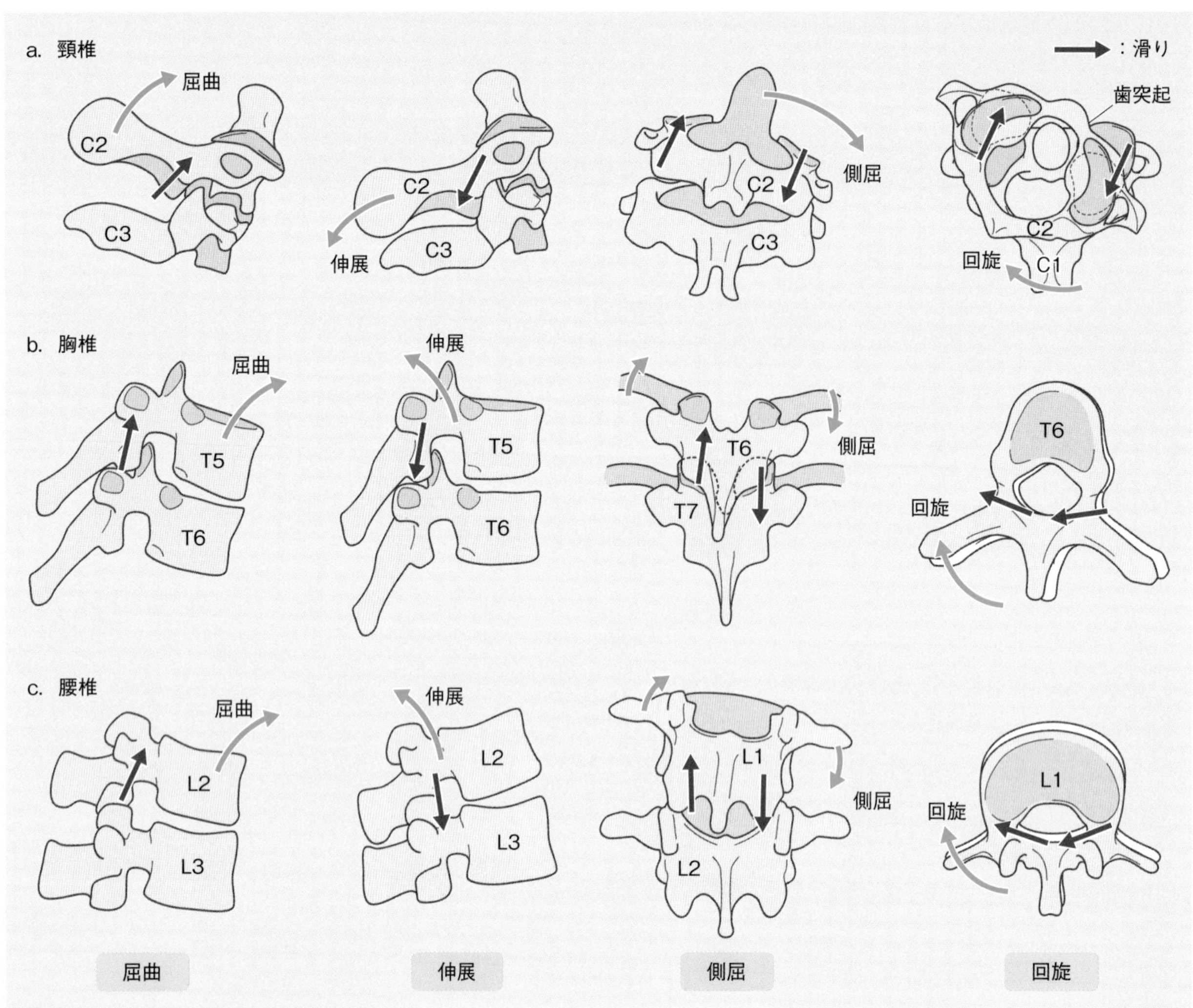

図 1　頸椎・胸椎・腰椎の関節包内運動

（Neumann DA．嶋田智明・平田総一郎監訳．筋骨格系のキネシオロジー．医歯薬出版；2005 をもとに作成）

表３　姿勢の名称

臥位　lying		
背臥位　supine or lying	腹臥位　prone or prone lying	側臥位　side lying
半背臥位　half side-lying	半腹臥位　half side-lying	膝立ち臥位　crook lying
ブリッジ位　bridging	片肘立ち位　on elbow	背臥位両肘立ち位　on elbows
腹臥位両肘立ち位　on elbows	腕立て位　on hands	座位背臥位　sit lying
半挙上臥位　half lying	横半挙上臥位　side half lying	

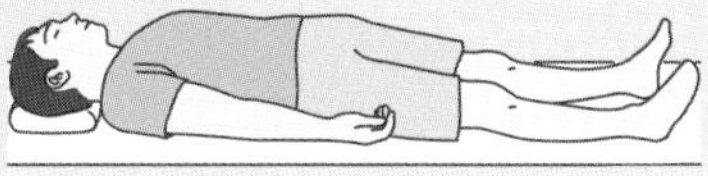

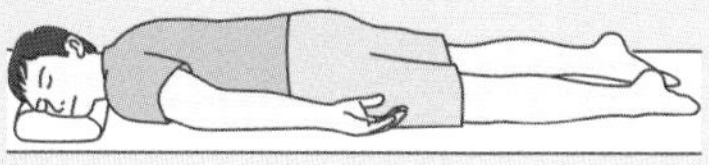

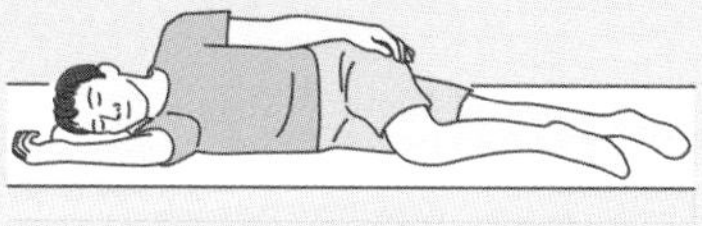

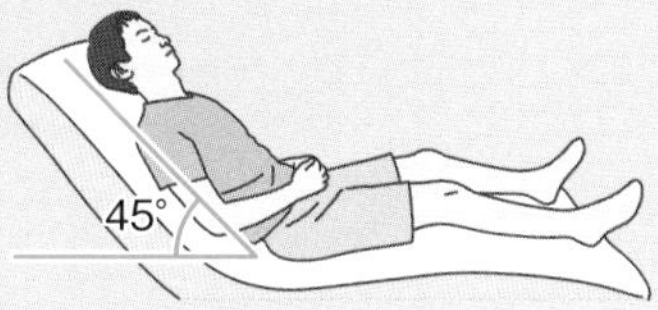

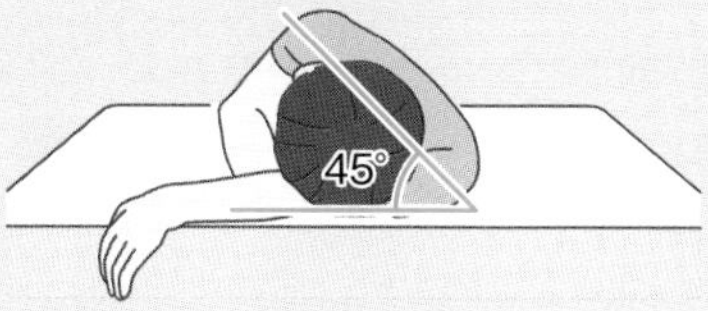

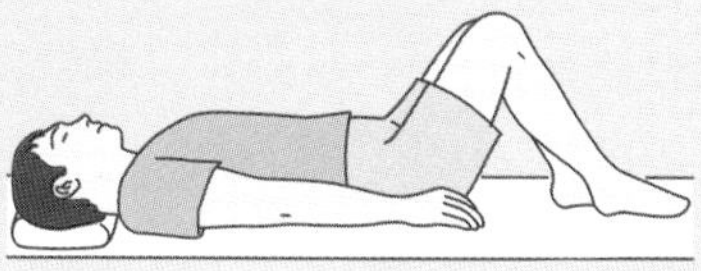

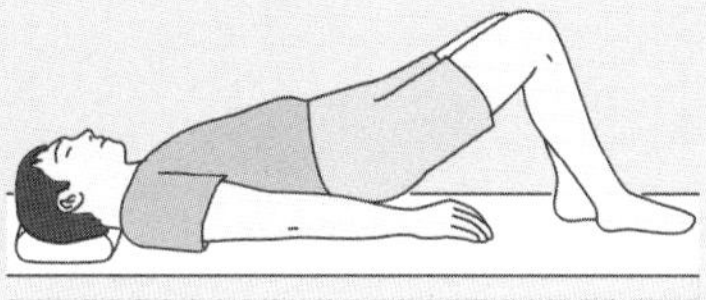

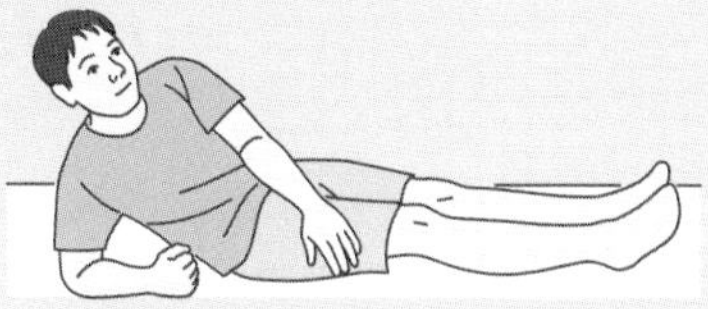

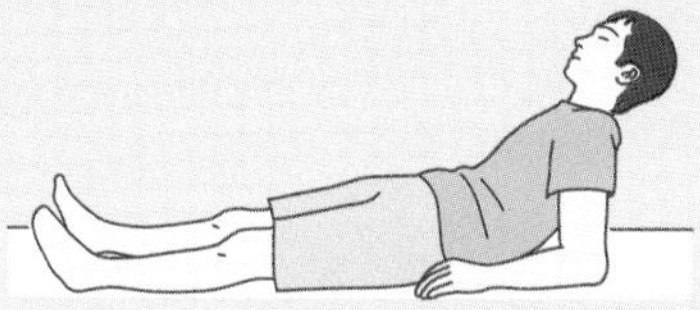

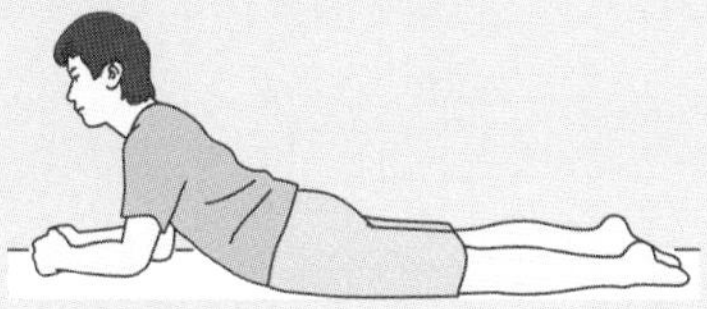

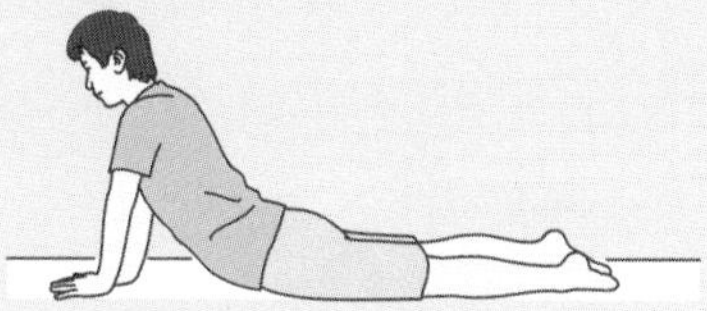

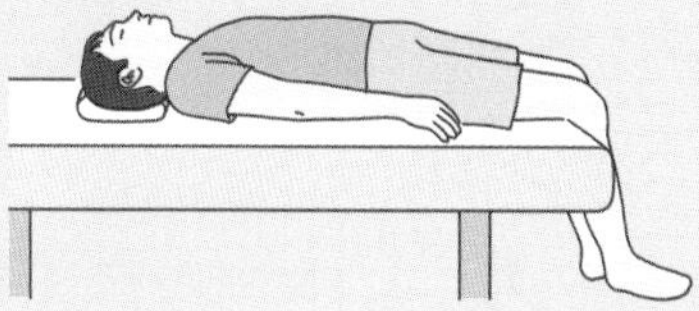

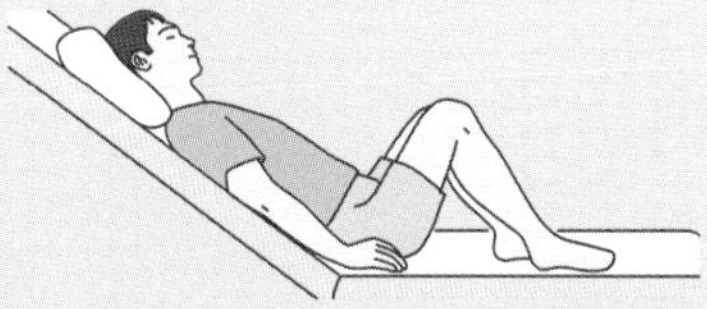

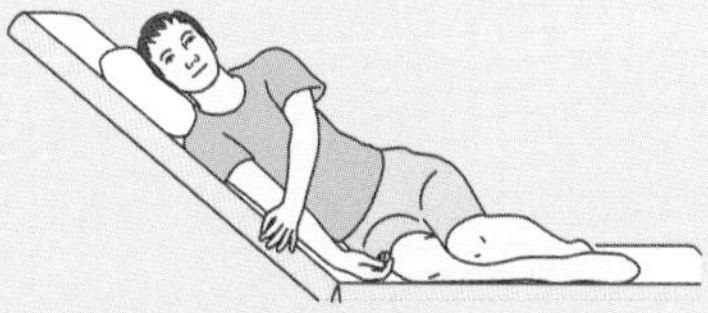

45°

45°

座位　sitting			
座位／端座位　sitting	長座位　long sitting	立て膝位　crook sitting	前傾座位　forward lean sitting

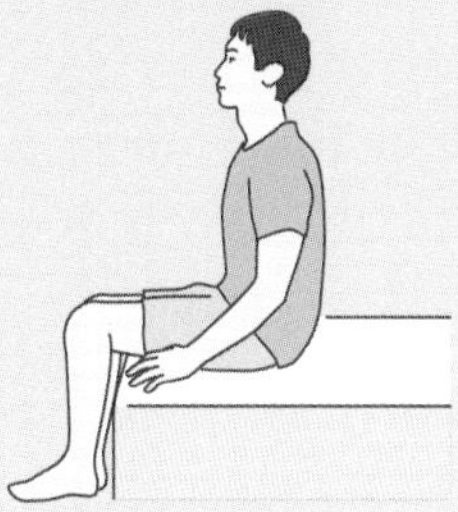

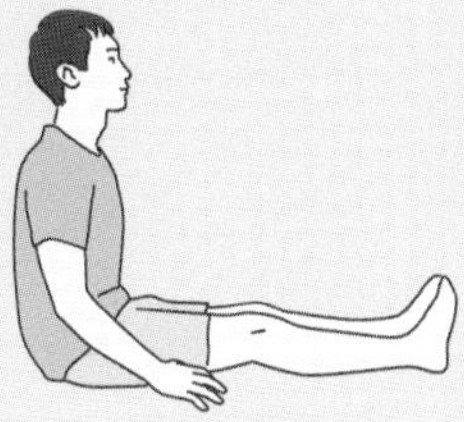

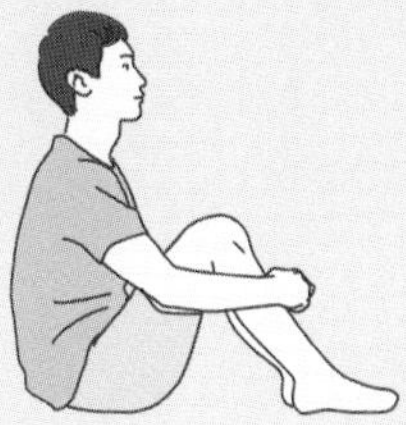

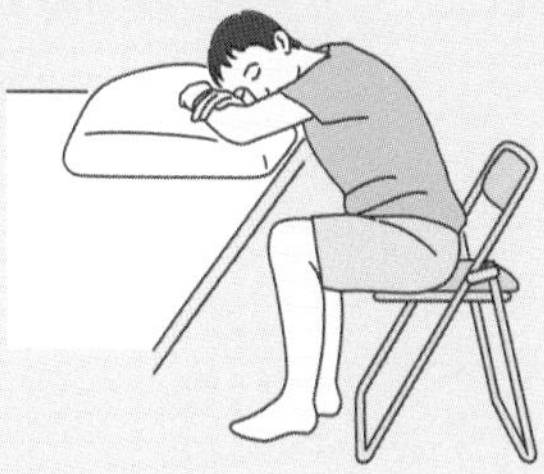

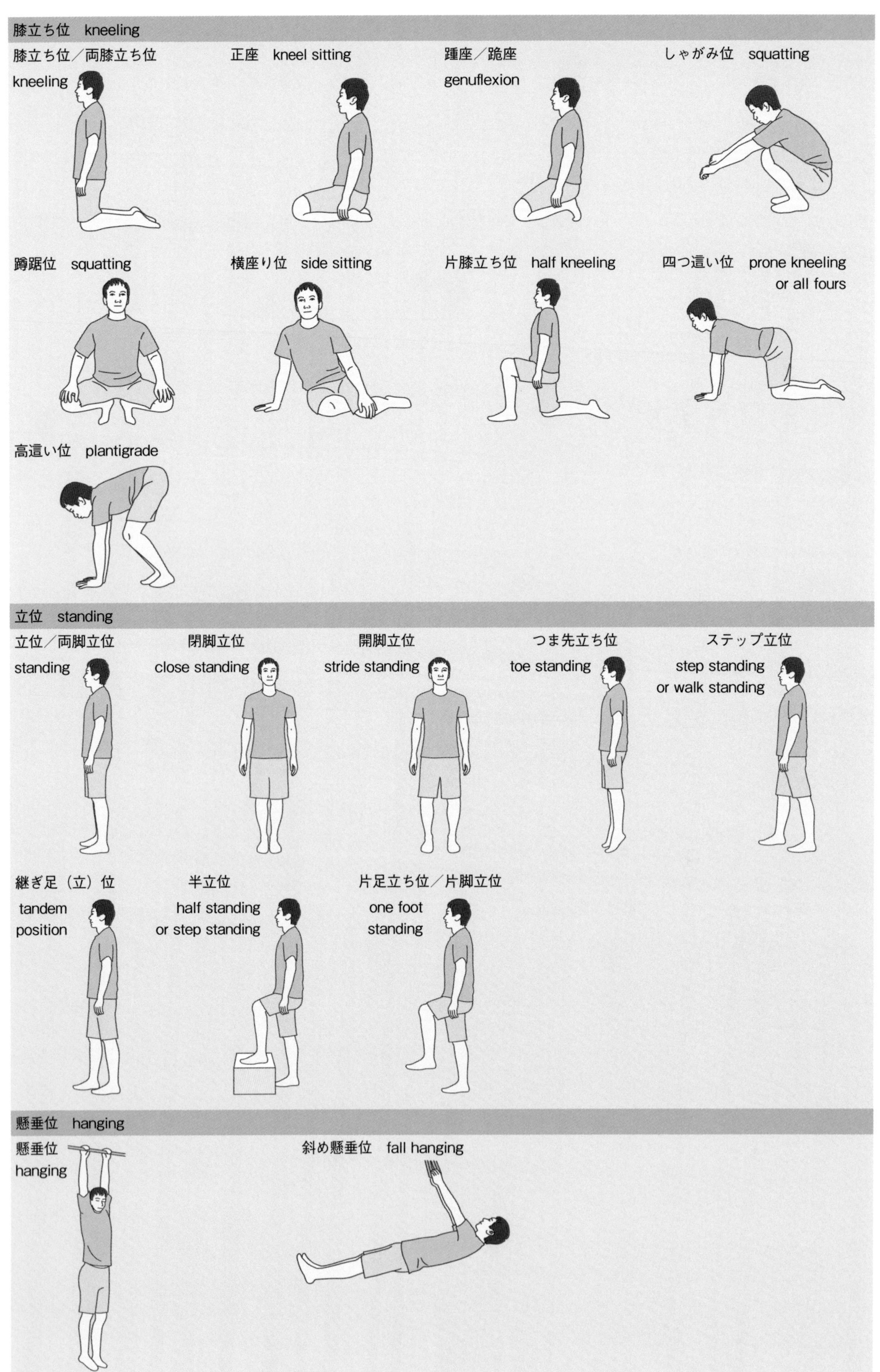

（藤澤宏幸ほか．観察による運動・動作分析演習ノート　動作・解答例 CD-ROM 付．東京：医歯薬出版；2009．p.32 より作成）

TEST

試験

到達目標

- 各 Lecture で学んだ知識について，自分自身の理解度や到達度を知る．
- 各 Lecture 学んだ内容の要点について，試験を通じて理解する．
- 試験の結果を踏まえて，各 Lecture の内容について再度復習する．

この試験の目的とするもの

これまでの講義では，身体運動の仕組みを理解するうえで必要な基礎知識（生体力学，運動器の構造と機能，姿勢，歩行，運動学習，運動生理学）を広く学習してきました．

この章は試験問題と解答から構成されています．学んだ内容のなかでポイントとなることがらについて問い，末尾に解答と簡単な解説を付記しました．

問題は，Ⅰ：国家試験と同様の 5 択の選択式問題，Ⅱ：かっこ内に適切な用語を書き込む穴埋め式問題，Ⅲ：質問に対して文章で解答する記述式問題からなります．

これまで学んだ内容をどこまで理解しているかの「力試し」として，挑戦してみてください．試験問題で問われていることはどれも，教える側が「ここはポイント，是非とも理解してほしい」と認識している内容です．しかし，試験内容はあくまでも膨大な講義内容からの抜粋であり，キーワードは示していても，「運動学」について網羅しているわけではありません．試験後，解答と照らし合わせ，該当する本文を読み，関連内容を復習することで，系統的な理解を深めてください．

試験の結果はどうでしたか？

- □ 自分自身の理解度や到達度を知ることができた．
- □ 復習すべき内容がわかった．
- □ 身体運動の仕組みを理解するための基礎知識がわかった．
- □ 理学療法・作業療法を行ううえでどのような情報が重要であるのかがわかった．

comment

運動学は，ヒトの動きを治療対象とする理学療法士や作業療法士にとって，その理論的基盤をなすきわめて重要な基礎科目の一つとして位置づけられます．運動学の知識は，これから学んでいく各種疾患に対する理学療法・作業療法学において，さまざまな病態に起因する姿勢・運動の異常を評価し，治療に応用していくうえで必須となりますので，これまで学習してきたことがらを再確認し，さらに理解を深めていきましょう．

問題

問題Ⅰ　選択式問題

以下の問いについて，該当するものをそれぞれ２つ選びなさい．

問題 1

次の文章のうち，正しいものはどれか．

1. 環軸関節は球関節である．
2. 椎間関節は平面関節である．
3. 上橈尺関節は車軸関節である．
4. 股関節は蝶番関節である．
5. 橈骨手根関節はらせん関節である．

問題 2

次の文章のうち，正しいものはどれか．

1. 矢状面とは，身体を上下に二分する運動面をいう．
2. 前額面とは，身体の正中を通り左右に二分する運動面をいう．
3. 外転運動の運動面は水平面である．
4. 水平面に対して直交する運動軸を垂直軸という．
5. 屈曲運動の運動軸は，前額―水平軸である．

問題 3

膝の靱帯について，正しいものはどれか．

1. 後十字靱帯は脛骨の前方への偏位を制動する．
2. 前十字靱帯は後十字靱帯に比べ長い．
3. 内側側副靱帯は内反ストレスに抗する．
4. 側副靱帯は膝伸展位で弛緩する．
5. 内側側副靱帯は内側半月板と結合している．

問題 4

表情筋ではないものはどれか．

1. 外側翼突筋
2. 口輪筋
3. 側頭筋
4. 大頬骨筋
5. オトガイ筋

問題 5

肩甲骨の運動と筋の組み合せで正しいものはどれか．

1. 内転 ――――――― 前鋸筋
2. 挙上 ――――――― 僧帽筋上部線維
3. 上方回旋 ――――― 大菱形筋
4. 外転 ――――――― 僧帽筋中部線維
5. 下制 ――――――― 小胸筋

問題 6

安静立位姿勢について誤っているものはどれか.

1. 重心線は膝関節軸の後方を通る.
2. 重心線は外果の後方を通る.
3. 重心線は大転子を通る.
4. 成人の重心点の位置は第 2 仙椎の前面にある.
5. 頭部の重心線は環椎後頭関節の前方を通る.

問題 7

次の文章のうち，正しいものはどれか.

1. 腕橈骨筋は前腕回内位の際に回外に作用する.
2. 円回内筋は肘関節伸展に作用する.
3. 上腕二頭筋は前腕回内に作用する.
4. 回外筋は肘関節屈曲に作用する.
5. 肘筋は肘関節伸展に作用する.

問題 8

手指の運動に関与する筋について，正しいものはどれか.

1. 浅指屈筋は遠位指節間関節屈曲に作用する.
2. 短母指屈筋は母指の近位指節間関節屈曲に作用する.
3. 背側骨間筋は中手指節関節内転に作用する.
4. 虫様筋は中手指節関節屈曲に作用する.
5. 指伸筋は近位指節間関節伸展に作用する.

問題 9

次の文章のうち，誤っているものはどれか.

1. 腹直筋は体幹屈曲に作用する.
2. 右外腹斜筋は体幹の右回旋に作用する.
3. 左胸鎖乳突筋は頸部の右回旋に作用する.
4. 左斜角筋は頸部の右側屈に作用する.
5. 右腰方形筋は体幹の右側屈に作用する.

問題 10

正常歩行について，正しいものはどれか.

1. 両脚支持期は 1 歩行周期に 2 回ある.
2. ケイデンスとは左右の踵中央間の距離をいう.
3. 身体重心は踵接地期に最も側方へ移動する.
4. 足関節は踵接地期から足底接地期にかけて底屈する.
5. 歩行速度とエネルギー消費量は比例関係にある.

問題Ⅱ　穴埋め式問題

かっこに入る適切な用語は何か答えなさい．

1）てこは支点，力点，荷重点の位置関係から3種類，すなわち第1，第2，第3のてこに分けられる．このうち，力点が支点と荷重点の間にあるてこは（1.　　　　）のてこにあたる．

2）筋長を短縮させながら筋が収縮し，張力を発生している状態のことを（2.　　　　）収縮という．

3）筋張力による関節トルクの大きさは，筋張力の大きさに関節の運動軸から筋張力の作用線までの（3.　　　　）距離（筋のモーメントアーム長）を乗じることにより求められる．

4）肩峰および烏口突起と，それらを結合している烏口肩峰靱帯で形成される部分を（4.　　　　）といい，肩甲上腕関節の屋根を形成している．

5）肘関節伸展時の上腕と前腕の長軸のなす角度を（5.　　　　）という．

6）指の内在筋である虫様筋と骨間筋が同時収縮すると，中手指節関節は屈曲し，指節間関節は（6.　　　　）する．この肢位を内在筋プラス肢位という．

7）股関節前面にある（7.　　　　）靱帯は，形が逆Y字型をしていることからY靱帯とも呼ばれる．この靱帯は股関節を伸展，外旋，内外転させると緊張する．

8）膝関節の終末強制回旋運動において，膝関節が屈曲位から伸展して完全伸展位になるときに，脛骨は大腿骨に対して（8.　　　　）する．

9）呼吸時の吸気に伴って，胸郭の上下径，左右径，前後径は拡大する．下位肋骨では肋骨頭関節と肋横突関節を結んだ運動軸が矢状面に近いため，その挙上は胸郭の（9.　　　　）径を増大させる．

10）顎関節の下制運動に関与する筋は（10.　　　　），舌骨上筋群である．また，舌骨下筋群が下制運動時に収縮して舌骨を固定する．

11）重力に抗して立位姿勢を保持するためにはたらく筋群を（11.　　　　）筋という．このうち，頸部伸展筋，脊柱起立筋，ハムストリングス，ヒラメ筋を主要姿勢筋という．

12）歩行において，一側の足部接地位置から同側の足部接地位置までの距離を（12.　　　　）という．自然歩行の場合，健常成人でその値は身長のおよそ80～90％になる．

13）膝関節伸展筋群は初期接地直後に大きく活動する．これは，接地後の衝撃を吸収して過度な膝関節（13.　　　　）を制御するための活動である．

14）ある運動課題を練習するとき，その課題をいくつかの部分に分けて，部分ごとに練習する方法を（13.　　　　）という．

15）ある学習が後続学習に影響を及ぼすことを学習の（14.　　　　）という．

問題Ⅲ　記述式問題

問いに従って答えなさい.

問題 1

内側縦アーチを構成する骨，靱帯，筋を列挙しなさい.

問題 2

肩甲上腕リズムについて説明しなさい.

問題 3

手指の外在屈筋における腱固定作用（テノデーシスアクション）について説明しなさい.

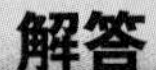

解答

Ⅰ 選択式問題　　配点：1問（完答）4点　計40点

問題1　**2，3**

1. 環軸関節は車軸関節である．4. 股関節は臼状関節である．5. 橈骨手根関節は楕円関節である．

問題2　**4，5**

1. 矢状面とは，身体を左右に二分する運動面をいう．2. 前額面とは，身体を前後に二分する運動面をいう．3. 外転運動の運動面は前額面である．

問題3　**2，5**

1. 後十字靱帯は脛骨の後方への偏位を制動する．3. 内側側副靱帯は外反ストレスに抗する．4. 側副靱帯は膝伸展位で緊張する．

問題4　**1，3**

外側翼突筋と側頭筋は顎関節の運動に関与する咀嚼筋である．

問題5　**2，5**

1. 前鋸筋は肩甲骨の外転と上方回旋に作用する．3. 大菱形筋は肩甲骨の挙上，内転，下方回旋に作用する．4. 僧帽筋中部線維は肩甲骨の内転に作用する．

問題6　**1，2**

1. 重心線は膝関節軸のやや前方（膝蓋骨後面）を通る．2. 重心線は外果の5～6 cm前方（足関節のやや前方）を通る．

問題7　**1，5**

2. 円回内筋は肘関節屈曲と前腕回内に作用する．3. 上腕二頭筋は肘関節屈曲と前腕回外に作用する．4. 回外筋は肘関節伸展と前腕回外に作用する．

問題8　**4，5**

1. 浅指屈筋は近位指節間関節屈曲に作用する．2. 短母指屈筋は母指の中手指節関節屈曲に作用する．3. 背側骨間筋は中手指節関節外転・屈曲と，近位指節間関節および遠位指節間関節伸展に作用する．

問題9　**2，4**

2. 外腹斜筋は体幹の屈曲，同側への側屈，反対側への回旋に作用する．したがって，右外腹斜筋は体幹の左回旋に作用する．4. 斜角筋は頸部の同側への側屈，反対側への回旋に作用する．したがって，左斜角筋は頸部の左側屈に作用する．

問題10　**1，4**

2. ケイデンス（歩行率あるいは歩調）とは単位時間あたりの歩数をいう．3. 身体重心は立脚中期に最も側方へ移動する．5. 歩行時のエネルギー消費量は自然歩行で最小となり，それより速いまたは遅い歩行をすると，いずれも増加する．

Ⅱ 穴埋め式問題　配点：1 問（完答）2 点　計 30 点

1. 第 3　Lecture 1 参照
2. 求心性　Lecture 2 参照
3. 垂直（または最短）　Lecture 2 参照
4. 烏口肩峰アーチ　Lecture 3 参照
5. 肘外偏（反）角（肘運搬角）　Lecture 4 参照
6. 伸展　Lecture 5 参照
7. 腸骨大腿　Lecture 6 参照
8. 外旋　Lecture 7 参照
9. 左右　Lecture 10 参照
10. 外側翼突筋　Lecture 11 参照
11. 抗重力　Lecture 12 参照
12. 重複歩距離　Lecture 13 参照
13. 屈曲　Lecture 14 参照
14. 分習法　Lecture 15 参照
15. 転移　Lecture 15 参照

Ⅲ 記述式問題　配点：1 問（完答）10 点　計 30 点

問題 1

内側縦アーチを構成する骨，靱帯，筋は次のとおりである．

骨：踵骨，距骨，舟状骨，内側楔状骨，第 1 中足骨

靱帯：底側踵舟靱帯，距踵靱帯，楔舟靱帯，足根中足靱帯

筋：後脛骨筋，前脛骨筋，長母趾屈筋，長趾屈筋，母趾外転筋

問題 2

以下の内容をおおむね記載できれば，正答とする．

上肢を挙上していくとき，肩甲上腕関節の屈曲あるいは外転運動とともに，肩甲胸郭関節の上方回旋運動が伴う．肩甲上腕リズムとは，この肩甲上腕関節と肩甲胸郭関節の角度変化の間に一定のリズムが存在することをさす．一般的に，両者の角度変化の関係は，上腕骨 3° 外転するごとに肩甲上腕関節 2° 外転，肩甲胸郭関節 1° 上方回旋する，すなわちその比率は 2：1 ととらえられている．しかし，近年ではその比率についての異論も少なくない．

問題 3

以下の内容をおおむね記載できれば，正答とする．

浅指屈筋，深指屈筋，長母指屈筋といった外在屈筋は，上腕または前腕から起始し手関節の掌面を通過して手指に停止する多関節筋である．そのため，手関節を背屈すると筋は伸張されて受動的張力が増加する．この受動的張力に増加に伴い，外在屈筋に活動がみられなくても手指は他動的に屈曲する．

索引

数字・欧文索引

和文索引

こ

さ

し

た

ち

つ

て

と

15 Lecture　15レクチャーシリーズ

理学療法・作業療法テキスト
運動学　第2版

2012年11月10日　初　版第1刷発行
2014年 3 月31日　　　第2刷発行
2016年 3 月 1 日　　　第3刷発行
2019年10月 1 日　　　第4刷発行
2022年 8 月 1 日　　　第5刷発行
2024年 3 月15日　第2版第1刷発行

総編集……………………石川　朗，種村留美

責任編集…………………小島　悟

発行者……………………平田　直

発行所……………………株式会社　中山書店
〒112-0006　東京都文京区小日向4-2-6
TEL 03-3813-1100（代表）
https://www.nakayamashoten.jp/

装丁………………………藤岡雅史

動画撮影・編集………小野貴之（中山書店）

印刷・製本……………株式会社　真興社

ISBN978-4-521-74905-1
Published by Nakayama Shoten Co., Ltd.　Printed in Japan
落丁・乱丁の場合はお取り替えいたします